Josef Ulrich

Selbstheilungskräfte

aethera®

die heilenden Kräfte im Menschen stärken,
die Bildung des eigenständigen Urteils unterstützen,
die Initiativbereitschaft von Patienten und Verbrauchern fördern.

Über dieses Buch: Dass der Gesundheitszustand eines Menschen oder sein Krankheitsverlauf auch von seiner Lebenseinstellung und der seelischen Verfassung abhängt, wird in der Medizin mehr und mehr anerkannt.
Wie aber lerne ich so zu denken, dass es sich positiv auf meine Gesundheit auswirkt und trotzdem authentisch ist? Wie lerne ich, der zu werden, der ich sein möchte?
Josef Ulrich nimmt den Leser mit auf einen Weg, der ihn in das Zentrum seiner ureigenen Impulse führt und es somit ermöglicht, wertvolle Heilungspotenziale des Organismus zu erschließen.

Der Autor: Josef Ulrich (geboren 1955) widmete sich nach dem Studium der Malerei und Kunsttherapie zunächst Projekten in sozialen Brennpunkten wie dem Jugendstrafvollzug. Seit 1982 ist er Dozent für Kunsttherapie an Ärzteseminaren im In- und Ausland. 2002 absolvierte er die Ausbildung zum Psychoonkologen bei Dr. Carl Simonton und arbeitete anschließend immer wieder in dessen Team mit.

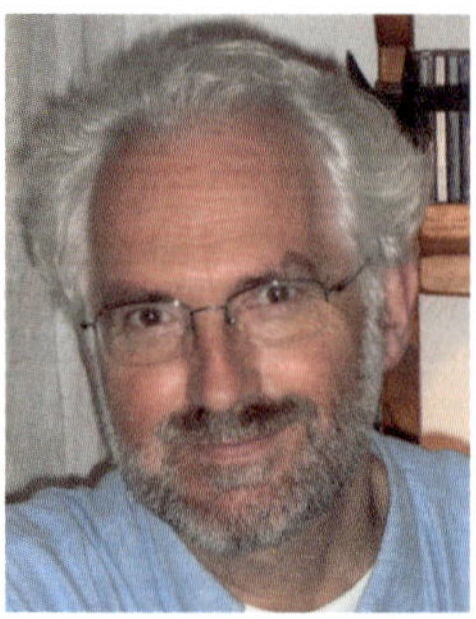

Ab 1998 baute er in der Klinik Öschelbronn den Bereich Psychoonkologie auf und leitet dort Gesundheitsseminare mit dem Themenschwerpunkt Salutogenese und Krebs. Dabei hat er eine ganz eigene Art der Gesprächstherapie, eine »spirituelle Psychoonkologie« entwickelt. Josef Ulrich ist auch als Vortragsredner und Künstler tätig. Von 2010 bis 2014 war er Dozent für Psychoonkologie an der Kolisko-Akademie.
www.josef-ulrich-salutogenese.com

Josef Ulrich

Selbstheilungskräfte

Quellen der Gesundheit und Lebensqualität

aethera®

Für Susana,
für Jana-Anastasia, Bill, Lillian, Anna-Lena, Luca, Elliot und Levi
und für Anna-Jaël, Holger, Elisa und Helena
für Dich, für Euch und mich

Wichtiger Hinweis:
Sämtliche Angaben und Empfehlungen in diesem Buch wurden sorgfältig überprüft und in Übereinstimmung mit dem neuesten Wissensstand erarbeitet.
In Zweifelsfällen sollte immer ein Arzt oder ein Angehöriger der Heilberufe aufgesucht werden. Die Angaben in diesem Buch sind weder dazu bestimmt noch geeignet, einen notwendigen Arztbesuch zu ersetzen. Eine Haftung vonseiten des Autors oder des Verlages für Personen-, Sach- und Vermögensschäden ist ausgeschlossen.
Trotz sorgfältiger inhaltlicher Kontrolle übernehmen wir keine Haftung für die Inhalte externer Links. Für den Inhalt der genannten Seiten sind ausschließlich deren Betreiber verantwortlich.

ISBN 978-3-8251-8008-9

Ⓔ Auch als eBook erhältlich

7. Auflage 2025

aethera® ist ein Imprint des Verlags Urachhaus, Stuttgart
Landhausstraße 82, 70190 Stuttgart
www.urachhaus.de

Bei Fragen zur Produktsicherheit wenden Sie sich bitte an
info@urachhaus.com

Umschlagabbildung: © Shutterstock (SJ Travel Photo and Video)
Layout und Einbandgestaltung: Manfred Christ
Druck: GPS Group
Printed in Europe

Inhalt

Geleitwort

Liebe Leserinnen und Leser,

mit großer Freude bin ich auf die Bitte des Autors dieses Buches eingegangen, ein Geleitwort zu schreiben. Sie halten mit diesem Buch eine riesige Schatzkiste von der ersten bis zur letzten Seite in den Händen.

Leider achtet unsere heutige Medizin viel zu wenig das immense Heilungspotenzial, welches jedem Menschen innewohnt. Dieses individuelle Heilungspotenzial braucht Aufmerksamkeit und Zuwendung, um eine faire Chance zu bekommen, sich zu entfalten. Meine langjährige Erfahrung aus der Beratung vieler krebskranker Menschen ist, dass sie ihren Gesundungsprozess nicht nur der Medizin überlassen, sondern zu ihrer Heilung selbstwirksam beitragen wollen. Dazu benötigen Betroffene die motivierende Unterstützung ihrer Ärzte und viele gute anregende wie auch unterstützende Gedanken, die sie beispielsweise aus dem vorliegenden Buch von Josef Ulrich erfahren. Von Anfang an ist für die Leserin und den Leser spürbar, dass der Autor nicht nur Psychoonkologe, sondern auch Kunsttherapeut ist und Wert auf Ästhetik legt. So sind seine aufbauenden Texte ergänzt durch wunderbare Fotos mit Zitaten und Gedichten zahlreicher weiser Leute.

Eine Krebserkrankung ist angefangen von dem Schock der Diagnose über ihre schwer fassbare Entwicklung bis hin zur Therapie und deren Begleiterscheinungen ein hochkomplexes Geschehen. Nichts scheint für manch einen Betroffenen so, wie es vor der Diagnose war. Der Krebs ist nie eine lokale, auf ein Körperteil oder Organ beschränkte Erkrankung – das Krankheitsgeschehen betrifft immer Körper, Geist und Seele. Darum ist es für das Heilungsgeschehen so bedeutend, von seelischer Seite viele wichtige Aspekte wie Autonomie, Selbstliebe, Eigenverantwortung, die Kraft der inneren Bilder, Lebensfreude, Selbstheilungskräfte, die Macht unserer Vorstellungen, Vertrauen und vieles mehr anzusprechen.

Den negativen Informationen, die im Zusammenhang mit der Erkrankung auf Betroffene einstürmen können, werden auf den folgenden Seiten viele positive Impulse entgegengesetzt. So bekommen die Leserinnen und Leser Ankerpunkte, um für sich sinnvoll tätig zu werden. Auch auf schwierige, vielschichtige Themen wie die im Zusammenhang mit der Krebserkrankung immer wieder auftauchende Schuldfrage oder die Auseinandersetzung mit Tod und Sterben wird in dem Buch mit großer Einfühlsamkeit und Authentizität eingegangen.

So möchte ich Ihnen, liebe Leserin und lieber Leser, Mut machen, Ihr ganz persönliches Heilungspotenzial zu entdecken. Der Glaube und das Vertrauen in das eigene Heilungspotenzial gehen im Idealfall Hand in Hand mit den Maßnahmen der Medizin. Eine innere Stabilität hilft jedem Patienten, sich im so oft schwierigen Spannungsfeld schulmedizinischer und unkonventioneller Heilmethoden besser zurechtzufinden.

Für jeden einzelnen Kranken gibt es einen Weg, nämlich seinen ganz persönlichen Weg, die Aufgaben zu bewältigen, mit denen er sich durch seine Erkrankung konfrontiert sieht. Es gilt wieder mit Vertrauen zu lernen, an die Kraft der Seele »anzudocken« – das Bewusstsein dafür ist uns weitgehend verloren gegangen und kann durch die Anregungen dieses Buches wieder gut erweckt werden. Vertrauen zu entwickeln in eine Therapie oder zu einem Therapeuten ist für die Aktivierung der köpereigenen Heilkräfte manchmal wichtiger als die Suche nach immer neuen oder vielfältigeren Möglichkeiten der Behandlung.

In der wissenschaftlichen Medizin, der Naturheilkunde oder einer spirituell orientierten Medizin – überall wirken Menschen, mit all ihren Stärken und Schwächen. Daher ist es grundsätzlich für alle Patienten wichtig, in unserem technisch so modernen und hochgerüsteten Gesundheitssystem immer wieder die Stimmigkeit und persönliche Wertigkeit der eingeleiteten Maßnahmen für sich kritisch zu prüfen. Es geht nicht mehr um ein »Entweder-Oder« von schulmedizinischen oder biologischen Maßnahmen, sondern um ein individuell möglicherweise ganz unterschiedliches Maß an »Sowohl-als-Auch«. Lassen Sie sich bitte von Ärzten oder Therapeuten gleich welcher Richtung nicht unter Druck setzen. Seien Sie sich bewusst, dass Sie trotz aller Widrigkeiten, die die Erkrankung manchmal mit sich bringt, letztendlich immer selbst entscheiden können. Gehen Sie bitte den Menschen in Ihrer Umgebung aus dem Weg, die zu oft ihren Zeigefinger heben.

Ich wünsche dem Buch viele begeisterte Leserinnen und Leser, die die Inspiration, die Weisheit und die Motivation, die in ihm steckt, aufgreifen und für sich in ihr Leben integrieren können.

Herzlichst
Ihr Dr. med. György Irmey
Ärztlicher Direktor, Gesellschaft für Biologische
Krebsabwehr (GfBK) e.V. Heidelberg, www.biokrebs.de

Heidelberg, im Februar 2018

Geleitwort

Liebe Leserinnen und Leser,

mit diesem Buch, das nach kurzer Zeit bereits in vierter Auflage erscheint, möchte Josef Ulrich die Frucht seiner 35-jährigen therapeutischen Tätigkeit mit Ihnen teilen. Es ist eine reife Frucht, und Sie dürfen sie zuerst einmal öffnen und genießen. Es ist zugleich eine stärkende Frucht. Vielleicht gerade jetzt die Stärkung, die Ihnen in Ihrer Seele neue Kraft geben kann. Josef Ulrich arbeitet als Kunsttherapeut und Psychoonkologe mit Menschen, die sich mit ihrer Krebserkrankung konfrontiert sehen. Er kennt die Abgründe, die sich in einer solchen Situation auftun können und ihr oft bereits vorausgehen. Was hat diese Krankheit mit mir zu tun? Angst, Schuldgefühle, Wut, Hoffnungslosigkeit können uns in einem solchen Moment lähmen.

Josef Ulrich, den ich seit mehr als 25 Jahren kenne, hat die Fähigkeiten eines guten Bergführers. Wo der Unerfahrene für sich nur Gefahren sieht, in scheinbar weglosem Gelände, vermag er zunächst schon durch seine Sprache zu beruhigen und neue Zuversicht auszustrahlen. Als Leser entwickelt man nach wenigen Seiten das Gefühl, dass hier jemand spricht, der mit diesem schwierigen Seelengelände wohlvertraut ist, in das uns die Nachricht einer schweren Erkrankung versetzen kann – sei es die eigene Krankheit oder auch die des Partners, der Freundin oder naher Angehöriger.

Es ist eine leise Sprache, die weiß, wohin sie deutet, welche Fragen sie stellt, damit der Leser erkennen kann, wo sein Weg weiterführt. Dabei erzählt Josef Ulrich immer wieder von anderen, älteren und auch jüngeren Menschen, die er begleitet hat und die oft in einer wesentlich schwierigeren Lage waren, als wir es vielleicht gerade selbst sind. Menschen, die in sich, in dieser Situation Kräfte entdecken konnten, die uns allen mitgegeben sind und die den Titel dieses Buches ausmachen: Selbstheilungskräfte. Welche Kraft kann daraus erwachsen, wenn ich wirklich in ein Gespräch mit mir selbst eintrete und lerne, hinzuhören auf dasjenige, was ich eigentlich schon weiß und was mich meinen ganz eigenen Weg finden lässt! Der Autor dieses Buches erzählt uns ermutigende, manchmal kaum zu glaubende wahre Geschichten von Menschen, die er begleitet hat. Seine Erzählungen üben eine tief beruhigende Wirkung aus und schaffen Raum, um selbst wieder zuzuhören und die Kraft zu finden, den Fragen dieses Buches zu folgen.

Mit diesen Fragen will Josef Ulrich uns auf den Weg führen, der der unsere ist. Den Weg, den wir meinen, aus den Augen verloren zu haben. Den uns scheinbar die Krankheit, die Umstände unseres Lebens verstellen. Und der doch vor uns liegt, auf den die Krankheit in Wirklichkeit hindeutet. Es geht darum, diesen Weg wiederzufinden und ihn aus eigener Kraft zu gehen. Bei aller Wertschätzung medizinischer Hilfe, die uns Brücken bauen kann, hängt doch Entscheidendes davon ab, dass wir selbst die Orientierung wiedergewinnen und den Mut finden, die Abgründe zu passieren und zu überschreiten, denen wir in der Krankheit begegnen. Für diesen, für Ihren Weg möchte ich Ihnen dieses Buch als Reisebegleiter empfehlen. Es kann Ihnen helfen, unterwegs Quellen der Kraft, der Lebensfreude, der Hoffnung zu entdecken und dabei immer mehr mit sich selbst, mit Ihrem eigenen Ursprung und zugleich dem Sinn dieser Reise vertraut zu werden.

Georg Soldner
Facharzt für Kinderheilkunde und Jugendmedizin
Stellvertretender Leiter der Medizinischen Sektion am Goetheanum

Dornach, im Februar 2018

Vorwort

Gibt es Selbstheilungskräfte in uns? Ja klar, jeder hat schon einmal gesehen, dass eine Wunde heilen kann, dass ein Knochenbruch wieder heilen kann. Aber wie sieht es »dazwischen« in uns aus, zwischen der Haut und unserem Mark und Bein? Wie sieht es in jeder Zelle aus? Gibt es da auch Selbstheilungskräfte?

Ja, denn ohne die andauernde Heilkraft in jeder Zelle könnte sich bei ständig stattfindenden Schädigungen, wie sie in den Zellen vor sich gehen, kein Leben aufrechterhalten.

Wie können wir dieses Potenzial der ständigen Heilung in uns unterstützen?

Die »Energiefrage« will in diesem Zusammenhang neu gestellt werden. Was ist das für eine Energie, die die Lebenskraft in uns befeuert? Was ist das für eine Energie, die ungeahnte Kräfte in uns mobilisieren kann?

Klar ist, der Wille zum Leben, der Glaube an Heilung, die liebevolle Verbundenheit mit dem Leben sind hierbei von existenzieller Bedeutung. Aber wo soll der Wille sein Feuer entfachen, woher kann der Glaube an Heilung kommen, wenn die Grenzen unseres Wissens, des Machbaren verwechselt werden mit den Potenzialen des Lebens? Und wie soll sich die Liebe in uns entfalten, wenn das Leben uns mit Entwicklungen konfrontiert, die jeden Glauben an das Gute im Menschen auf das Heftigste infrage stellen, wenn wir ständig erleben, wie Habgier, Machthunger und Herrschsucht den gesunden Menschenverstand und das Gewissen übertönen und in vielen Bereichen der Erde Mensch und Natur zerstören?

Der einzelne, subjektive, individuelle Mensch trägt eine Kraft in sich, mit der er die Prozesse der Heilung auf allen Ebenen unterstützen kann. Die Fähigkeiten des von liebevoller Geistesgegenwart geführten Wahrnehmens, Erkennens, Bedeutunggebens, des Fühlens, Entscheidens und adäquaten Handelns sind als Organe in jedem von uns veranlagt. Diese Fähigkeiten können von uns lebenslänglich weiter kultiviert werden. Wir sind nicht Opfer, sondern Mitgestalter. Jeder Einzelne kann bei sich beginnen, die Veränderung zu leben, die er sich wünscht.

Gerade im Umgang mit lebensbedrohlichen Erkrankungen will der Lebenskünstler in uns neu erweckt werden, will der Steuermann in uns mit seiner Lichtkraft, die in der Mitte unseres Wesens gründet, den Weg zu sich immer wieder neu erringen.

Es gibt viele Menschen, die ihren Weg gefunden haben und gehen. Das Resultat ist oftmals ihre Heilung, selbst wenn medizinisch betrachtet die Gesundheit nicht erreichbar erschien.

Die Gedanken in diesem Buch entstammen den Gesprächen, Entdeckungen und Einsichten vieler Menschen auf ihrem Weg mit einer schweren Erkrankung. Mögen diese Erfahrungen Türöffner werden für die weitere Entfaltung der Heilkraft in Ihnen.

Ihr Josef Ulrich

Vorwort zur sechsten Auflage

Liebe Leserin, lieber Leser,

das Buch *Selbstheilungskräfte* ist seit fünf Jahren auf dem Markt. Es gibt Menschen, die eine Weile hineinschauen und es dann wieder weglegen, und es gibt Menschen, denen es zur erwünschten und notwendigen Veränderung ihres Lebens verholfen hat. Der Maler Alexej von Jawlensky hat formuliert, dass der Betrachter eines Bildes dasjenige sieht, wozu seine Seele vorbereitet ist. Ich glaube, das kann genauso für ein Buch gelten. Und trotzdem habe ich den Wunsch, dass das Buch auch bei vielen, die auf den folgenden Seiten auf Neues stoßen, zu einer gesunden Lebensgestaltung, ja sogar zur Verbesserung der Lebensqualität beitragen kann. Die Potenziale zur Heilung sind, dank des Geschenkes des Lebens, das wir alle in uns tragen, immer existent. Heilung kann auf geistiger, seelischer und körperlicher Ebene Realisation erfahren. Jeder wird dieses »Heil sein« nur für sich selbst erfahren können. Heilung ist nicht die Erfüllung von Normwerten oder ein auf allen Ebenen vorhandenes Wohlbefinden, sondern vielmehr eine Fähigkeit, die überraschenden Entwicklungen des Lebens immer wieder neu mit Sinnhaftigkeit zu erfüllen, sie zu verstehen und mitgestalten zu können.

Der Glaube an Heilung, der Wille zur Gesundung wie auch die Integration von Sterben und Tod in das Leben sind Entwicklungsschritte auf dem Weg der Heilung, die das Buch fördert.

Ein individueller Umgang mit dem Buch ist sinnvoll, das heißt, ich lade Sie dazu ein, aus dem Inhaltsverzeichnis die Themen entsprechend Ihrer momentanen Fragen, Ihrer momentanen Resonanz auszuwählen. Und ich lade Sie ein, nur so schnell zu lesen, wie Sie in Ihrem Inneren mitzuerleben und mitzufühlen vermögen. Jeder Gedanke will geprüft sein und braucht seine Zeit, um lebendig zu werden, denn nicht das, was wir aufnehmen, sondern nur das, was wir verdauen können, vermag uns zu ernähren. In diesem Sinne ist das Buch kein Lesebuch, sondern ein »Lebe-Buch«, das begleitet und unterstützt. Es kann Begleiter werden auf den Wegen, für sich selbst Mitgefühl und Bewusstsein zu entwickeln und die notwendigen Entscheidungen zu treffen und umzusetzen, um die Verantwortung für sich zu übernehmen.

Herzlichst
Ihr Josef Ulrich

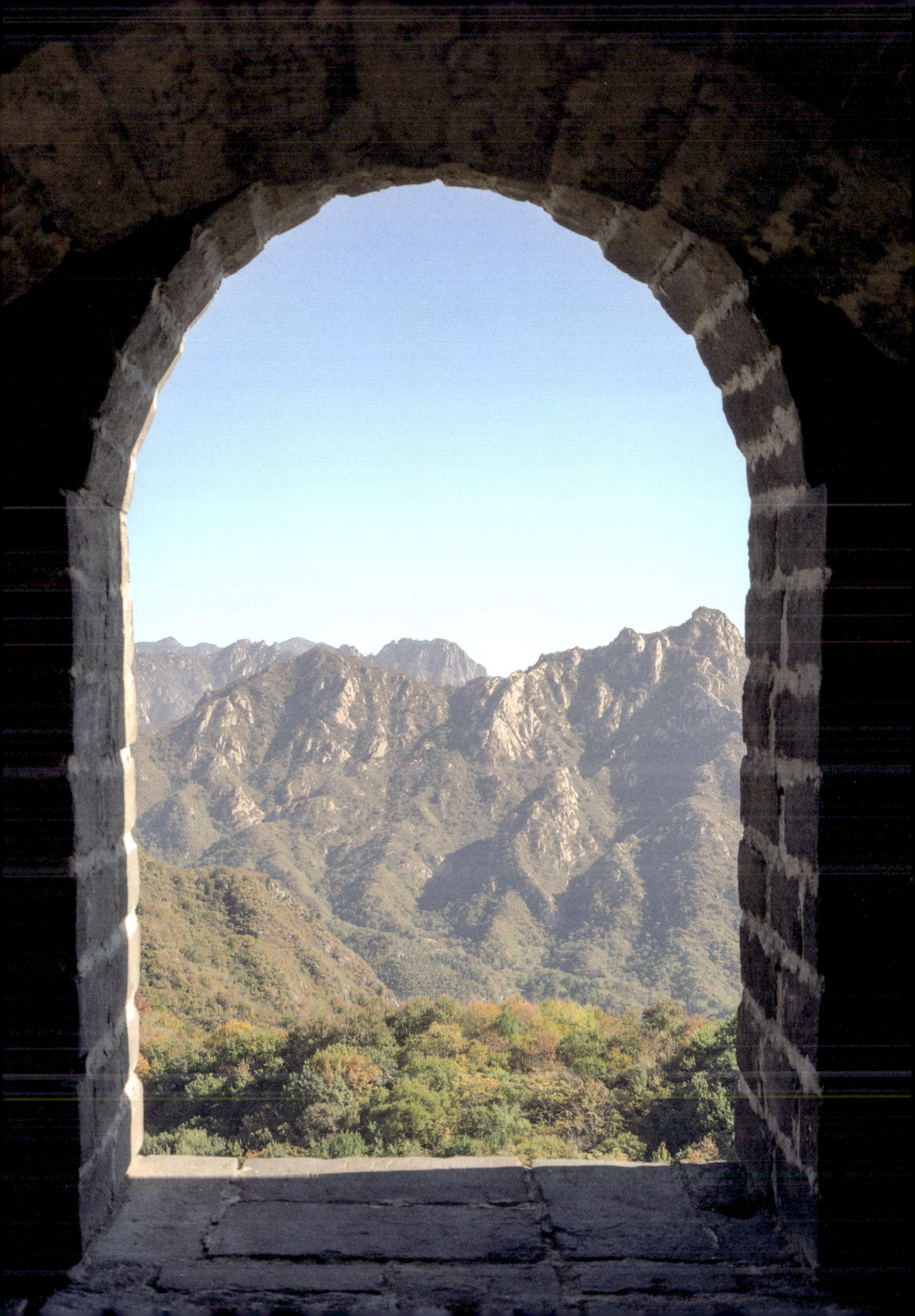

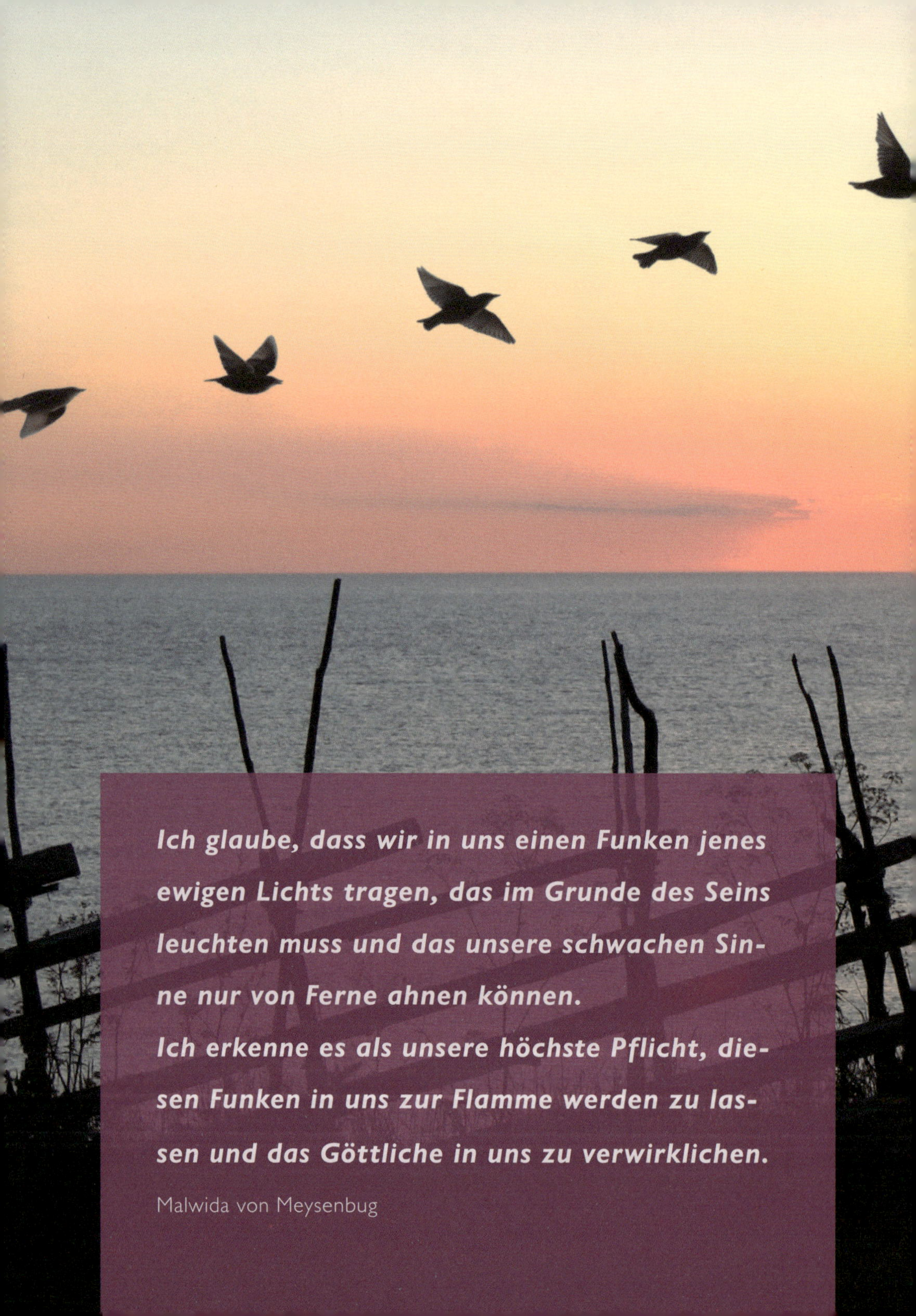

Ich glaube, dass wir in uns einen Funken jenes ewigen Lichts tragen, das im Grunde des Seins leuchten muss und das unsere schwachen Sinne nur von Ferne ahnen können.
Ich erkenne es als unsere höchste Pflicht, diesen Funken in uns zur Flamme werden zu lassen und das Göttliche in uns zu verwirklichen.

Malwida von Meysenbug

Einleitung

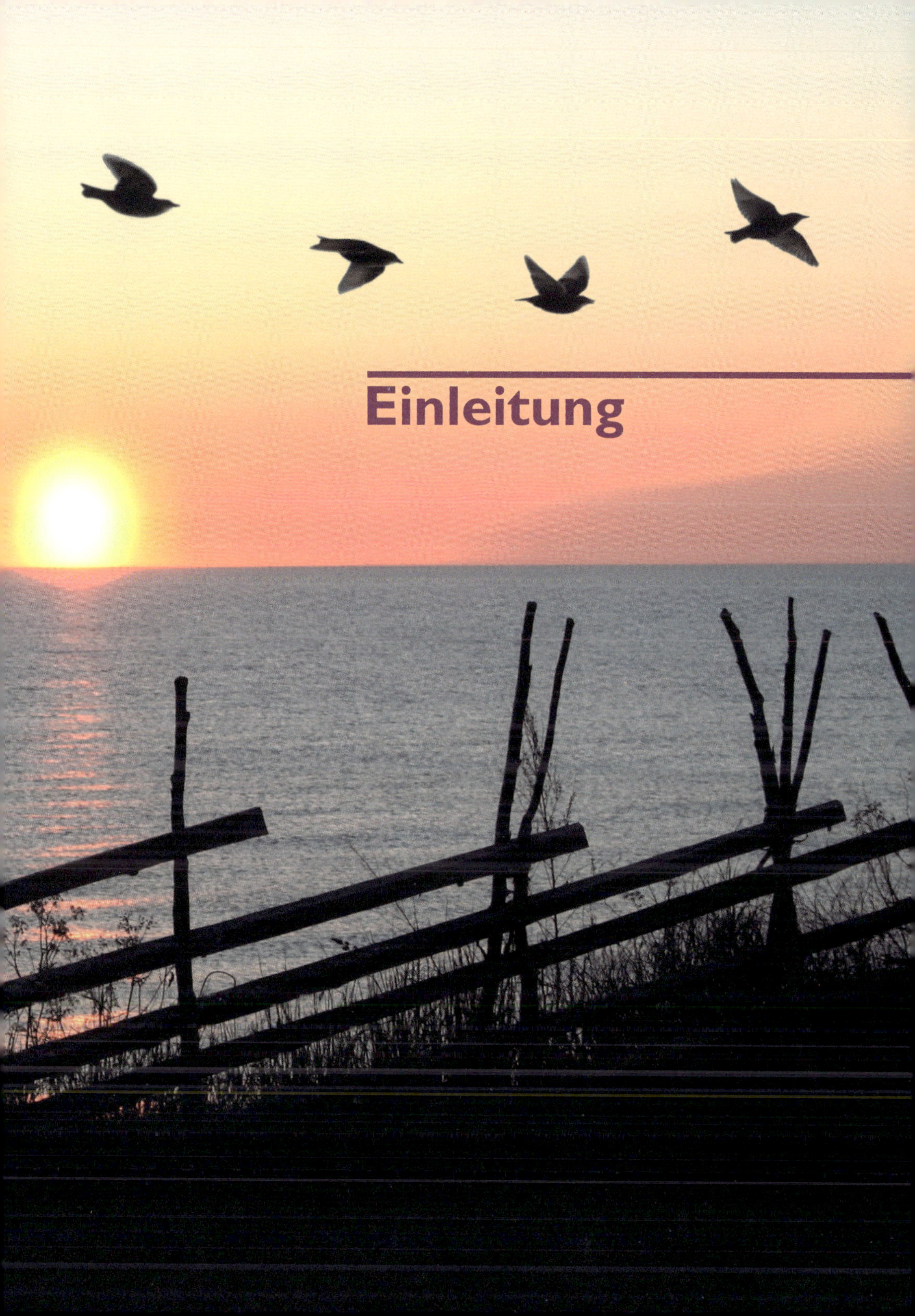

Sehr geehrte liebe Leserin, sehr geehrter lieber Leser,

meine Arbeit als Kunsttherapeut führt mich immer wieder mit Menschen zusammen, die eine lebensbedrohliche Erkrankung erlitten haben, welche dann aber einen erstaunlichen Krankheitsverlauf nahm. Diese Menschen haben im Zuge ihrer Erkrankung oftmals beeindruckende kreative Kräfte entwickelt.

Kreativität und Immunsystem

Das hat mich vor dreißig Jahren zu folgenden Fragen geführt: Könnte es sein, dass zwischen der Entfaltung des Kreativitätspotenzials eines Menschen und den Kräften seines Immunsystems, zwischen seiner inneren Verfassung und der Lebensenergie seines Körpers eine Beziehung besteht? Haben seelische Prozesse eine Wesensverwandtschaft mit den Prozessen des Immunsystems? Könnte es nicht sein, dass ein authentisch und selbstbestimmt geführtes Leben ein »Vorbild« für das Immunsystem darstellt und damit Krankheiten vorbeugen oder ihre Heilung unterstützen kann? Sind es diese Authentizität und Selbstbestimmung, die bei schwer kranken Menschen ungeahnte Selbstheilungskräfte zur Entfaltung kommen lassen, indem sie den Menschen zu seinen ureigenen Lebensimpulsen führen?

Meine Erfahrung antwortet darauf mit einem eindeutigen, klaren Ja. Meiner Meinung nach haben diese Menschen in den Etappen des kreativen, schöpferischen Prozesses besondere Fähigkeiten entwickelt.

Grenzsituationen

Menschen in Grenzsituationen berichten, dass es die Verfassung ihres Geistes war, die ihnen das Überleben ermöglicht hat. So hat beispielsweise Viktor Frankl im KZ erfahren, dass die letzte Freiheit des Menschen in seiner inneren Haltung zu der erlebten Situation liegt.[1]

Nelson Mandela hat sich trotz 27-jähriger Gefangenschaft nie von Hass oder Rache einnehmen lassen. Er hat die Zeit genutzt, um an dem Ziel eines friedvollen Miteinanders zu arbeiten. Über viele Jahre hat er das Gedicht *Invictus* von William Ernest Henley in seiner Seele bewegt.[2] Die beiden letzten Zeilen lauten: »Ich bin der Herr meines Schicksals, ich bin der Kapitän meiner Seele.« Mandela hat diese Zeilen in sich lebendig werden lassen und die Kraft erworben, seine Gedanken zu führen, seine Gefühle zu beherrschen und seinen Willen gezielt zu lenken. Er hat nicht aufgehört, positiv zu denken, er hat sich nicht von den Schattenbildern vereinnahmen lassen, hat seine Autonomie bewahrt und der Gewalt keinen Raum in seinem Herzen gegeben.

Bekannt ist auch der an Amyotropher Lateralsklerose erkrankte britische Physiker und Astrophysiker Stephen William Hawking. Was für eine Geisteskraft hat er entwickelt, die seinen extrem gebrechlichen, aus medizinischer

Sicht eigentlich schon seit Jahrzehnten nicht mehr lebensfähigen Körper 76 Jahre lang als Heimat für seinen quicklebendigen und humorvollen Geist zu erhalten vermochte.

Als Friedrich Schillers sterbliche Überreste obduziert wurden, konnten sich die Mediziner nicht erklären, wie ein Mensch mit einer derartigen Verfassung der Organe lebensfähig sein konnte. Schiller lässt in seinem Drama *Wallensteins Tod* die Hauptperson sagen: »Es ist der Geist, der sich den Körper baut.«[3]

Könnte es nicht sein, dass die geistige Kreativität eine Urquelle der Heilkräfte im Menschen ist? Dass jeder Mensch über ein Kraftpotenzial verfügt und dieses in sich weiterentwickeln kann? Ein Kraftpotenzial, das jeden zu einem authentischen Menschen werden lassen kann, der sagt, was er denkt, und tut, was er sagt, und der sein Denken, Fühlen und Handeln mit einer inneren Kraft durchdringt, sodass er »Herr im eigenen Hause« ist?

Kreativität als Urquelle der Heilkräfte

Der Zusammenhang zwischen dem »Herr im eigenen Hause Sein« und der Verfassung des Immunsystems soll im Verlauf des Buches immer klarer werden. Dabei wird auch deutlich, dass die moderne Medizin im Zuge ihrer – in vielen Bereichen unschätzbar wertvollen – Fortschritte oft in eine Einseitigkeit gerät, die den Patienten zu einem passiven »Opfer« seiner Erkrankung werden lässt, dessen unerwünschte Krankheitssymptome beseitigt werden müssen. Auf diese Weise verliert man die Tatsache aus dem Bewusstsein, dass der Patient selbst aktiv werden und Wesentliches zu seiner Genesung beitragen kann. Deshalb soll in diesem Buch vor allem auch der Frage nachgegangen werden, woran es liegen kann, dass von mehreren Patienten mit derselben Erkrankung der eine schwer zu kämpfen hat und immer wieder tiefe Krisenzeiten erleben muss, während ein anderer scheinbar ohne größere Rückschläge seiner Heilung entgegenschreiten darf. Was hilft dem Letzteren, die Erkrankung leichter zu bewältigen?

Wenn hier von einem Kreativitätspotenzial die Rede ist, wird mancher Leser denken: Kreativität gehört nicht gerade zu meinen Talenten. Viele Patienten betreten mein Atelier für Kunsttherapie mit der Überzeugung: Ich kann nicht malen. Dies entspricht aber in keiner Weise der Wirklichkeit des Lebens. Wie so oft im Leben drängt sich die Vorstellung und nicht unsere Erfahrung in den Vordergrund und macht uns damit das Leben nicht gerade einfacher. Unsere Vorstellungskraft, hier in Form einer lähmenden Phantasie, hat sich breitgemacht.

was ist Kreativität?

Mit dem Kreativitätspotenzial in jedem Menschen meine ich ganz schlicht, dass jeder ein Gestaltender sein kann, im Sinne von Albert Steffen: »Künstler in diesem Sinne ist jeder Mensch in jeder Lebenslage, wenn er aus eigener Initiative den Impuls der Wandlung ergreift. Es braucht nicht nur äußerer Stoff zu sein, den er zum Kunstwerk gestaltet, das Wort, den Ton, die Farbe; es kann auch eine Freundschaft, ein Arbeitsverhältnis, eine Krankheit, ein Unglück oder ein Schicksal sein. Alles kann man als Künstler anfassen. Und vor allem sich selbst. Künstler werden heißt demnach im höchsten Sinne Mensch-Werdung.«[4]

»Kunsttherapie im Kopf«

Schöpferische Kräfte muss man nicht unbedingt auf Papier entfalten. Was ich mit meinen Patienten durchführe, könnte man als »Kunsttherapie im Kopf« bezeichnen. Wir alle sind andauernd am Malen. Im Kopf, auf unserer inneren Leinwand, malen wir uns mit unseren Vorstellungen und Gedanken die Sorgen und Ängste ebenso wie unsere Vorfreude, unsere Zuversicht und unser Vertrauen aus. Damit sind wir an der Wirklichkeit, die wir erfahren, mit erschaffend tätig. Was wir denken und damit auch wie wir uns verhalten, was wir tun, hat einen entscheidenden Einfluss auf die Entwicklung unseres Lebens – und oft auch auf den Verlauf einer Krankheit.

der Mensch ist mehr als seine Krankheit

Gesundheit und Krankheit sind gleichzeitig in uns anwesend. Auch wenn ich in den letzten dreißig Jahren Tausende von Patienten begleiten durfte und viele von ihnen aus der Sicht der Medizin die gleiche Diagnose hatten, so waren ihre Wege doch jedes Mal individuell. Und es gab Menschen, die laut Medizin schon längst nicht mehr leben dürften, geschweige denn hätten gesunden können, und es gab Menschen, die völlig überraschend schnell verstorben sind. Und es gab Menschen, die dankbar und glücklich verstorben sind, sowie Menschen, denen es sehr schwergefallen ist, loszulassen und Frieden zu finden. Und ich kann Ihnen versichern, jeder war mehr als seine Krankheit, jeder war und ist ein Mensch.

Würde jeder Mensch nach einer Computertomografie eine Grafik mit all seinen Zellen erhalten, hätte er deutlich vor Augen, dass er nicht nur kranke, sondern vor allem gesunde Zellen in sich hat.

Neben der Krankheit existiert immer noch der Mensch mit seinen oft »gesunden« Ansichten, Gefühlen und Fähigkeiten (siehe auch Seite 36 f.). Eigentlich kann man sagen, dass ich mich darauf spezialisiert habe, mit dem Gesunden an dem Kranken zu arbeiten. Um es feinfühliger auszudrücken: Der Patient und ich, wir arbeiten daran, dass das Gesunde noch gesünder werden kann, damit das Kranke sich daran wieder gesunde.

Dieses Buch basiert auf Seminar- und Gesprächsaufzeichnungen mit Menschen, die eine lebensbedrohliche Erkrankung zu bewältigen haben. Die Gedanken sind zum größten Teil diesen Gesprächen oder Seminaren entsprungen, sodass in gewisser Weise die Patienten selbst einen großen Anteil an der Entstehung dieses Buches haben. Diesen mehreren Tausend Menschen sei von Herzen für ihre Offenheit, ihre Fragen, ihr Suchen und Ringen gedankt.

Das Ziel, der Wunsch dieses Buches möge sein, dass Sie Mut und Vertrauen finden, Ihren eigenen Weg zu gehen, dass Sie sich für Unterstützung öffnen können und, wie auch immer Ihr Lebensweg sich gestalten möge, all die Hilfe erhalten mögen, die Sie benötigen.

den eigenen Weg finden

Ziel soll es sein, Sie dabei zu unterstützen, dass Sie fühlen lernen, was Ihnen dazu dient, Ihre Heilungspotenziale zu entfalten. Dass Sie Wege finden, dies in Ihr Leben zu integrieren, das heißt die Hürden und Widerstände zu bewältigen. Und vielleicht den Sinn der Herausforderung, die mit der Krankheit in Ihr Leben getreten ist, zu ahnen oder sogar zu erkennen.

Der Weg durch dieses Buch mit seinen Erfahrungen aus der Schatzkiste des Lebens könnte wie eine kleine Reise sein. Ich möchte Sie gerne einladen, mit auf die Reise zu gehen. Unser Weg soll uns zu einem »gesundenden Denken« führen, mit dem wir die Heilkräfte in uns unterstützen und erschließen können. Dabei wünsche ich mir für jeden von uns einen kleinen »Wanderrucksack«, in dem sich drei hilfreiche unsichtbare »Wegbegleiter« befinden.

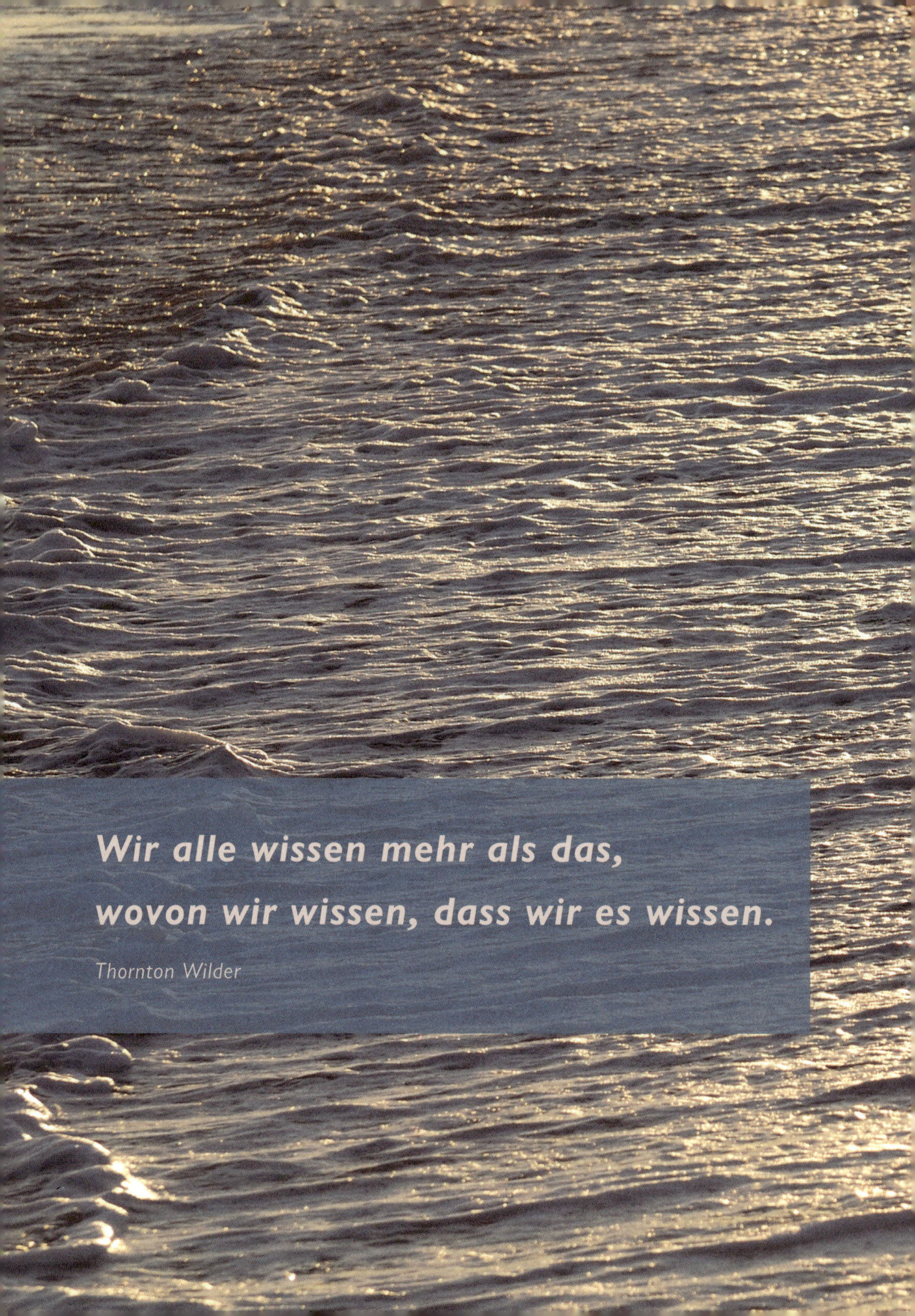

Wir alle wissen mehr als das,
wovon wir wissen, dass wir es wissen.

Thornton Wilder

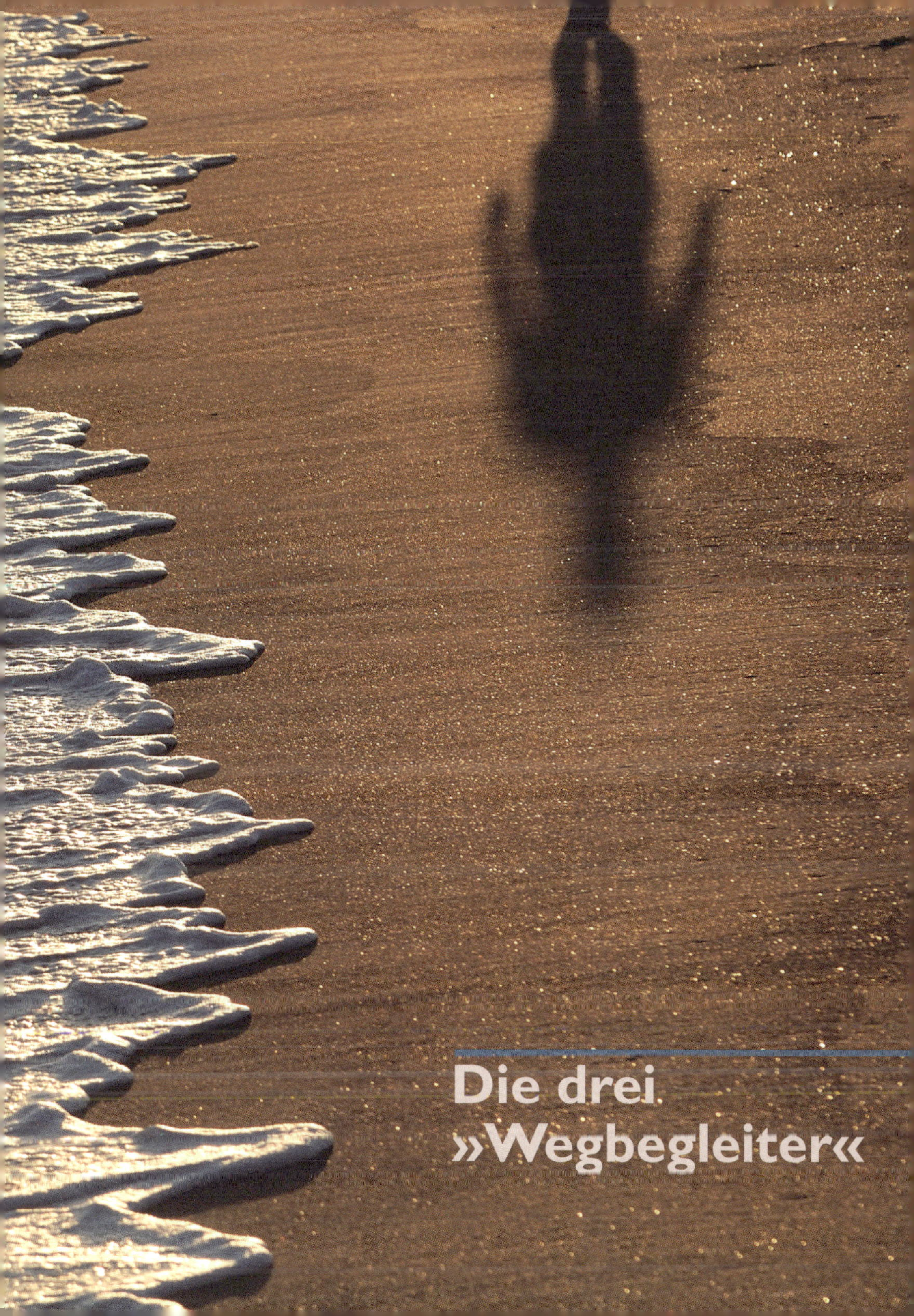

Die drei »Wegbegleiter«

Wir sind gewohnt, dass wir uns für Konzert- und Theaterbesuche oder andere kulturelle Ereignisse Eintrittskarten besorgen. Gibt es auch für ein Buch Eintrittskarten? Nein, keine Eintrittskarten, aber drei unsichtbare Wegbegleiter sind auf unserer Reise hilfreich.

Der gesunde Menschenverstand

innere Gewissheit

Was Sie alles gelesen, gehört oder gesehen haben mögen und was auch immer Sie studiert und gelernt haben, Ihr eigentliches Wissen geht weit darüber hinaus. Vieles wissen Sie, ohne es studiert zu haben, es steht Ihnen einfach als eine innere Gewissheit zur Verfügung.

Wenn Sie sich nun auf den Weg machen, Ihre Selbstheilungskräfte zu stärken, bitte ich Sie, immer in sich hineinzuhorchen, was Ihr gesunder Menschenverstand sagt.Versuchen Sie den gesunden Menschenverstand als einen Unterstützer anzuerkennen, der Sie liebevoll einlädt, Ihre Potenziale wiederzuentdecken, als eine Anregung zur Entdeckung des eigenen Erlebens- und Erfahrungsschatzes, zur Anerkennung Ihres Wissenspotenzials.

Der gesunde Menschenverstand kann uns helfen zu erkennen, dass zum Beispiel die Stärkung der Gesundungskräfte nicht einzig in der Hand der Medizin liegt, sondern auch zu einem großen Teil in uns selbst. Was wir denken, fühlen und tun, wirkt sich auf unsere Gesundheit und unser Leben aus; wie wir mit einer Krankheitssituation umgehen, hat einen signifikanten Einfluss auf die Therapie und den Verlauf der Krankheit.

Placeboforschung

Damit nicht genug: Aus der Heilmittelforschung, besonders aus der Placeboforschung wissen wir: Nicht nur was *wir* denken, hat einen Einfluss auf den Therapie- und den Krankheitsverlauf. Von entscheidender Bedeutung ist auch die Qualität der Arzt-Patienten-Interaktion. Die Art und Weise, wie ein Arzt mit einem Patienten spricht, hat Einfluss auf den Behandlungserfolg.[5]

Eine Probefrage an den gesunden Menschenverstand kann zum Beispiel lauten: Welche der beiden folgenden Aussagen empfinden Sie als wirklichkeitsgemäß?

A: Die Krankheit ist unheilbar.

Oder B: Die Krankheit ist medizinisch gesehen unheilbar.

Diese Umfrage wird in Patientenrunden so gut wie immer klar beantwortet. Die Antwort: »Ich weiß nicht« kommt sehr selten vor. Die allermeisten Patienten geben spontan Antwort B an: »Die Krankheit ist medizinisch gesehen unheilbar.«

Mir scheint, dass viele von uns die innere Gewissheit haben, dass die im Moment noch existente medizinische *Unbehandelbarkeit* einer Krankheit nicht immer automatisch die *Unheilbarkeit* der Krankheit bedeuten muss. Dass sie damit recht haben und ihr Menschenverstand sie in die richtige Richtung gelenkt hat, beweisen die wenn auch selten, aber immer wieder vorkommenden sogenannten Spontanremissionen (was aus meiner Sicht ein völlig unglücklicher Begriff für eine wünschenswerte Entwicklung ist), bei denen eine vom medizinischen Umfeld häufig völlig unerwartete, aber vom Betroffenen doch im Innersten erhoffte Besserung oder sogar Heilung der Erkrankung auf unerklärliche Weise eintritt.[6]

Unbehandelbarkeit und Unheilbarkeit

Offenheit

Der zweite Wegbegleiter, der Ihnen auf Ihrem Weg äußerst hilfreich sein kann, heißt: Aufgeschlossensein für die Wirklichkeit.

Um diesen Wegbegleiter deutlich vor Augen zu haben, möchte ich eine Anekdote erzählen, die uns von Paracelsus überliefert wurde.[7]

Sechs Ärzte stehen vor einem Leichnam und diskutieren darüber, woran der Patient verstorben sei. Der erste Arzt ist der Ansicht, dass es der Cholera-Bazillus sei, der zum Tod geführt habe. Der zweite Arzt gibt zu bedenken, dass sich viele mit dem Cholera-Bazillus infiziert hätten, aber nicht daran gestorben seien. Er sehe die schwachen Abwehrkräfte, die schlechte Vitalität des Patienten als Hauptursache. Der dritte Arzt sagt, er habe den Patienten gekannt. Dieser sei so voller Angst gewesen, dass er quasi die Cholera angezogen habe, und somit sei seine seelische Verfassung der wahre Grund. Der vierte Arzt behauptet den Patienten schon länger gekannt zu haben. Er sagt, dieser sei mutlos und feige gewesen, habe keinen Entschluss fassen können, und letztlich sei sein schwaches Ich für das Entgleisen der Situation verantwortlich. Der fünfte Arzt gibt eine Zusammenschau: Es sei doch beeindruckend, wie all diese verschiedenen Phänomene zusammenklängen. Dies deute darauf hin, dass es eben das Schicksal des Patienten gewesen sei zu sterben, sonst hätten sich nicht alle Dinge so zusammengefügt.

Anekdote von Paracelsus

Nun wenden sich die fünf Ärzte gespannt dem sechsten Arzt zu und wollen seine Meinung hören.

unterschiedliche Blickwinkel

Stellen Sie sich jetzt vor, Sie wären der sechste Arzt. Ich möchte Sie dazu einladen, selbst eine Antwort zu finden. Wer hat Ihrer Meinung nach recht? War es die physisch-materielle Tatsache des Cholera-Bazillus, war es die geschwächte Vitalität des Patienten, war es seine ängstliche, mutlose emotionale Verfassung, seine generelle Unentschlossenheit oder war es sein Schicksal? Was meinen Sie, wer hat recht? Können Sie Ihre Antwort begründen? Wie würden Sie die einzelnen Blickwinkel gewichten?

Der sechste Arzt in unserer Geschichte soll Paracelsus selbst gewesen sein. Er sagte: »Jeder von Euch hat recht, in dem, was er bejaht, und jeder von Euch hat unrecht, in dem, was er verneint!«

Es fällt sicher nicht schwer, auch in unserer heutigen hochspezialisierten Medizin viele Fachärzte mit unterschiedlichen Blickwinkeln zu finden. Und mancher mag der Meinung verfallen sein, sein Blickwinkel sei der absolute, der einzig richtige. Offenheit, Neugierde, Interesse und die Wahrnehmung der Entwicklungspotenziale können dabei aber nicht gedeihen.

Aufgeschlossenheit für die Wirklichkeit

Die Haltung des Paracelsus, dass jeder auf seine Weise recht hat in dem, was er bejaht, und unrecht in dem, was er verneint, finde ich bedenkenswert. Sie könnte dazu animieren, uns immer wieder eine neugierige, offene, unvoreingenommene und interessierte Aufgeschlossenheit für die Wirklichkeit des Lebens zu bewahren.

Heilung als Prozess

Von bewundernswerter Offenheit spricht auch die Antwort des ehemaligen Präsidenten der Deutschen Krebsgesellschaft und internistischen Onkologen Professor Gerd Nagel auf meine Frage, was in seinen Augen entscheidend für seinen Heilungsprozess war. Gerd Nagel war vor etwa dreißig Jahren an einer praktisch unheilbaren Form der Leukämie erkrankt. Er schrieb mir: »Heilung ist für mich nicht ein Zustand, den es zu erreichen, sondern ein Weg, den es zu gehen gilt. Diabetiker werden nicht geheilt, aber sie befinden sich in der Regel andauernd in einem Prozess der Heilung (oder Kontrolle der Situation). In der Beratung von Krebspatienten zur Patientenkompetenz ist Heilung natürlich immer ein Thema der Patienten. Was aber mich persönlich anbelangt, steht dieses ›Dein Wille geschehe‹ über allem – und was Gott da mit mir vorhat, ist vielleicht nicht Heilung in meinem Sinne, aber auf jeden Fall etwas Besseres.«

Aufgeschlossenheit bedeutet auch, sich bewusst zu machen, dass der Mensch mehr ist als eine materielle Masse in Kilogramm und Zentimetern.

Offen sein für die Wirklichkeit bedeutet anzuerkennen, dass der Mensch mehr ist als ein biochemischer Prozess. Wenn das menschliche Leben eine rein physisch-materielle Angelegenheit wäre, könnte es einen Placebo-Effekt nicht geben. Dann würde nur das »echte« Medikament wirken, nicht aber eine wirkstofffreie Substanz, von deren materieller Unwirksamkeit der Patient nichts weiß (siehe auch Seite 53 ff.).

mehr als »Fleisch und Blut«

Dinge für wahr zu halten, die man nicht beweisen kann, fällt vielen Menschen schwer. Ich möchte Sie einladen, darauf zu hören, was Ihnen vielleicht bereits eine leise innere Stimme sagt, und offen zu sein für die Möglichkeit, dass Sie mehr sind als »Fleisch und Blut«: ein Wesen aus Körper, Seele und Geist.

Der innere Arzt

Den dritten Wegbegleiter brauchen Sie nicht extra »einzupacken«, er ist – mehr oder weniger unbewusst – stets an Ihrer Seite. Es ist der »innere Arzt« in jedem Menschen, von dem schon Paracelsus, später auch Albert Schweitzer berichtet hat.

Eigenkompetenz

Keiner kann so gut wie Sie selbst fühlen, wie es Ihnen geht! Sie fühlen am besten, wann Sie müde oder erschöpft sind, wann Sie durstig oder hungrig sind. Sie selbst können am besten fühlen, ob sie glücklich oder unglücklich, verzweifelt oder hoffnungsvoll sind. Keiner kann so gut wie Sie selbst fühlen, was Ihr Herz hüpfen und tanzen lässt, was Sie mit Begeisterung erfüllt. Keiner kann sich so klar wie Sie erinnern, wann Sie sich mit Leib und Seele in wünschenswerter Weise in eine Tätigkeit, in ein Projekt verloren haben und darin warm, erfüllt und glücklich »aufgegangen« sind. Können Sie in diesem Sinne anerkennen, dass Sie selbst der beste Spezialist dafür sind, was Ihnen guttut und Ihre Gesundheit fördert? Sie sind kein Fachmann für Ihre Krankheit, aber doch dafür, was Ihnen wohlbekommt, was Sie kräftigt und stärkt.

Sind Sie schon bereit, nicht nur auf die Stimme Ihres inneren Arztes zu hören, sondern das, was sie sagt, auch umzusetzen?

Lassen Sie sich nicht entmutigen, wenn auf diese Fragen noch kein klares, eindeutiges Ja folgt. Oft hat sich das Leben von dem Dialog mit dem inneren Arzt weg entwickelt, davon, sich in sich selbst einfühlend wahrzunehmen, doch das Leben zeigt uns, dass wir unsere Antennen erneut dafür ausrichten können, es ist ein Lern- und Entwicklungsprozess.

Es gibt dich

Dein Ort ist
wo Augen dich ansehn
Wo sich die Augen treffen
entstehst du

Von einem Ruf gehalten
immer die gleiche Stimme,
es scheint nur eine zu geben
mit der alle rufen

Du fielest
aber du fällst nicht
Augen fangen dich auf

Es gibt dich
weil Augen dich wollen
dich ansehn und sagen
dass es dich gibt

Hilde Domin

Der Ausgangspunkt unserer Reise

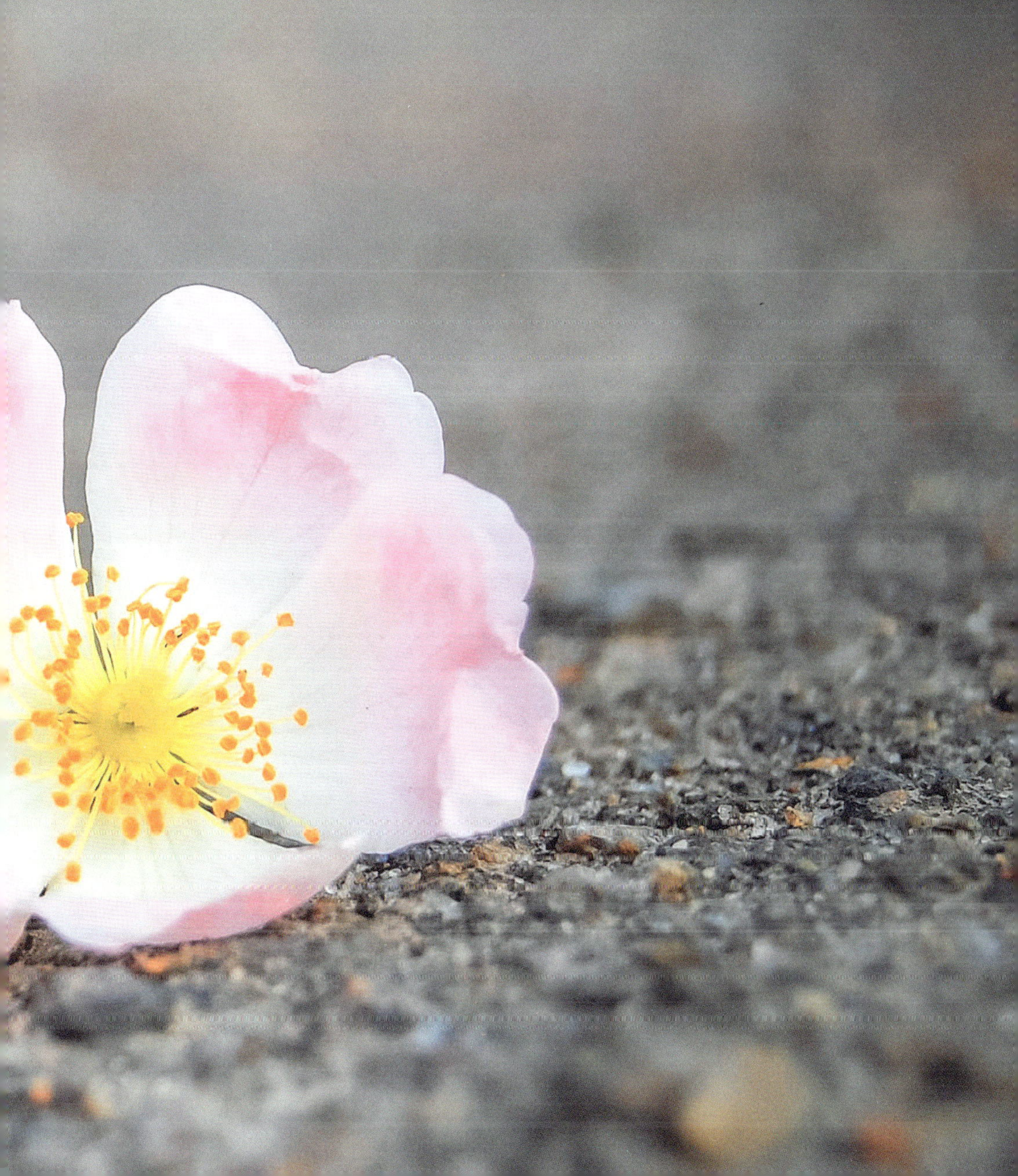

Ob Sie dieses Buch lesen, weil Sie Ihre Gesundheit erhalten möchten, oder ob Sie Ihre Selbstheilungskräfte zur Überwindung einer Krankheit erschließen wollen – ganz an den Anfang möchte ich ein hilfreiches Bild zum Krankheitsverständnis stellen.

1982 arbeitete ich in einer Schweizer Klinik, die auf Krebspatienten spezialisiert ist. Am Sonntagmorgen schaltete ich zufälligerweise in meinem Praktikantenkämmerlein das Radio ein und traf auf eine Radiopredigt. An diesem Sonntag war in der Schweiz der Tag des Kranken, und so sprach der Prediger über Krankheit.

das »Instrument« neu stimmen

Er sprach von dem Wissen der Musiker, dass sie ihr Musikinstrument immer wieder neu stimmen müssen, damit es den erwünschten Klang hervorbringen kann. Er verglich die Zeit der Krankheit des Menschen mit der Zeit des Neustimmens eines Instrumentes. So sagte er, dass der Mensch in der Zeit der Krankheit die Möglichkeit habe, sich selbst neu zu stimmen.

Er führte dies weiter aus, indem er erklärte, dass jeder Mensch quasi in einer dreifachen Beziehung lebe.

dreifache Beziehung

Jeder Mensch habe eine Beziehung zu sich selbst. Jeder Mensch habe eine Beziehung zu den Mitmenschen und der Natur. Und jeder Mensch habe eine Beziehung zum Himmel, zum Universum, zu Gott. So gesehen lebe jeder Mensch in einer Dreierbeziehung.

Die Frage sei nun: *Wie* lebt er in dieser Dreierbeziehung? In welcher der drei Beziehungen ist er besonders aktiv? Auf welche richtet er weniger Aufmerksamkeit? Hat er die drei Beziehungen ausbalanciert? Und der Prediger beendete seine Gedanken mit dem Resümee: Eine Krankheit sei die Zeit, in der wir die drei Beziehungen neu ausbalancieren, unser »Instrument« neu stimmen können.

Nun bitte ich Sie, ein DIN-A4-Blatt zu nehmen und eine kleine Zeichnung anzufertigen. Bitte zeichnen Sie möglichst groß ein Dreieck mit drei gleich großen Seiten. Markieren Sie dann die Mittelpunkte der Seitenlinien und verbinden Sie die Punkte miteinander. Nun sind in dem großen Dreieck vier kleine Dreiecke entstanden.

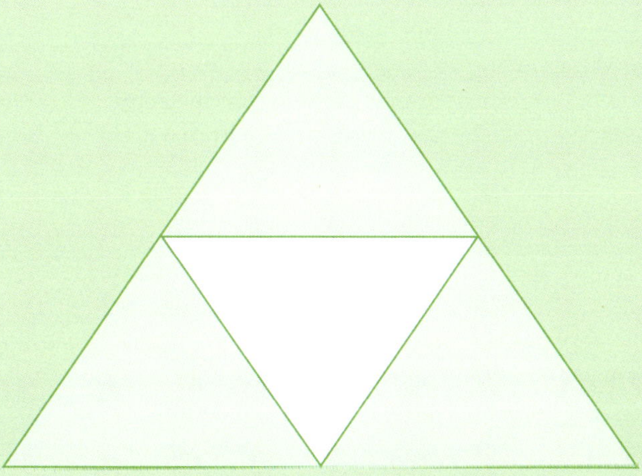

- Wie sieht im Moment Ihre Beziehung zu sich selbst aus? In der Beziehung zu uns selbst haben wir die Aufgabe, unsere eigenen Bedürfnisse auf allen Seinsebenen wahrzunehmen und sie gegebenenfalls auch unserer Umgebung zu vermitteln. Wir sind aufgefordert, uns selbst anzuerkennen, zu achten und wertzuschätzen, nicht nur die Umgebung. Und wir sind eingeladen, unsere eigenen Grenzen anzuerkennen, zu achten und zu weiten. Wenn Sie möchten, können Sie in Ihren »Tagesstundenplan« blicken und sehen, wann Sie einen »Termin mit sich selbst« eingetragen haben.
- Wie ist es um Ihre Beziehung zum Partner oder der Partnerin bestellt, zur Familie, zu Freunden, zu Kollegen? Gibt es da Entwicklungsbedarf? Wie lebt das Wort zwischen Ihnen? Wie können Sie sich über Ihr Erleben, Ihr Sehnen und Wünschen verständigen?
- Und wie sieht Ihre Beziehung zum Himmel aus – oder wie auch immer Sie diese »Dimension« nennen möchten? Haben Sie Ihre religiöse oder spirituelle Seite wahrnehmen, fühlen und pflegen können? Ist das Feuer der Begeisterung in Ihnen lebendig? Haben Staunen, Dankbarkeit und Stille Ihren Alltag mit Freude erfüllt?

Können Sie versuchen, sich in das Bild des Predigers einzufühlen? Konnten Sie sich auf die Fragen einlassen?

In den letzten dreißig Jahren ist mir dieses Bild der Dreierbeziehung in verschiedenen Variationen immer wieder neu begegnet. Und immer wieder fügte das Leben eine neue Einsicht, eine neue Erkenntnis, eine neue wissenschaftliche Entdeckung hinzu, und so hat es sich mehr und mehr mit Leben erfüllt.

Zusammenhang mit Heilungspotenzialen

Vielleicht können Sie schon ahnen, wie das Leben, die Qualität des Lebens in diesen drei Feldern innig verbunden ist mit der Entfaltung Ihrer Heilungspotenziale. Auf dem Weg der Gesundung will dieser dreifache Dialog bewusst kultiviert werden, indem wir uns immer wieder für neue Erfahrungen öffnen.

Was meinen Sie, in welchem Feld mag dieser dreifache Dialog für Sie wohl beginnen? Bei den meisten beginnt er bei sich selbst.

Relativ häufig berichten mir Patienten, sie hätten sich in derartigen Lebensumständen befunden, dass sie eigentlich gar nicht mehr leben wollten. Sie haben in ihrer persönlichen Situation keine Lösungsmöglichkeit mehr gefunden und den Glauben an eine Entwicklung hin zu einer ersehnten Verbesserung der Umstände verloren. Einige sagten: »Ich habe zu Gott gebetet, dass er mich zurückhole!« – »Ich konnte und wollte nicht mehr!« – »Ich sah die einzige Lösungsmöglichkeit darin, nicht mehr hier auf der Erde zu sein!«

Dialog mit sich selbst

Der dreifache Dialog (siehe auch Seite 231 ff.) beginnt also bei den meisten bei sich selbst. Vielleicht kann das Buch Ihnen dabei helfen, mit sich selbst zu neuen Erfahrungen zu kommen, um Ihre Potenziale zu entdecken, entfalten und wertschätzen zu können.

Jetzt lade ich Sie ein, Ihre Zeichnung zu beschriften, das heißt den drei kleinen Dreiecken, die in den Spitzen des großen Dreiecks liegen, Namen zu geben. Im mittleren Dreieck können Sie das Wort »Ich« eintragen. Zeichnen Sie von diesem »Ich« ausgehend drei Pfeile in Richtung der äußeren kleinen Dreiecke. Schreiben Sie in diese Dreiecke entsprechend der drei Beziehungen jeweils die Worte »mit mir«, »mit dir« und »mit Gott«. Falls es Ihnen schwerfällt, dieses Gegenüber Gott zu nennen, können Sie dieses Dreieck erst einmal leer lassen. Oder haben Sie eine andere Bezeichnung für den- oder dasjenige, das die Welt lenkt? Vielleicht kommen Ihnen hierzu auch im Laufe der Lektüre noch ein paar Gedanken.
Welche Farbe möchten Sie der jeweiligen Beziehung geben?

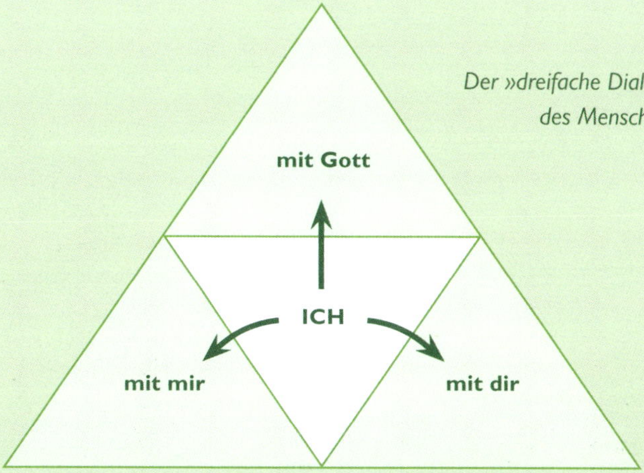

Der »dreifache Dialog« des Menschen.

Wie empfinden Sie diese Dreiecke? Ist das so, wie es jetzt vor Ihnen liegt, schon stimmig oder spüren Sie eigentlich: Da besteht ein Veränderungsbedarf, ein Entwicklungsweg ist nötig, damit es für mich stimmig wird? Wenn ja: Ahnen Sie vielleicht oder wissen Sie sogar, wie eine stimmigere Variante aussehen könnte? Muss vielleicht eines der Dreiecke kleiner, ein anderes größer gezeichnet werden? Wie stehen die einzelnen Dreiecke in Verbindung miteinander?

Ich möchte Sie bitten, eine zweite, für Sie stimmigere Variante dieser drei Beziehungen zu malen. Statt der Dreiecke können Sie gerne auch Kreise aufzeichnen.

Wenn Sie zwei Varianten aufgemalt haben: Wie könnte Ihr Weg hin zu der stimmigeren Variante der Beziehungen konkret aussehen? – Halten Sie die Frage ruhig erst einmal offen. Vielleicht kann Ihnen dieses Buch Hilfen für eine positive Weiterentwicklung der einzelnen Beziehungen geben:

- Hilfen, dass Sie fühlen lernen, was Ihnen zur Entfaltung Ihrer Heilungspotenziale dient,
- Hilfen, dass Sie einen Weg finden, dies in Ihr Leben zu integrieren und Hürden und Widerstände zu bewältigen,
- Hilfen, den Sinn der Herausforderung, die mit der Krankheit in Ihr Leben getreten ist, zu ahnen oder sogar zu erkennen.

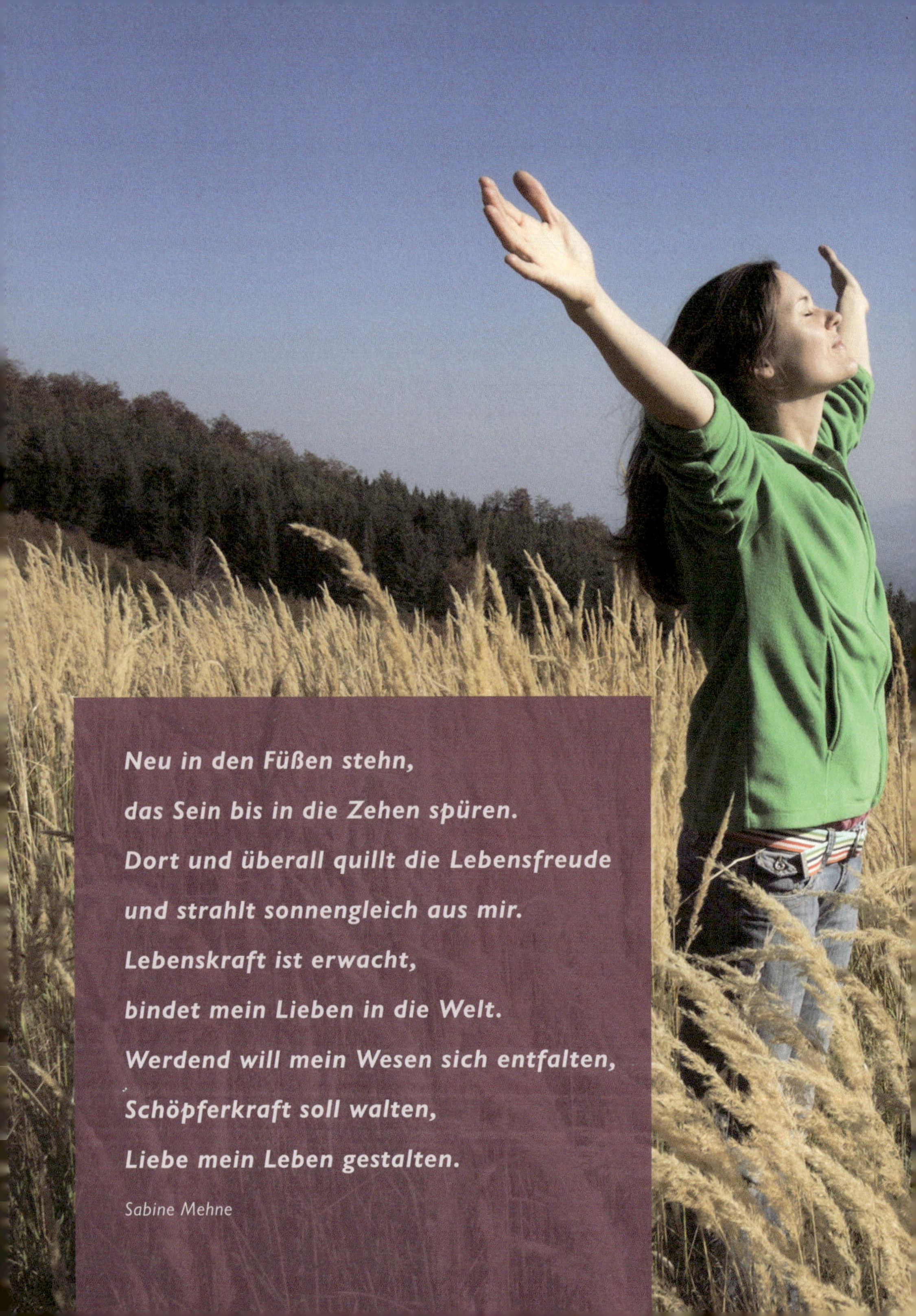

Neu in den Füßen stehn,
das Sein bis in die Zehen spüren.
Dort und überall quillt die Lebensfreude
und strahlt sonnengleich aus mir.
Lebenskraft ist erwacht,
bindet mein Lieben in die Welt.
Werdend will mein Wesen sich entfalten,
Schöpferkraft soll walten,
Liebe mein Leben gestalten.

Sabine Mehne

Das Ziel unserer Reise

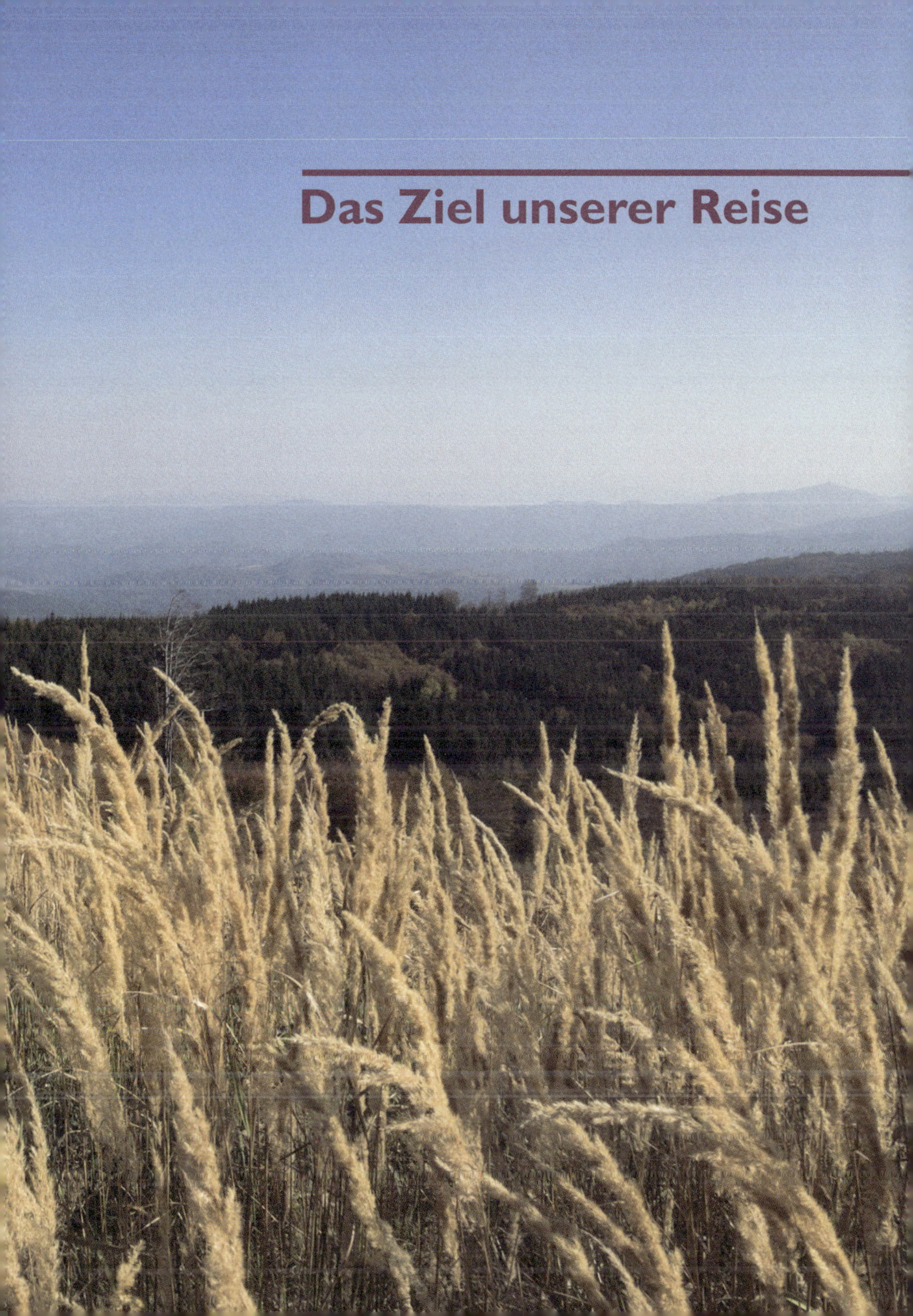

Wenn Sie dieses Buch lesen, um positiv oder mehr wirklichkeitsgemäß denken zu lernen, sich auf Wesentliches in Ihrem Leben zu besinnen, immer mehr selbstbestimmt zu leben und damit Ihre Gesundheit zu erhalten, ist das Ziel der Reise klar.

Wohin aber soll die Reise gehen, wenn Sie krank sind? Wenn Ihnen Ihr Arzt vielleicht eröffnet hat, dass Ihre Krankheit – aus seiner Sicht – unheilbar sei?

Auf den Unterschied zwischen der Unheilbarkeit und der medizinischen Unbehandelbarkeit einer Erkrankung werden wir auf Seite 56 f. noch genauer eingehen. An dieser Stelle möchte ich Ihnen eine Feststellung des Onkologen Professor Walter M. Gallmeier (1937–2004) mit auf den Weg geben, der am Klinikum Nürnberg mit seinem Team sogenannte Spontanremissionen bei Krebskranken erforscht hat:

> *»Wer nicht an Wunder glaubt, ist kein Realist.«*[8]

Heilung als Leistung des Kranken

Gallmeier vertrat den Standpunkt, dass Heilung immer eine Leistung des Kranken – unter Mitwirkung des Arztes – ist, also letztlich Selbstheilung. Sie trete vor allem bei Menschen ein, »die wissen, was für sie gut ist und was sie im Leben hält«.[9]

Herauszufinden, worin dieses »Lebenselixier« für Sie persönlich besteht, dabei möchte Ihnen dieses Buch helfen.

Vielleicht hören Sie aber auch eine leise innere Stimme: Und wenn wirklich gar nichts mehr zu machen ist?

Lassen Sie sich auch dann den Mut nicht nehmen. Die Krankheit ist nur ein Aspekt Ihres Daseins. Medizinisch gesehen sind Sie offensichtlich krank; was aber Ihre innere Suche und Frage anbelangt, was Ihren Willen betrifft, sich auf den Weg zu machen, sind Sie womöglich sehr, sehr gesund, viel gesünder als die meisten sogenannten Gesunden.

sich nicht ausgeliefert fühlen

Der Medizinethiker Professor Giovanni Maio stellt der zunehmenden Technisierung und Ökonomisierung der Medizin das positive Bild einer Begleitung von Patienten entgegen, bei welcher der Mensch lernt, »so mit seiner Krankheit umzugehen, dass er das Gefühl bekommt, ihr nicht restlos ausgeliefert zu sein. In der modernen Medizin werden die Patienten angehalten, gegen die Krankheit zu kämpfen, und sie versteifen sich oft darauf, sie unbedingt besiegen zu wollen. Wenn dies aber nicht gelingt, dann resignieren sie.

Stattdessen müsste man sie von Anfang an dazu anleiten, die Krankheit als Teil der eigenen Biografie zu akzeptieren, sodass sie auch lernen, nicht nur gegen sie, sondern auch mit ihr zu leben. [...] Der moderne Mensch glaubt, er sei nur dann gesund, wenn er absolut leistungsfähig bleibt. Ich finde aber, dass jeder Mensch auch im Angesicht einer Läsion gesund werden kann, und zwar dann, wenn er lernt, einen guten Umgang mit seiner Krankheit zu finden. Gesundsein heißt, einen kreativen Umgang mit den Grenzen des Könnens zu entwickeln. Daher hat Gesundheit sehr viel mit der inneren Einstellung zu tun und nicht nur mit fehlenden Funktionseinschränkungen.«[10]

was ist »Gesundheit«?

Ein Zustand, an dem Kranksein einen möglichst geringen Anteil hat, wird wohl immer unser Ziel bleiben. Doch jeder ahnt wohl, selbst bei aller Freude am Träumen, dass wir hier auf der Erde sind, um zu lernen. Um uns zu entwickeln, die Wirklichkeit zu gestalten und mit ihr umgehen zu lernen.

In meiner Arbeit mit Menschen, die schon lange mit Krankheiten zu tun haben, erlebe ich, dass die sogenannten »Kranken« in einem gewissen Sinne die Gesunden sind. Sie sind die Gesunden, weil sie die Fähigkeit entwickelt haben, mit der Wirklichkeit des Lebens, dem andauernden Sterben und Geborenwerden (siehe Seite 98) besser umzugehen. Viele dieser Menschen leben bewusster und dankbarer. Und ich meine, dass jeder in sich spüren kann, dass Bewusstsein und Dankbarkeit zwei zentrale Tugenden des Menschseins sind.

Bewusstsein und Dankbarkeit als Tugenden

All das, was wir auf unserer Reise lernen wollen, kann Ihnen helfen, zu einer »inneren Gesundheit« zu finden, die es Ihnen ermöglicht, einen Sinn in Ihrer Erkrankung zu sehen und Frieden mit Ihrer Situation zu schließen. Und wer weiß, schon manch einem hat diese neu errungene Zufriedenheit und Lebensqualität unverhoffte Jahre geschenkt, wie sie zuvor niemand für möglich gehalten hätte.

Nun kann die Reise beginnen. Obwohl der Umgang mit der Herausforderung einer Krise, einer Krankheit einer Entdeckungsreise in ein fremdes Land ähnelt, vermute ich, dass das meiste, was Sie entdecken werden, wie eine Erinnerung sein wird an das, was Sie eigentlich schon immer gewusst haben.

Ich möchte noch an eine Begrüßung erinnern, die in Indien üblich ist. Dort falten die Inder die Hände vor der Brust, in der Höhe des Herzens zusammen und verneigen sich vor dem Gegenüber. Dabei sagen sie *Namaste,* was sich folgendermaßen übersetzen lässt: »Ich verneige mich vor dem Gott in dir.«

Einer Überlieferung zufolge soll Mahatma Gandhi auf eine Nachfrage von Albert Einstein, was er denn mit dem Gruß *Namaste* ausdrücken wolle, dem

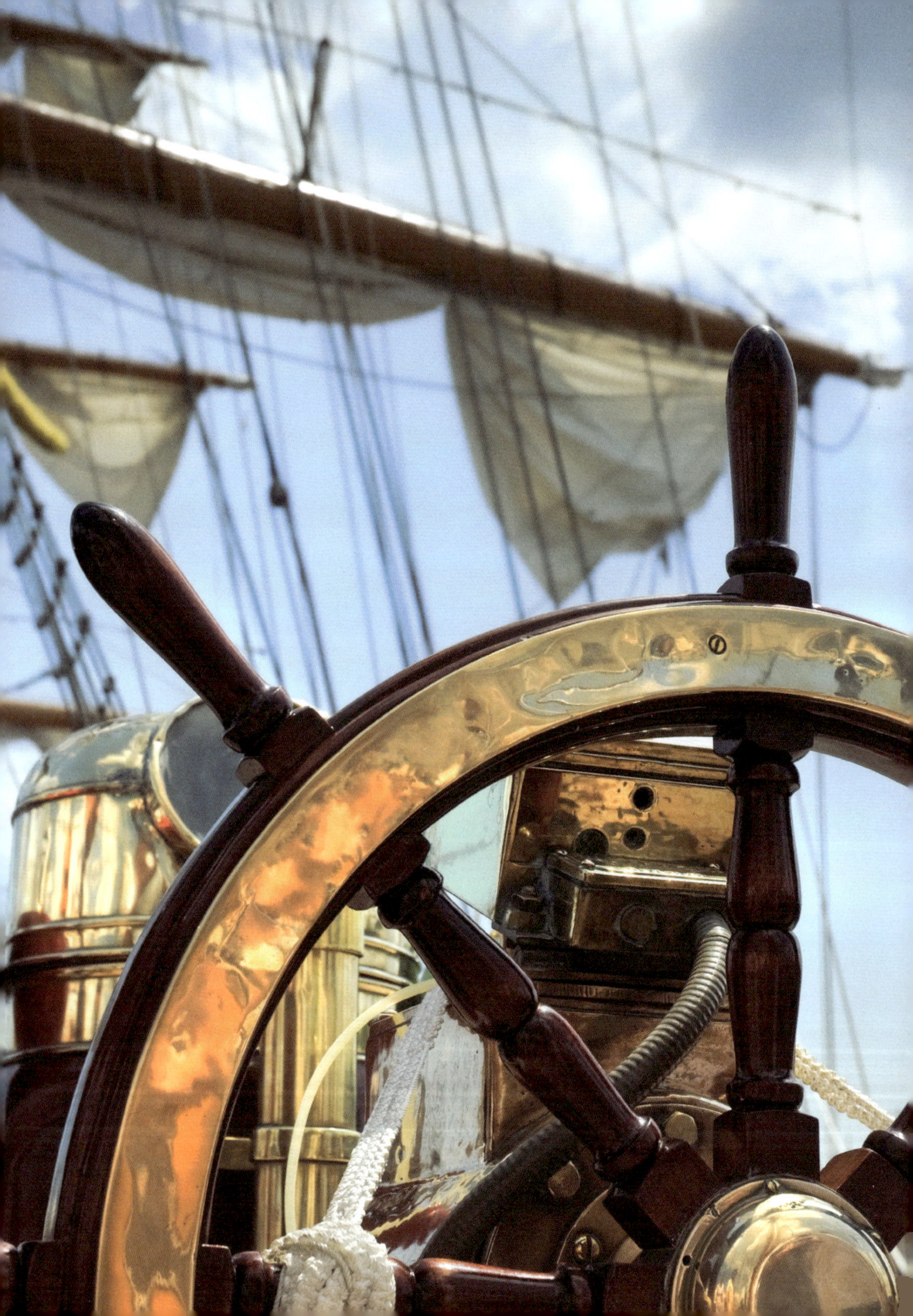

Wissenschaftler Folgendes geantwortet haben: »Ich ehre den Ort in dir, in dem das gesamte Universum residiert. Ich ehre den Ort des Lichts, der Liebe, der Wahrheit, des Friedens und der Weisheit in dir. Ich ehre den Ort in dir, wo, wenn du dort bist und auch ich dort bin, wir beide nur noch eins sind.«

Ort der Weisheit und des Lichts

In dieser Haltung und Achtung vor Ihnen möchte ich das Buch weiterschreiben als einen Dialog von Ich zu Ich, von Herz zu Herz, von Bewusstsein zu Bewusstsein, voller Achtung und Respekt vor der Weisheit, vor dem Licht, das in Ihnen lebt.

Wer die Wahrheit verrät,
verrät sich selbst.
Es ist hier nicht
die Rede vom Lügen,
sondern vom Handeln
gegen Überzeugung.

Novalis

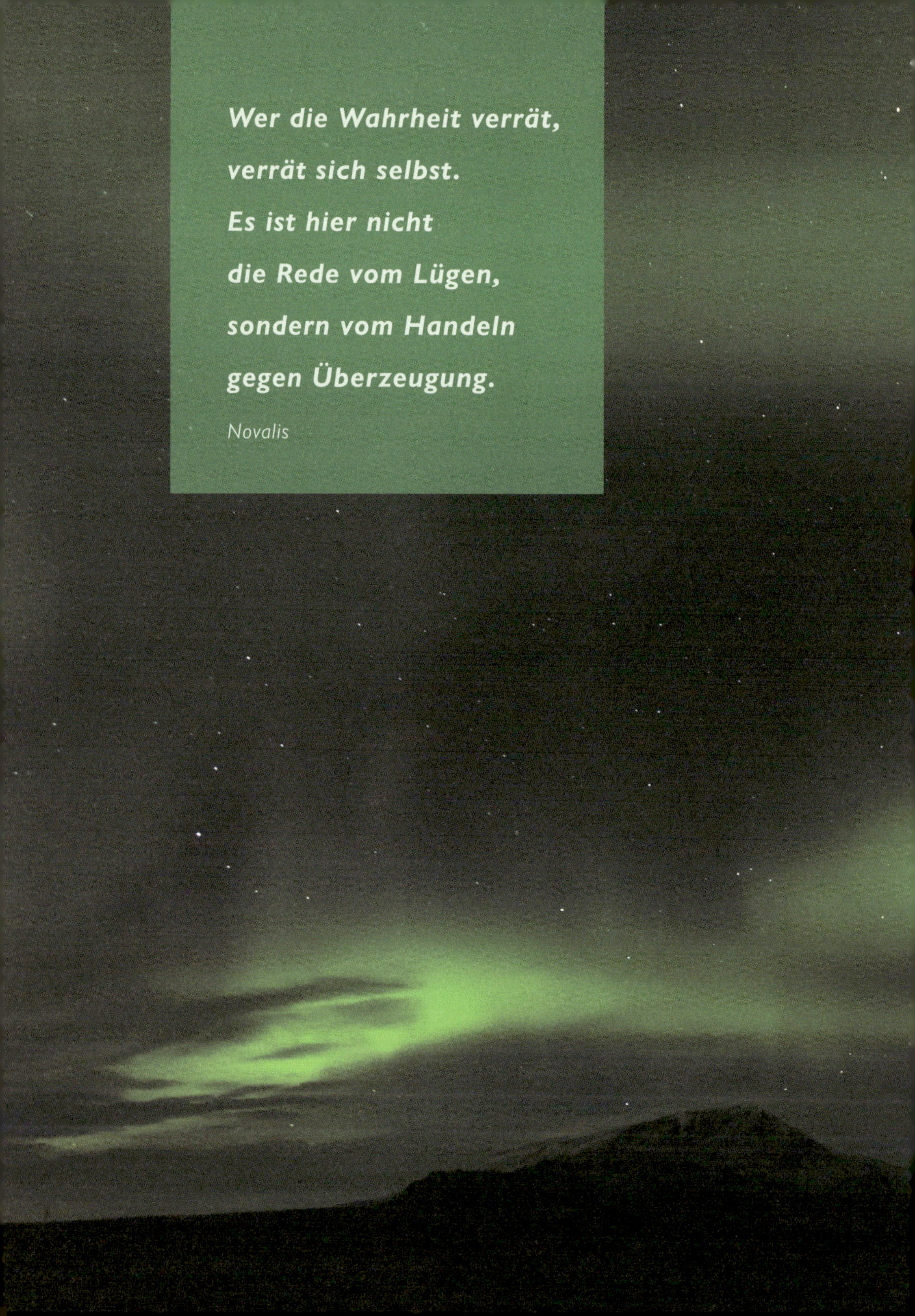

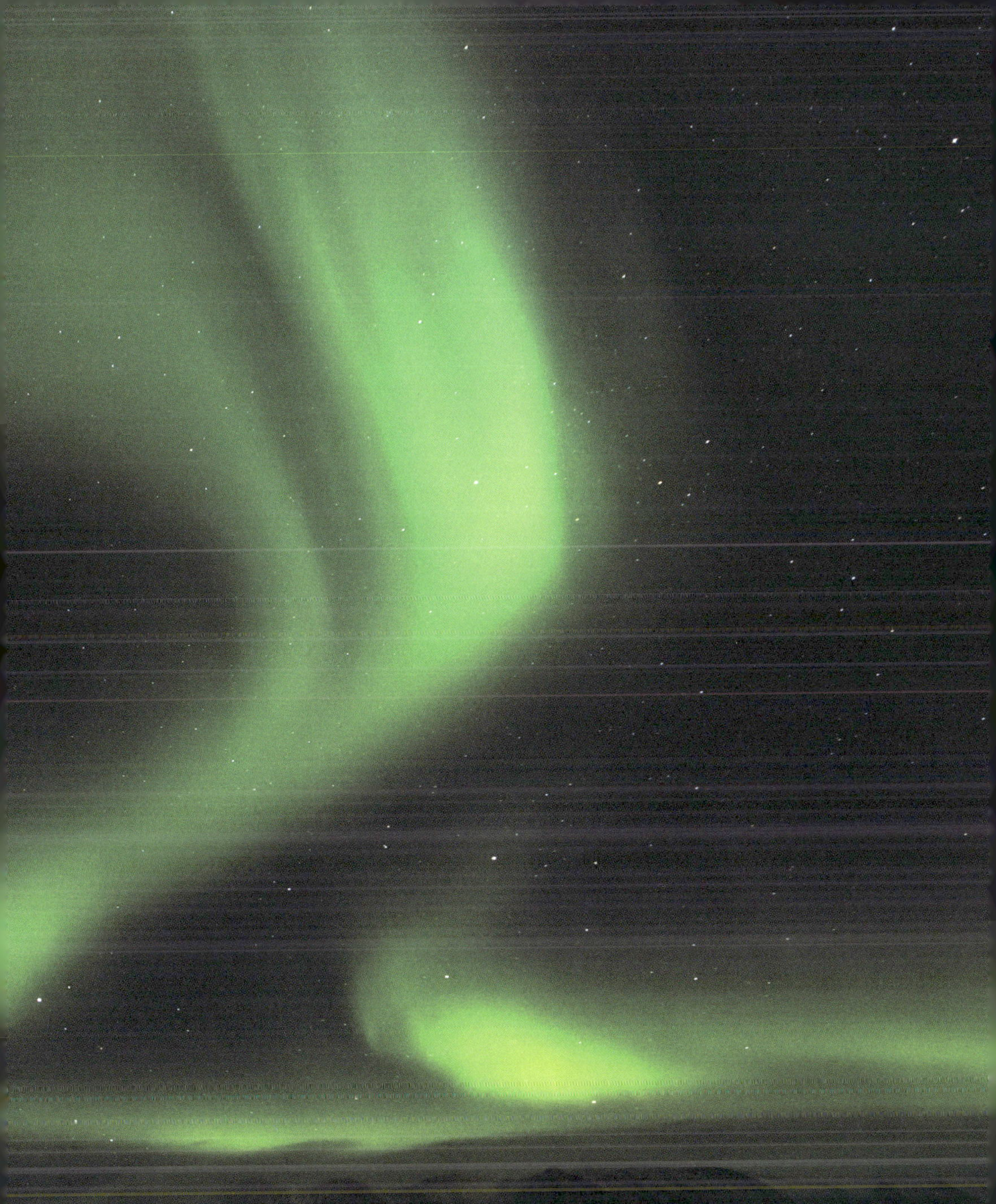

Die Welt und der individuelle Mensch
sind zwei verwandte Universen

Die Zeit der Krankheit und Krise ist eine Zeit des Umbruchs. Es ist eine Zeit der Neuausrichtung, der Wandlung – in der Welt und in uns. Willigis Jäger, Benediktiner und Zen-Meister, erzählte laut einer meiner Patientinnen in einem Seminar folgende Anekdote: Gäa, die Erde, traf einmal die Göttin Venus.

Da sagt Venus zur Erde: »Du siehst aber schlecht aus. Was ist los mit dir?«

»Ach, ich bin krank«, antwortet die Erde.

»Was hast du denn für eine Krankheit?«, erkundigt sich Venus.

»Ich habe die Krankheit Mensch«, antwortet die Erde.

»Mach dir keine Sorgen«, sagt daraufhin Venus, »die Krankheit geht vorüber!«

Was meint Willigis Jäger mit der »Krankheit Mensch«?

heilsame Konsequenzen von Denken und Handeln

Dürfen wir uns erlauben, auch den Begriff »Gesundheit Mensch« zu denken, das heißt, dass unser Denken und Handeln heilsame Konsequenzen haben kann? Wenn wir betrachten, wie sich die menschliche Zivilisation auf den Zustand unserer Erde auswirkt, können wir ein Gefühl dafür bekommen, wie weit und schwer der Weg sein wird, bis man von einem »gesundenden« Einfluss der Menschheit auf den Planeten Erde sprechen kann. Aber sollten wir angesichts dieser deprimierenden Einsicht nicht erst recht unser Handeln auf das Ziel der Verbesserung ausrichten und das tun, von dem wir wissen, dass es hilfreich ist? Es ist keine Frage des Wissens, sondern der Intention unseres Handelns.

Kraft der Wandlung

Was ist das für eine einerseits spannende, andererseits in vielen Bereichen schwer zu ertragende Zeit, in der wir uns befinden. Blicken wir auf die Wandlungen in den arabischen Ländern, die sich seit dem Frühjahr 2011 vollzogen haben. Alte diktatorische Systeme wurden letztendlich durch den Druck der Bevölkerung gestürzt. Auch wenn das erstrebte Ziel keineswegs erreicht wurde und verschiedenste Interessen bzw. Manipulationen mitgewirkt haben mögen, können wir trotzdem eine Kraft der Wandlung erkennen, das Aufkeimen einer Kraft, die der Unterdrückung und Fremdbestimmung entgegengerichtet ist. Ähnliche Prozesse gären in China und anderen Regionen der Welt. Gleichzeitig mit dem erschütternden Phänomen, dass die Lebensbedingungen für viele nun noch schlimmer sind als zuvor, ist aber auch ein anderer Impuls in Erscheinung getreten: Ein Geist der Sehnsucht bricht in den Menschen auf, der Sehnsucht nach einem Leben in Würde, in dem Entwicklung und freie Selbstgestaltung möglich sind, und dass sich der eigene Verstand durchströmt von den Kräften der Menschlichkeit weiterentwickeln kann.

Auch wenn in Politik und Wirtschaft auf der einen Seite ein immer kälterer, rigoroserer Ton angeschlagen wird – der Wunsch nach sozialer Gerechtigkeit, nach einer menschlicheren, brüderlichen »Welt-Gesellschaft« bricht dessen ungeachtet immer lauter aus den Herzen hervor. Die Notwendigkeit einer nachhaltigen Wirtschaftsweise, welche die Erde nicht noch mehr ausbeutet und zerstört, kommt immer klarer zu Bewusstsein. Das Dogma der stetigen Wachstumssteigerung wird mehr und mehr infrage gestellt. Ein Geist der Sehnsucht bricht in den Menschen auf. Die Sehnsucht nach einem Leben, in dem Entwicklung und freie Selbstgestaltung möglich sein kann. Die Sehnsucht nach einem Leben, in dem die Hoffnung auf eine bessere Zukunft nicht mehr als Illusion abgetan werden kann, da die Menschen erleben, dass sie selbst der entscheidende Faktor in ihrer Biografie sind.

Entwicklung und freie Selbstgestaltung

Wir leben in einem Paradox. Einerseits ging es uns, äußerlich betrachtet, in Deutschland noch nie so gut, andererseits waren wir noch nie so »krank«. Paradoxerweise entwickeln wir in der westlichen Welt immer mehr Lebensumstände und Verhaltensweisen, die systemisch chronische Krankheiten wie zum Beispiel Diabetes produzieren. Wir pflegen Lebensumstände, unter denen das Menschsein, das heißt ein Dasein als ein sich selbst wahrnehmender, sich fühlender, denkender, erkennender und adäquat handelnder Mensch immer schwerer aufrechterhalten werden kann. Es ist nur eine Frage der Zeit, bis wir an dem Punkt ankommen, an dem die Gesundheitssysteme und Krankenkassen damit überfordert sein werden.

Wie gehen wir mit der Erde um, wie gehen wir mit den Menschen um? Haben wir eine Ethik, eine Moral in unseren Handlungen, die seine Würde anerkennt? An vielen Orten können wir sehen, wie die wirtschaftlichen Interessen skrupellos die Menschlichkeit ignorieren. Genauso wie die Natur wird auch der Mensch ausgebeutet. Das scheint mir nur möglich zu sein, wenn wir uns in Ideologien verrennen, wenn wir zulassen, dass der Mensch zu einer Ware, zu einem Objekt degradiert wird. Das ist der Geist des Materialismus, der den Menschen zum Objekt, zur Ware macht, entindividualisiert und ihn damit seiner Menschlichkeit und Würde beraubt.

Geist des Materialismus

Millionen von Flüchtlingen stellen uns unter Beweis, dass es zum Menschen gehört, ein Leben in Würde und mit der Perspektive der Entwicklung zu führen.

Wenn wir Menschen aber mit der etablierten Haltung weiter in die Welt hinein gestalten, nämlich mit der Priorität der wirtschaftlichen Effizienz, der Gewinnmaximierung und der Ausbeutung der Ressourcen, dann sind wir weiter zerstörerisch tätig. Dies könnte so lange der Fall sein, wie wir als alleinige Zukunftsperspektive ein andauerndes wirtschaftliches Wachstum haben. Soll Heilung stattfinden, will die Notwendigkeit des Lebendigen die Priorität haben, sowohl in der Natur wie auch im Menschen, entsprechend seiner Natur, gemäß seinem Wesen. Das würde eine Änderung der inneren Haltung bedeuten, eine Entwicklung weg von der Ausbeutung der Ressourcen hin zu der Entfaltung der Potenziale.

Priorität des Lebendigen

Haben wir ein wirkliches Bewusstsein vom Zustand unserer »äußeren Welt«? Oder leben wir abgespalten in unserer konstruierten individuellen Wirklichkeit? Wir dürfen unsere Fähigkeit der Wahrnehmung und des Mitgefühls immer weiter entwickeln und aus der Dominanz eines oft instrumentalisierten kalten Verstands befreien.

Wahrnehmung und Mitgefühl

Interessant ist in diesem Zusammenhang auch, was der Mathematiker und Astronom Wolfgang Held bei einer Tagung über das Böse sagte:

»Kaum etwas ist so Bedingung für das Menschsein
und zugleich dessen Gefährdung, ist Triebfeder und Bremse.
Kaum etwas gibt uns so persönliche Farbe
und nimmt uns im gleichen Zug unser Innerstes.
Kaum etwas ist so im Menschen und nur im Menschen zu Hause
und ist doch von kosmischer Größe, dem Menschen fremd.
Kaum etwas ist uns dann am nächsten, wenn wir es fliehen,
triumphiert, wenn wir die Hand gegen es erheben. –
Kaum etwas verliert so von seiner Kraft, wenn wir es anerkennen,
wird schwach, wenn wir ihm entgegengehen.
Das Böse besitzt nur dann einen Wert, wenn es erkannt wird.«[11]

umdefinierte Leitbilder

In mir entsteht der Eindruck, dass viele Werte, die unsere Gesellschaft prägen, untergraben sind von unausgesprochenen, umdefinierten Leitbildern und Gedankenkonzepten, die in ihrer Wirkung kränkend, nicht lebensfördernd sind.

Die Erde und unsere Gesellschaft sind in gewisser Weise »krank«, Wandlung ist notwendig, um gesundende Prozesse anzustoßen.

Haben wir in der heutigen Gesellschaft nicht manchmal die gleichen Probleme und Fragen zu bearbeiten wie der individuelle Mensch? Mehr oder weniger fremdbestimmt und Zwängen unterworfen kämpfen sich viele von uns durch die Anforderungen des Alltags. Sind wir noch bereit zu fühlen, wie es unserem Körper, unserer Seele, unserem Geist geht?

Fremdbestimmung und Zwänge

Viele Menschen betrachten nicht nur die Welt, sondern auch ihren eigenen Körper als ein Objekt, als eine Art Maschine, und nicht wie einen lebendigen Organismus. So wird ausgebeutet und gedopt, um die Produktivität zu steigern. Doch die Konsequenzen dieser inneren Haltung treten immer unausweichlicher vor uns hin.

Wir befinden uns in einer Zeit des Umbruchs. Gewohnheiten tragen nicht mehr und werden infrage gestellt, ebenso wie tradierte Rollenverständnisse und Verhaltensmuster.

Mir scheint aber auch, dass wir einerseits in einer Zeit intensiver Betäubung und gleichzeitig in einer Zeit des Erwachens leben. Viele Patienten haben mir von ihrem »Wissen« erzählt, dass auch in ihrem ganz persönlichen Leben Weiterentwicklung und Wandlung anstehen. Sie sind nicht mehr bereit, Fremdbilder zu erfüllen oder extrem selektierte oder manipulierte Bilder und Berichte als die einzige Wirklichkeit hinzunehmen. Sie erleben, dass je nach Blickwinkel, je nach Philosophie eine Situation völlig kontrovers interpretiert werden kann. Wir sind inzwischen so »schlau«, dass es uns möglich ist, die Phänomene des Lebens so spezifisch auszuwählen, dass sie unsere Theorien untermauern.

Zeit des Erwachens

Es ist unsere Glaubenshaltung, die über diesen speziellen Blickwinkel und die sich daraus ergebende individuelle Wirklichkeit bestimmt. Entscheidend für die Biografie jedes Einzelnen wird sein, was für Bewusstseinswirklichkeiten er in sich erarbeitet. Die innere Biografie erhebt sich über die äußere Biografie.

innere Biografie

Viele Menschen mit einer schweren Erkrankung sagen: »Ich habe gespürt, dass es für mich so nicht mehr lange weitergehen kann, aber ich habe mich nicht getraut, etwas zu verändern, weil ich die anderen nicht verletzen oder enttäuschen wollte. Jetzt, mit der Krankheit, habe ich den Mut gefunden, für mich zu sorgen!«

Nicht wenigen ergeht es wie Paul, der als ein genialer Informatiker von seinem Chef durch die ganze Welt geschickt wurde. Nun sitzt Paul mit einem weit fortgeschrittenen Tumorleiden vor mir und berichtet: »Als ich nach einem extrem intensiven dreiwöchigen Arbeitsauftrag aus Kanada nach Hause kam, war ich fix und fertig, völlig erschöpft. Kaum angekommen, klingelte mein Telefon, der Chef war dran und sagte mir: ›Morgen geht es nach Bangkok!‹ Ich habe nicht Nein gesagt, ich wollte meinen Job ja nicht verlieren. Jetzt, mit der Tumorerkrankung, ist mir bewusst geworden, dass ich ja nur einen Körper habe und ich für ihn verantwortlich bin! Und mir ist klar geworden, was für mich Priorität hat.«

Verantwortung für den eigenen Körper

Pauls schmerzhafte Erfahrung hat ihn zu einer Veränderung seiner inneren Haltung, zu einer Veränderung seiner Prioritäten geführt. Solche biografischen Momente tragen ein großes Lern- und Entwicklungspotenzial für alle Beteiligten in sich.

Doch es gibt auch Menschen, die ihre Situation für unveränderbar halten und für die es völlig undenkbar ist, dass das Leben auch eine andere Möglichkeit erschaffen könnte. Ihnen stehen der Mut und das Vertrauen zu einem Schritt in die Ungewissheit noch nicht zur Verfügung.

Den einen dominiert die Angst vor Verlust, den anderen treibt das »noch mehr haben Wollen« in ein den Leib schädigendes Verhalten. Manchem ist gar nicht bewusst, weswegen er sich in einem Verhaltensmuster wiederfindet, das ihn seine Grenzen ignorieren lässt.

eigene Grenzen

Wenn die Grenzen des eigenen Vermögens, der eigenen Fähigkeiten, über längere Zeit nicht mehr wahrgenommen werden, ist die daraus folgende Konsequenz der Verlust der Balance, der in eine Krise oder Krankheit führen kann.

Was machen wir da eigentlich mit uns selbst? Jeder kennt die Situation eines eingeschlafenen Beines. Für einen Moment haben wir kein Gefühl mehr im Bein und können nicht spontan aufstehen, ohne zu stürzen. Wir müssen das Bein erst wieder mit unserem Willen, mit unserem Fühlen durchdringen, müssen erst wieder in ihm anwesend sein können, damit es wieder »zu uns gehört«.

Ich frage mich, ob sich viele von uns nicht so verhalten, als würde ihr Körper gar nicht mehr zu ihnen gehören, als würde die Nahrung nicht zu uns gehören, als würden die Kinder nicht zu uns gehören, als würde die Erde nicht zu uns gehören. Wir haben unser Fühlen aus der Natur und uns selbst herausgenommen und folgen wie Roboter programmierten »Kopfkonzepten«.

»Kopfkonzepte«

Wir trennen die Verantwortung für uns und die Welt ab, wir trennen unser Mitfühlen ab, tauchen ab in Vorschriften und Regeln, funktionieren in einer systemischen Moral.

Vielen geht es sicherlich oft wie Wilma, die ihr Verhalten so beschreibt: »Als ich bei einer Autofahrt ein rotes Licht am Armaturenbrett aufblinken sah, machte ich mir sofort Sorgen und stellte fest, dass irgendetwas mit dem Airbag nicht in Ordnung war. Unverzüglich suchte ich eine Werkstatt auf, um die Angelegenheit überprüfen und reparieren zu lassen. Doch bei mir selbst habe ich alle roten Ampeln überfahren!«

kalte Funktionalität

In immer weiteren Kreisen der Arbeitswelt, selbst im sogenannten Gesundheitswesen, haben wir derart getaktete Abläufe geschaffen, dass der Alltag weitgehend von einer »zeitlosen«, systemischen, kalten Funktionalität geprägt wird.

Der Raum des Menschengemäßen schrumpft, er wird mehr und mehr eingeschränkt in Organisationsformen, in der die Konzentration von immer mehr Aufgaben auf immer weniger Mitarbeiter zum Alltag wird.

»Selbstfesselung«

Der Göttinger Neurobiologe Professor Gerald Hüther sprach 2010 in seinem Seminar *Moderne Formen der Angstbewältigung* von der Selbstfesselung, der Selbstfunktionalisierung, dem Selbstverlust und der Selbstzerstörung, die stetig zunehmen.[12] Er berichtete, dass einer Umfrage der Zeitschrift *Nature* zufolge etwa ein Drittel der Wissenschaftler Psychostimulanzien einnimmt, um die Leistungsfähigkeit zu steigern und nächtelang durcharbeiten zu können.

Was ist das für ein Bild vom Menschen, das unsere Welt, unser Leben in vielen Bereichen bestimmt? Der Körper ist kein Leihwagen, den man beliebig auswechseln kann!

lebensfeindliche Mechanismen

Was geht in unserer Gesellschaft vor sich? Wie kann es sein, dass sich solche eigentlich lebensfeindlichen Mechanismen mehr oder weniger unbemerkt einschleichen?

Gewöhnung

In der Tierforschung gibt es zu diesem Thema zwei passende symbolträchtige Phänomene. Das erste ist ein gruseliges Experiment mit lebenden Fröschen. Sie befinden sich in einem Kochtopf in kaltem Wasser. Wird nun das Wasser langsam erwärmt, sollen sich die Frösche angeblich ganz wohl fühlen. Im eigenen Milieu, im eigenen Saft schwimmend sollen sie die Erwärmung, die Veränderung der Umstände hin zu einem bedrohlichen Zustand nicht realisieren. Kommt dann von außen ein »unangepasster« neuer Frosch hinzu, erlebt er sofort die unangenehme Wärme und springt wieder aus dem Kochtopf. Die anderen werden mit der steigenden Hitze irgendwann lebensunfähig. Im Zuge einer schleichenden Gewöhnung an die lebensfeindlichen Umstände sind sie nicht imstande, dieser Situation zu entkommen.

Das zweite Experiment ist weniger gruselig, aber genauso aussagekräftig. Setzt man Flöhe in ein Glas mit Glasdeckel, stoßen sie beim Hüpfen immer wieder an diesen Deckel. Irgendwann haben sie die Bedingung realisiert und springen nur noch so hoch, dass sie nicht mehr anstoßen. Jetzt sind sie quasi auf eine gewisse Sprunghöhe konditioniert. Entfernt man dann den Glasdeckel wieder und setzt neue Flöhe mit hinein, passen diese sich sofort an und hüpfen genauso hoch wie die Flöhe, die schon im Glas waren.

Anpassung

Wie würden Sie die Moral der beiden Geschichten beschreiben, wenn Sie sie auf den Menschen übertragen sollten? Nutzen Sie Ihre Wahrnehmungsfähigkeit, Ihre Fähigkeit, selbst zu erkennen und zu empfinden, und erkennen Sie an, was Sie fühlen und als innere Gewissheit in sich erleben – und versuchen Sie, konsequent danach zu handeln!

Oft taucht der Gedanke auf: »Ein Mensch, der in solchen Systemen überleben will, muss funktionieren!« – *Nein! Es gibt Möglichkeiten, sich trotz dieser Herausforderungen nicht selbst zu verlieren, sich nicht durch das Abspalten und Betäuben der Gefühle in Pseudolösungen zu flüchten.*

Eigenverantwortung

Jeder darf sich sagen: »Ich bin ein Mensch und damit für mich selbst verantwortlich! Ich bin zugleich erschaffen worden und ein sich selbst erschaffendes Wesen. Ich selbst bin der Schreiber meiner Biografie.«

Tatsache ist: Wenn wir dem anderen nicht unsere Wirklichkeit, unsere Wahrheit zumuten, wie sollen wir dann voneinander lernen und uns weiterentwickeln können? Das Zumuten und das Anvertrauen verlangt von uns selbst Mut und Vertrauen.

In jeder Entwicklung will der Widerstand überwunden werden, erst dann ist Entwicklung möglich. Die Muskeln an den Beinen bilden sich, indem wir uns auf die Beine stellen, sie belasten und den Widerstand der Schwerkraft überwinden. Bleiben wir liegen, bilden sich die Muskeln zurück.

Indem wir uns selbst wahrnehmen, spüren und anerkennen, was wir fühlen, kann jeder von uns der beste Spezialist für seine Gesundheit sein.

inneres Wissen

Jeder Mensch vermag in sich, wenn er möchte, eine Instanz zu entdecken, die wir Gewissen nennen. Damit meine ich nicht das anerzogene, konditionierte Gewissen, sondern ein darüber hinausgehendes inneres Wissen. Eine innere Gewissheit, die ohne jeden Zweifel erkennen kann, was das Leben fördert. Jeder kann wahrnehmen, wie es um sein körperliches, seelisches und geistiges Wohlbefinden bestellt ist. Aber bin ich auch bereit, diese Instanz in mir wahrzunehmen und anzuerkennen? Können Sie sagen, wo Sie diese Instanz in sich antreffen können? Im Kopf oder im Herzen oder im Bauch? Jeder wird immer wieder vor die Frage gestellt sein: Bin ich denn eigentlich »ich«? Nutze ich meine Sinne, mein Herz und meinen Verstand oder spalte ich ab, um zu überleben? Bin ich bereit für den Dialog mit mir? *»ich sein«*

Das heutige vermeintlich »Normale« ist sehr häufig lebensfeindlich und kränkend. Doch das ist nur die *eine* Seite der Wirklichkeit!

Der Schatten ist umso stärker, je kräftiger das Licht ist.

Lassen Sie uns nun den Blick auf die Lichtseite richten.

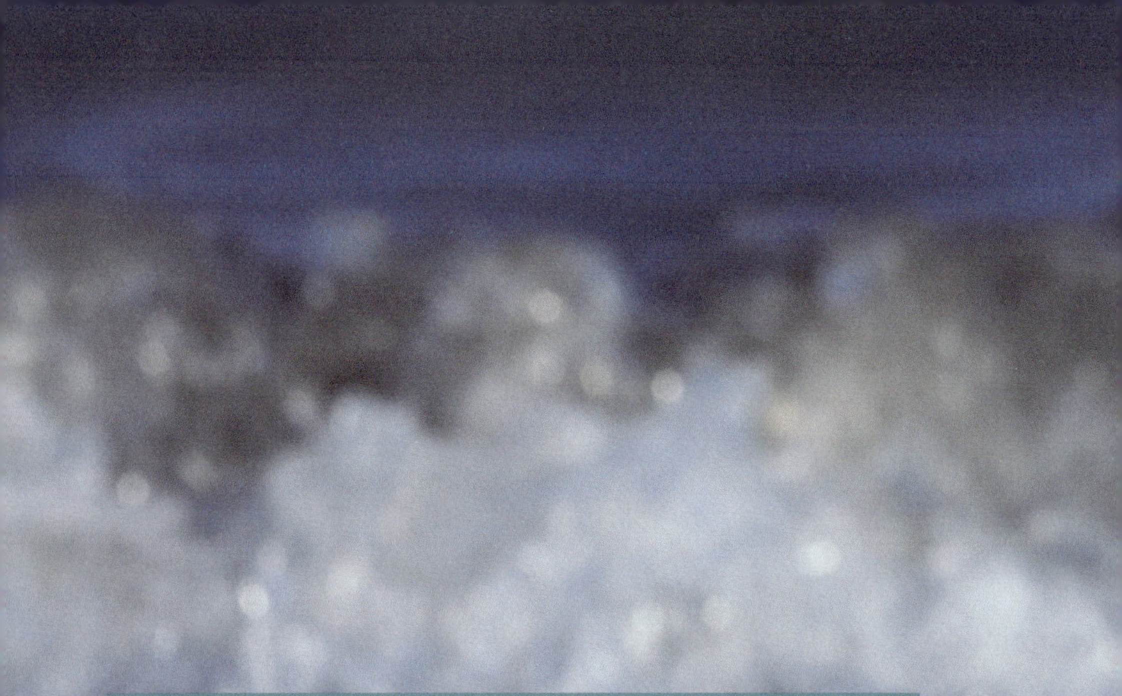

Gott gebe dir an dir ein stilles Wohlgefallen,
ein innigfreudiges in seiner Gnade Wallen;
ein heiliges Gefühl, dass du ihm angehörest
und seine Ordnungen, die ewigen, nicht störest;
ein hebendes Gefühl, dass du auf rechten Wegen
mit rechten Kräften strebst dem rechten Ziel entgegen;
nicht Selbstgefälligkeit, sich andern überhebend,
nicht Ungeselligkeit, in enger Dumpfheit strebend;
doch Selbstgenügsamkeit in deiner eignen Weise,
und Seelenfügsamkeit in deinem Schicksalskreise;
und Selbstzufriedenheit, mit aller Welt in Frieden,
Weltabgeschiedenheit, von Gott nur ungeschieden.

Friedrich Rückert

Positive, stärkende Gedanken

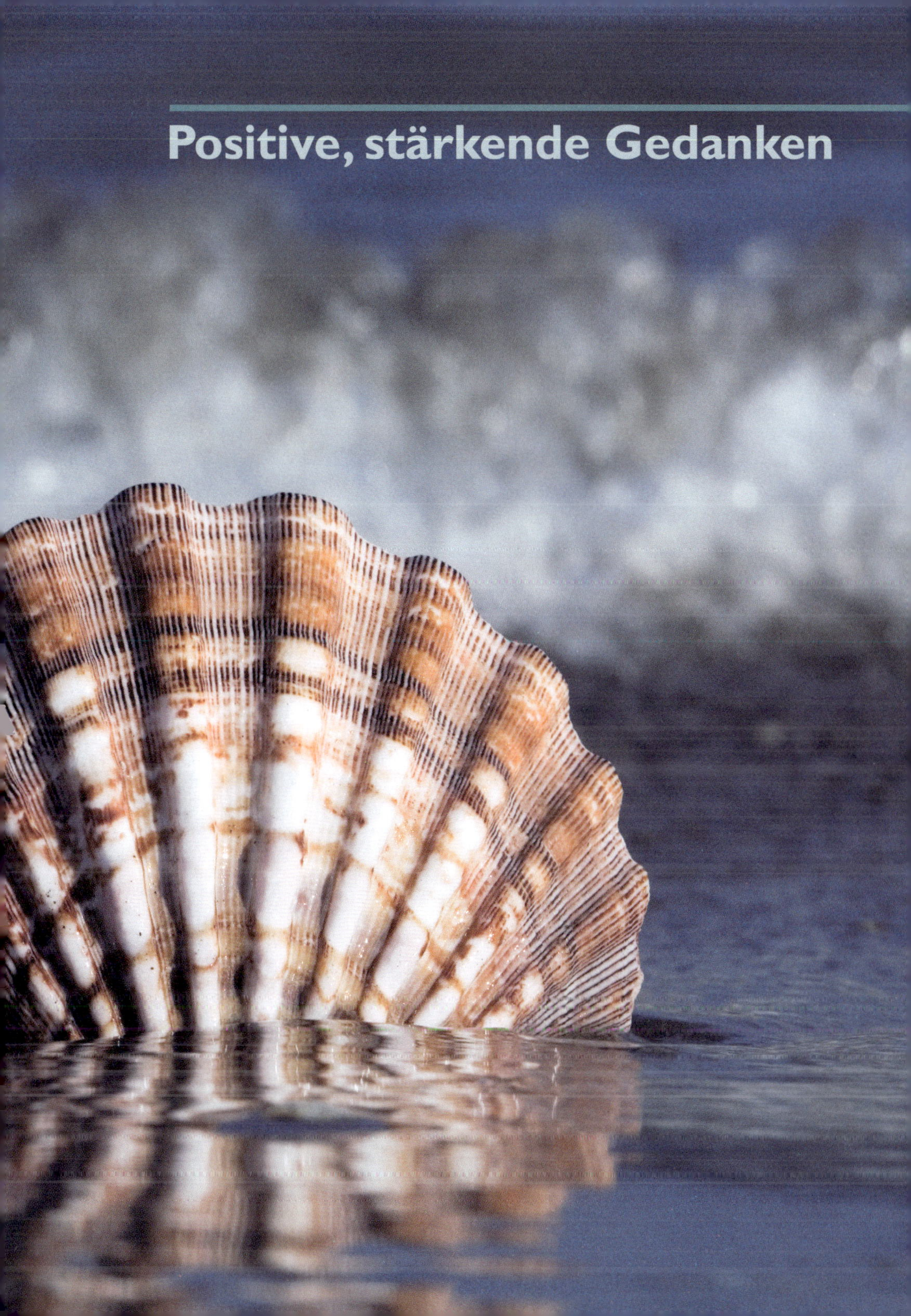

Der Krankheitsverlauf ist individuell

Stellen Sie sich vor, hundert Patienten haben aus der Sicht der Medizin genau die gleiche Tumorerkrankung in genau dem gleichen Stadium. Jeder erhält nach dem neuesten medizinischen Standard genau die gleiche Behandlung. Und dann, was ist mit dem Endergebnis der Behandlung, ist das auch gleich? Wie lautet Ihre Antwort? Oft machen wir uns gar nicht bewusst, dass wir auch ohne Studium die Antwort auf viele Frage in uns tragen.

Die allerwenigsten antworten auf diese Frage mit: »Ja.«

Die meisten antworten: »Natürlich ist das Ergebnis *nicht* gleich!« Es taucht der Begriff »natürlich« auf. Was könnte mit diesem Wort an dieser Stelle gemeint sein, haben Sie eine Erklärung?

jeder Mensch ist anders

Das Leben zeigt uns, dass das Ergebnis der Behandlung sehr verschieden ausfällt, obwohl die Patienten nach der Krankenakte »gleich« sind. Der kanadische Arzt Sir William Osler (1849–1919), der häufig als ein Vater der modernen Medizin bezeichnet wird, sagte einmal: »Wenn es da nicht die großen Unterschiede zwischen den Menschen gäbe, könnte die Medizin eine Wissenschaft sein und keine Kunst.«[13] Weshalb fällt das Ergebnis so unterschiedlich aus?

Während einer Führung von Kassenvertretern und Politikern im Kunsttherapie-Atelier unserer Klinik stellte ich diesen dieselbe Frage. Ihre Antwort war spontan: »Nein, die Behandlung führt nicht immer zum selben Ergebnis!« Und als ich nachfragte, ob sie das begründen könnten, lautete die spontane Antwort im Chor: »Natürlich weil die Menschen verschieden sind!«

Auf die Einladung, auch diese Antwort zu differenzieren, kam meistens ebenso spontan die Antwort: »In ihrer Haltung, in ihrer inneren Verfassung sind sie verschieden!«

innere Verfassung

Jeder hat in gewisser Weise seine eigene Natur, sein eigenes Wesen. Die Verschiedenheit der Menschen, ihre individuelle Verfassung ist ein ganz bedeutender Faktor im Krankheitsverlauf und Heilungsprozess. Wäre es da nicht konsequent, einen so elementaren Parameter im Heilungsprozess, diese Verschiedenheit, näher zu betrachten?

Ohne Zweifel unterscheiden wir uns *wesen*tlich voneinander. Und so wissen wir, dass gerade dieses geheimnisvolle Unbekannte, das in unserem Wesen lebt, einen signifikanten Einfluss auf den Verlauf einer Erkrankung und auf den Erfolg einer Therapie hat.

Meine innere Haltung wirkt mit

Konzentrieren wir uns aufgrund unserer großartigen Spezialisierung ausschließlich auf die Biochemie des Körpers, dann entfaltet sich eine so differenzierte und komplexe biochemische Ebene der Wirklichkeit in unserem Bewusstsein, dass wir alle anderen Zusammenhänge aus den Augen verlieren können. Angesichts der konkret sichtbaren und messbaren, objektiven Phänomene scheint es unwichtig zu sein, wie sich der Zustand des Körpers im Laufe der Zeit entwickelt hat und in welcher Weise diese Entwicklung von inneren und äußeren subjektiven Faktoren beeinflusst wurde. Es liegt ein Symptom als Ausdruck einer Krankheit vor, und dieses Symptom muss beseitigt werden.

Das könnte dazu führen, dass wir »nur« an der Reparatur des Symptoms arbeiten, was nachweislich das Überleben verlängern und die Lebensqualität steigern kann. Wollen wir jedoch einen nachhaltigen Heilungsprozess anstreben, der nicht am äußerlichen Zeichen, dem Symptom, ansetzt, sondern tiefer reicht, indem er die Ursachen der Erkrankung zu erfassen versucht, müssen wir uns darüber hinaus mit dem Zeit- und Entwicklungsstrom und dem individuellen Umfeld beschäftigen. Auf diese Weise können wir reale Erfahrungen integrieren und laufen nicht Gefahr, den lebendigen, das Leben gestaltenden Zusammenhang zu verlieren.

nachhaltige Heilung

Hat der Mensch wirklich einen Einfluss auf die Verfassung seines Körpers? Wir haben diese Frage eigentlich mithilfe der Erkenntnisse der Placeboforschung bereits beantwortet. Bei diesen Forschungen erhält ein Teil der Patienten ein wirkstoffhaltiges Medikament, der andere Teil ein wirkstofffreies Scheinmedikament (Placebo) – Letztere wissen allerdings nicht, dass sie nur eine Ersatzsubstanz bekommen haben. Inzwischen ist es erwiesen, dass die Einnahme von Placebos in vielen Fällen Heilungsprozesse hervorrufen kann, dass sogar »der Placebo-Effekt bei jeder Behandlung, auch bei einer Standardtherapie, auftritt, und zwar in unterschiedlicher Ausprägung und abhängig von der Qualität der Arzt-Patienten-Beziehung«.[14] Das bedeutet, dass es bei jeder Behandlung Einflussfaktoren gibt, die von dem Wirkstoff des verabreichten Medikaments unabhängig sind. Dazu gehören das gesamte Umfeld der Behandlung, die Beziehung zwischen Arzt und Patient, aber vor allem auch die Erwartungen des Patienten und des Arztes und damit auch die Einstellung des Arztes zu dem verabreichten Medikament.[15]

Placeboforschung

Umfeld der Behandlung

Pauline, eine Internistin, erzählte mir, wie sie in ihrer ärztlichen Entwicklung dazu kam, immer weniger Medikamente zu verordnen, auf der anderen

Seite aber das Gespräch mit dem Patienten mehr Raum in der Behandlung erhielt. Die von ihr verabreichten Medikamente hatten stets den gewünschten Erfolg. Als sie jedoch für drei Monate in ihrer Praxis pausierte und eine Vertretungsärztin ihre Patienten weiterversorgte, musste sie feststellen, dass die Medikamente nicht mehr die gewünschte Wirkung erzielten. Eine Patientin habe ihr mitgeteilt, dass das Medikament mit den Worten »Dann nehmen Sie es halt« verabreicht wurde. Die Praxisvertretung hatte die Achtung für die Medikamente nicht in sich entwickelt.

Einstellung gegenüber den Medikamenten

Ähnliche Phänomene sind in der Forschung zu beobachten. Wer mit was für einer Haltung eine Studie macht und unter welchen Bedingungen, hat einen Einfluss auf das Ergebnis. Ob eine Studie mit Herzblut und Bewunderung für die Substanzen oder technisch kalt durchgeführt wird, das dürfte den meisten der in diesem Bereich Tätigen bewusst sein, wirkt sich auf das Ergebnis der Studie aus.

Obwohl wir es möglicherweise aus dem Bewusstsein verdrängen, Fakt ist: Jeder Mensch hat Einfluss auf seine Gesundheit und auf die Unterstützung seiner Heilkräfte!

Kraft der inneren Einstellung

Ein extremes Beispiel für die Kraft der inneren Einstellung wurde 1952 von Dr. Bruno Klopfer dokumentiert. Er arbeitete an einer Studie zur Einführung des angeblichen Krebsheilmittels Krebiozen. Nur bei einem einzigen Patienten, der in einer sehr schlechten Verfassung war, bettlägerig und sauerstoffpflichtig, kam es zu der erwünschten Wirkung. Er konnte wieder aufstehen und die Klinik verlassen. Dr. Klopfer war sich sicher, dass die erstaunliche Besserung bei dem Patienten nicht auf die Substanz des Krebiozen zurückzuführen war, sondern allein auf der Vorstellungskraft, der tiefen inneren Überzeugung, dem Glauben des Patienten, dass das Heilmittel ihm helfen würde, beruhte. Das wollte Dr. Klopfer seinen Kollegen beweisen, und so berief er den Patienten nach einiger Zeit erneut in die Klinik und pries ihm eine nochmals überarbeitete, deutlich verbesserte Version des Medikaments Krebiozen an. Dr. Klopfer gab dem Patienten nun eine Kochsalzlösung. Die Tumore, so berichtet er, schmolzen wie Schneebälle auf einer Herdplatte.

Nach einiger Zeit wurden die Ergebnisse der Studie veröffentlicht. Fazit war: Sie hatte keinerlei Erfolg gehabt, das Medikament hatte die Hoffnungen der Wissenschaftler nicht erfüllt. Der Patient las den Bericht und kam erneut in die Klinik. Kurz darauf verstarb er. Ich frage Sie nun, was hatte da gewirkt?[16]

Die Entdeckung, dass von einer Visualisierung, von der inneren Verfassung, der Lebensbegeisterung sowie der inneren Haltung zu der Erkrankung und zu den Selbstheilungskräften eine unglaubliche Wirkung ausgehen kann, ließ einige Jahre später den amerikanischen Arzt Dr. Carl Simonton zu einem Pionier der sogenannten Psychoonkologie werden. Im Jahr 1971 behandelte er einen Patienten mit Bestrahlungen, obwohl keiner seiner Kollegen an einen Erfolg der Behandlung glaubte. Dr. Carl Simonton hatte eine Idee: Er bat den Patienten um seine Mitarbeit. Er sollte sich dreimal am Tag für fünf Minuten den gewünschten Erfolg der Behandlung so lebendig wie möglich vor das innere Auge rufen.

Visualisierung

Was war das Ergebnis der Bestrahlung? Sie war ein voller Erfolg. Das erwünschte Ergebnis war wirklich eingetreten. Noch erstaunlicher war, dass der Patient nicht unter Nebenwirkungen litt.

Das Ernüchternde und Traurige an dem ganzen Geschehen war jedoch, dass sich keiner der Kollegen von Dr. Simonton für diesen Vorgang interessierte. Dr. Simonton aber war so beeindruckt von dem Ergebnis, dass er von da an die Arbeit an den wünschenswerten inneren Bildern in seine Behandlung von Tumorpatienten integrierte. Damit widersprach er dem Dogma, das damals, als die Psychoneuroimmunologie noch nicht so weit entwickelt war, in der Onkologie existierte: dass die seelisch-geistige Verfassung keine Beziehung zur Biologie des Tumorgeschehens hätte. Dies hat ihm für viele Jahre nur Missachtung eingebracht.

Vielleicht haben Sie in Ihrem Leben selbst Erfahrungen mit tiefsten inneren Überzeugungen gemacht. Der Begriff der selbsterfüllenden Prophezeiung beruht darauf, dass im Bewusstsein des Menschen, in seiner inneren Wirklichkeit, manchmal ein Bild, eine Vorstellung anwesend ist, die dann später im Leben äußere Wirklichkeit wird.

Realistischerweise können wir sagen: Es gibt nicht nur die Krankheit, sondern es gibt immer zugleich auch einen Menschen »darum herum«. Diese beiden sind eine »Zweieinheit«. Der kanadische Arzt Sir William Osler (1849–1919) soll sogar so weit gegangen sein, dass er seine Studenten lehrte: »Sagt mir nicht, welche Krankheit der Mensch hat, sondern welchen Menschen die Krankheit hat, und ich werde euch den Verlauf sagen.« Es ist anzunehmen, dass Osler von der immer anwesenden Zweiheit von Befund und Befinden, von der in jedem Menschen individuell gemischten Zweieinheit des Physisch-Lebendigen und des Seelisch-Geistigen wusste.

»Zweieinheit« im Menschen

Aufschlussreich sind in diesem Zusammenhang auch die sogenannten

»Tortengrafiken« von Caryle Hirshberg. Sie hat von Krebs geheilte Menschen befragt: Was haben Sie erlebt, was hat Ihnen dabei geholfen, wieder gesund zu werden? Die Befragten sollten also überlegen, was ihrer Einschätzung nach einen positiven Einfluss auf ihre Heilung genommen hat, und den einzelnen Aspekten verschiedene bzw. verschieden große »Tortenstücke« zuordnen. Interessant war, dass jede der vielen tausend Tortengrafiken, die Caryle Hirshberg gesammelt hatte, einmalig war, das heißt jede hat sich von den anderen unterschieden. Das zweite interessante Ergebnis war, dass bei allen Tortengrafiken die Medizin nur einen Teilaspekt der Heilung darstellte.[17]

positive Einflüsse auf die Heilung

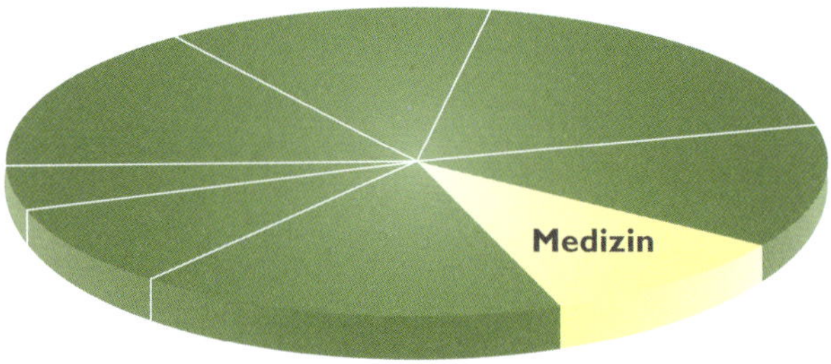

Laut einer Befragung von geheilten Krebspatienten stellt die Medizin nur einen Teil des Heilungsprozesses dar.

Können wir die Erfahrungswirklichkeit der Gesundeten anerkennen und daraus lernen? Oder stehen uns etablierte Denkgewohnheiten der Naturwissenschaft im Weg? Was können wir aus den Tortengrafiken an Einsicht gewinnen?

Vielfalt von Faktoren

Die rein physische Wirkung der Medikamente ist ein wichtiger, aber eben nur ein Aspekt der Heilung. Darüber hinaus gibt es ganz individuell verschieden mehrere Faktoren, welche den reorganisierenden, schöpferischen Kräften in uns helfen können, wieder einen neuen Zugriff auf die Gestaltung im Körper zu finden. Der Arzt Dr. Detlev Ganten sagte in einem Interview mit der *Zeit,* »dass fröhliche, optimistische Menschen im Allgemeinen gesünder sind als Pessimisten. Und dass der Wille und der Glaube, gesund zu werden, fast so wichtig sind wie ein guter Arzt.«[18]

Unbehandelbarkeit und Unheilbarkeit

Das bedeutet aber auch, dass die Aussage der Medizin, eine Krankheit sei unheilbar, eigentlich nur beinhaltet, dass sie medizinisch unbehandelbar ist.

Wir sollten klar und deutlich zwischen den beiden Begriffen unterscheiden und aus einer medizinischen Unbehandelbarkeit keine Unheilbarkeit ableiten. Wenn Heilung, wie das Leben uns immer wieder zeigt, trotz der realen Grenzen der Medizin möglich ist, dann weist uns der gesunde Menschenverstand auf eine Tatsache hin, die lautet:

> *Wir dürfen die Grenzen der Medizin* nicht mit den Entwicklungsmöglichkeiten des Lebens gleichsetzen. Auch hinter dem Horizont der Medizin geht das Leben weiter.

Wie wir gesehen haben, war jede der Tortengrafiken anders. Wie können die Menschen so verschieden sein? In uns können Wut, Trauer, Freude, Zweifel, Misstrauen, Ängste und Verzweiflung oder Mut, Vertrauen, Hoffnung und Zuversicht in unterschiedlicher Dimension anwesend sein. Es macht einen signifikanten Unterschied, ob sich ein Mensch abgeschnitten von seinen Lebenswünschen, von seinen Entwicklungsimpulsen erlebt oder ob er sich in einem begeisternden Entwicklungsprozess befindet. Wie ist seine Beziehung zum Leben? Je nachdem, was sich über diese Beziehung sagen lässt, werden seine psychische Verfassung und letztlich auch die körperliche Energie, die er in sich spürt, sehr variieren.

Beziehung zum Leben

Hierzu ein Beispiel: Vor Kurzem sagte mir Geraldine, bei der schon vor Jahren ein medizinisch unheilbares Tumorgeschehen diagnostiziert worden war, den Ärzten zufolge hätte sie schon 2008 sterben sollen, und dann wieder 2014. Jetzt sitzt sie vor mir und quillt über vor Lebensfreude. Sie hat sich in ihrer Stadt für die Flüchtlinge eingesetzt. Auf ihrem Handy zeigt sie mir ein Foto von Niclas, einem zweijährigen Flüchtlingsjungen, der das Leben in den Containern nicht verkraftete und immer kränker wurde. Sie und ihr Mann haben ihn vom Jugendamt zur Pflege anvertraut bekommen. Sie strahlt nur so vor Lebensfreude und Dankbarkeit. Ohne Zweifel ist sie innerlich erfüllt, sinnvoll und liebevoll helfend mit dem Leben verbunden. Ganz beiläufig berichtet sie noch, vor zwei Wochen habe sie nach einer Computertomografie gute Ergebnisse bekommen.

Lebensfreude

Auch wie Sie in das Therapiekonzept mit einbezogen sind, sodass Sie dieses Konzept innerlich bejahen, annehmen können, beeinflusst Ihre innere Verfassung. Viele Patienten sagen, dass sie sich dem Behandlungsprogramm gegenüber völlig ausgeliefert fühlen. Sie erleben sich, als wären sie plötzlich in einer automatisch funktionierenden Maschinerie gelandet. Eventuell sagen sie sich dann selbst ermutigend und hoffnungsvoll: »Das muss ich alles über mich ergehen lassen, und dann habe ich es überstanden.« Vielleicht

Beziehung zum Therapiekonzept

entwickelt sich ihr Leben ja tatsächlich so, und trotzdem möchte ich darauf hinweisen, dass der Verlauf einer Krankheit oder der Erfolg einer Therapie von vielen Umständen abhängt. Und einer der wichtigsten Umstände dabei ist die innere Verfassung.

die Therapie bejahen können

Die Therapie bejahen, sie für sinnvoll und hilfreich erachten zu können, das hilft Ihnen dabei, in eine wünschenswerte innere Verfassung zu kommen. So macht es einen signifikanten Unterschied, ob Sie an die Therapie glauben können, ob Sie sie bejahen können oder ob Sie der Überzeugung sind, dass die Behandlung Ihnen schadet.

Beziehung zu sich selbst

Entscheidend sind also die innere Verfassung, die innere Haltung, die Einstellungen, die Überzeugungen. Aus diesen gestaltet sich die seelisch-geistige Verfassung. Ein Wirksamkeitsfaktor mit einem oft unterschätzten ganz besonderen Potenzial ist also die Beziehung des Patienten zu sich selbst.

Leider entzieht sich diese oft unserem unmittelbaren Blickfeld, doch im Herzen können wir manchmal ahnend fragen: *Wie wirke, bilde, gestalte ich in mich selbst hinein? Wie bin ich selbstwirksam tätig? Wie gestalten mich meine Gedanken, Gefühle und Taten? Wie kann ich mein Potenzial der Selbstwirksamkeit erkennen und nutzen?*

Sich dieser Fragen bewusst zu werden verlangt Zeit und Ruhe für Selbstbegegnung, Selbstwahrnehmung und für die Selbsterkenntnis.

aufbauende Tätigkeiten

Tätigkeiten nehmen ebenfalls oft Einfluss auf meine Beziehung zu mir selbst, auf meine innere Haltung. Wer zum Beispiel in einem Chor singt oder in einem kreativen, künstlerischen Prozess aktiv mit erfülltem Herzen unterwegs ist, dürfte wohl sehr klar die aufbauende, erfüllende, begeisternde Kraft und die verlebendigende Wirkung erleben.

Im Zusammenhang mit der Frage, was meine innere Haltung beeinflusst, ist auch interessant, was der Arzt mit Zusatztitel Psychotherapie Dr. Wolf Büntig einer Zuhörerin nach einem seiner Vorträge über Krebs sagte. Die Teilnehmerin sagte zu Dr. Büntig: »Jetzt weiß ich, was ich brauche, ich brauche Psychotherapie!«

»gesunde« Mitmenschen

Darauf antwortete Dr. Büntig: »Ich weiß nicht, ob Sie Psychotherapie brauchen, aber einen Ratschlag kann ich Ihnen trotzdem geben.« Die Spannung war deutlich im Raum zu spüren – was würde dieser Arzt einem ihm unbekannten Menschen für einen Tipp geben können? Er sagte: »Umgeben Sie sich mit gesunden Menschen, denn Gesundheit ist ansteckend!«

Nun war die Frage zu klären, was denn eigentlich gesunde Menschen seien. Er antwortete kurz: »Gesunde Menschen, das sind Menschen, mit denen man lachen und weinen kann, und man kann sich auch mal in den Arm nehmen.«

Humor

Und nicht zuletzt ist der Humor eine wunderbare Art, die Selbstheilungskräfte zu unterstützen. Im Humor, im Lachen, im Spiel kann sich die Seele immer wieder aus den Fesseln des Körpers befreien und aufatmen.

Doch nicht allein die Seele atmet auf, sondern auch der Körper, da ihm neue Lebensenergie zuströmt. Die Forschung hat herausgefunden, dass sich beim Lachen weiße Blutkörperchen bilden, die das Immunsystem stützen, es regt den Blutkreislauf an, fördert die Verdauung und vieles mehr.[19] Manche behaupten sogar, es gebe wohl keine seelische Aktivität, bei der sich im Körper so viele weiße Blutkörperchen bilden wie beim herzhaften Lachen.

Können Sie für sich aufschreiben, was Ihnen in Ihrem Leben Freude und Begeisterung gibt? Was Ihnen Sinn und Erfüllung schenkt?

Stellen Sie sich dazu folgende Fragen:

- Was lässt mich im Leben begeistert sein?
- Was stärkt mich? Was gibt mir Kraft?
- Welche Menschen sind es, mit denen ich mich besonders wohl fühle? Und natürlich auch umgekehrt, welche Menschen möchte ich weniger um mich haben?

Um diese Fragen beantworten zu können, ist es für manchen eine Hilfe, sich an Tage zu erinnern, die er mit Freude und Dankbarkeit beenden konnte. Was war an diesen Tagen geschehen, was haben Sie an diesen Tagen getan?

Einfluss der Gedanken

Nicht zuletzt sind es die Gedanken selbst, die sich auf die Erschließung unserer körperlichen Ressourcen fördernd oder hemmend auswirken können. Wir fühlen, ob wir dunkle oder lichtvolle Gedanken in uns haben. Was für interzelluläre Lichtprozesse und biochemische Gestaltungsprozesse damit verknüpft sind, wird zunehmend erforscht. Manche Forscher sehen die Lichtstrahlung in den lebenden Zellen als eine Energie, die für die Steuerung biologischer Funktionen wie Zellwachstum, Zelldifferenzierung und Zellteilung verantwortlich ist. Ebenso ist heute messbar, wie sich die intrazelluläre Lichtenergie je nach Gedanken und Gefühlen ständig verändert.[20]

Nur allzu verständlich ist die Anwesenheit der Gegensätze von Hoffnung und Verzweiflung. Immer wieder können sie auftauchen. Bleiben wir jedoch in einer Verfassung wie beispielsweise der Hoffnungslosigkeit stecken, dann sollten wir Hilfe und Unterstützung erhalten, um wieder herauszukommen.

inneres Befinden und äußerer Befund

Das innere Befinden und der äußere Befund sind zwei Wirklichkeiten, die im Gesamtorganismus Mensch immerzu miteinander in Verbindung stehen. Sobald wir anerkennen, dass unsere Gefühle, unser Befinden Verlaufsparameter sein können, ist die Frage, wie die Gefühle entstehen und wie wir sie bearbeiten können, sehr wichtig. Was bringt die Hoffnung oder Verzweiflung im Zusammenhang mit der Krankheit, mit der Therapie oder selbst am Lebensende hervor? Unsere Gedanken, die zugleich Vorstellungen, Bilder und Filme in uns erschaffen, sind entscheidend für unsere innere Verfassung. Es macht schließlich einen Unterschied, ob wir im Kopfkino Albtraumfilme laufen haben oder Filme, die Hoffnung, Mut und Vertrauen stärken. In uns sind fortlaufend Gedanken, Bilder und Filme anwesend: *Wir sind Gedankenwesen.*

Die Ungewissheit der Zukunft kann Sorgen hervorbringen, die sich zu Angst und Angstattacken steigern können. Auf dem Zukunftsbild unserer Vorstellungen erscheint dann nichts mehr, was wir als wünschenswert bezeichnen würden.

Leider haben wir in der Schule manche wichtige Dinge des Lebens nicht gelernt. So zum Beispiel, wie man mit einer schweren Krankheit umgehen kann. Wie kann ich meine Gesundungskräfte stärken? Wie entwickle ich seelische Gesundheit? Wie kann ich geistige Gesundheit entwickeln? Oder wie komme ich aus dem Hamsterrad meiner Gedanken wieder heraus?

»Hamsterrad« der Gedanken

Im Hamsterrad tauchen immer wieder die gleichen negativen Gedanken auf. Es sind Gedanken, die wir nicht denken wollen. Gedanken, die Unwohlsein hervorbringen und einen wie gefangen nehmen. Sie können uns förmlich lähmen und blockieren, sie können so aufdringlich sein, dass wir an nichts anderes mehr denken können.

> *In einer kleinen Übung* mit einem mehrfarbigen Ball machen wir uns bewusst, dass jeder von uns seinen eigenen Blickwinkel hat und so seine eigene Wirklichkeit. Stellen Sie sich einen Ball vor, der auf jeder »Seite« eine andere Farbe hat. Wir können die »Farbe«, die Sichtweise des anderen erst dann miterleben, wenn wir unseren eigenen Blickwinkel loslassen und uns auf den Platz des anderen begeben.

eingeschränkter Blickwinkel

Im Hamsterrad haben wir oft nur noch einen sehr eingeschränkten Blickwinkel zur Verfügung. Er ist so zwingend, dass er uns glauben lässt, er sei die einzige Möglichkeit der Lebensentwicklung. Oft haben wir dann kein besseres Mittel zur Hand als uns abzulenken oder zu betäuben.

Das Anerkennen des Hamsterrades kann uns dazu verhelfen, dass wir aus der Rolle des Opfers heraustreten. Wir können anerkennen, dass wir uns schlecht fühlen. Dann können wir uns hinsetzen und die Gedanken, die gerade in uns anwesend sind, beobachten, wahrnehmen und aufschreiben. Ab diesem Moment treten wir aus der Opferrolle heraus.

Wirklichkeitsgehalt der Gedanken

Dann bietet sich die Möglichkeit, sich die aufgeschriebenen Gedanken bewusst zu machen, und – eventuell mit Unterstützung eines anderen Menschen – auf ihren Wirklichkeitsgehalt hin zu überprüfen.

In der Regel handelt es sich bei den Gedanken im Hamsterrad um negative Gedanken, die nur einen Bruchteil der Entfaltungsmöglichkeiten des Lebens wiedergeben.

Wir werden merken, dass ein Großteil der Gedanken nicht auf Tatsachen, sondern auf Vorstellungen beruht. Vorstellungen, die wiederum zumeist auf ungesunden Grundüberzeugungen gründen.

Im Moment der seelischen Not, des emotionalen oder des spirituellen Schmerzes kommen diese dysfunktionalen Gedanken aus unserem Unterbewusstsein an die Oberfläche wie Fische, die aus der Tiefe auftauchen, um Luft zu holen.

gewohnte Gedanken hinterfragen

Es gibt »Werkzeuge«, mit denen wir solche Situationen bewältigen können. Wenn wir von einem Ort des extrem unwohlen Empfindens an einen anderen gelangen möchten, dann ist es meistens nötig, sich innerlich zu bewegen. Damit ist gemeint, gewohnte Gedanken zu hinterfragen und auch mal loszulassen und zu verändern. Sich für neue Gedanken zu öffnen ist aber eine der schwierigsten Herausforderungen, die vor uns stehen. Dafür benötigen wir Bewusstsein und Willenskraft. Hierzu erfahren Sie später mehr (siehe Seite 169).

innerer Zwang

Die Erkenntnis, dass unser Bewusstsein einen entscheidenden Einfluss auf die Prozesse in unserem Organismus haben kann, erzeugt für manche Menschen Druck. Sie denken dann: Ich darf nicht traurig sein, ich muss immer stark sein. Oder die negativen Gedanken schaden mir! Ich muss positiv denken! – So gesehen würden wir von einem inneren Zwang in den nächsten wechseln.

Meiner Meinung nach ist es wichtig, dass wir uns Zeit geben, uns selbst zu spüren, auch mit unserer Trauer oder mit unserer Wut. Auch diese wollen wahrgenommen, anerkannt und gelebt werden. Im Durchwandern der Angst oder der Trauer verwandelt sich etwas in uns, reift etwas in uns, stärkt sich etwas in uns. Ich glaube, es ist schwerer, im Leben zu bestehen, wenn wir immer sagen, was sein darf oder nicht sein darf, und wir sind vielleicht viel eher Lebenskünstler, wenn es uns gelingt, anzuerkennen, was ist, und es zu bejahen.

Gedanken, die häufig mit Verzweiflung verknüpft sind, lauten beispielsweise: »Es gibt keine Hilfe mehr für mich! Ich kann nicht gesunden! Ich werde alles verlieren! Ich kann nichts tun! Ich bin ein Versager!« Oder aus einem alttestamentarischen Denken entstammend: »Das habe ich nicht verdient!«

Gedanken, die mit Hoffnung und Zuversicht verknüpft sind, lauten: »Hilfe ist immer möglich«, oder: »Egal wie krank ich bin, das Leben kann immer Heilung hervorbringen.« Oder, auch wenn es seltsam klingen mag: »Man kann auch gesund sterben.« Sie spüren vermutlich, wie mehr oder weniger bekannt Ihnen diese unterschiedlichen Gedanken sind.

Menschen mit und ohne Angst

Was würden wir wohl herausfinden, wenn wir Situationen studieren würden, in denen ein Teil der Menschen Angst hat, andere aber nicht? Was ist bei den Menschen anders, die keine Angst haben, beispielsweise mit einer schweren Krankheit oder vor einer ungewissen Zukunft? Menschen, die kurz vor ihrer Hinrichtung stehen, vor ihrem Tod, wie Sokrates, die Geschwister Scholl oder Dietrich Bonhoeffer? Was ist anders bei diesen Menschen, wenn sie in einer solchen Situation keine Angst haben?

Das Vertrauen heilt die Angst.

Was für ein Vertrauen lebt in solchen Menschen?

Vielleicht ist es der Gedanke, den eine Patientin mit in unsere Runde einbrachte: »Egal wie es ausgeht, es geht gut für mich aus!«

innere Bilder

Ein anderer Teilnehmer beschrieb, wie es ihm schon in jungen Jahren, als er starke Schmerzen zu ertragen hatte, gelungen sei, sich mit inneren Bildern, mit Gedanken an Wünschenswertes und Schönes so im Geiste zu erfüllen, dass er die Schmerzen nicht mehr erlebte. Er hat im Laufe seines Lebens immer wieder erfahren dürfen, dass er trotz einer von außen betrachtet sehr ernsten Situation mithilfe seiner inneren Aktivität Vertrauen und Zuversicht erringen konnte. Seine Lebenserfahrung hat ihn gelehrt, dass er sich trotz der Schmerzen geistig auf anderes konzentrieren kann, und er hat immer wieder Hilfe gefunden.

Worauf aber richtet sich das Vertrauen? Antworten auf diese Frage sollen in den folgenden Kapiteln gegeben werden.

Es gibt eine heilende Kraft in mir

Macht es für einen Tumor einen Unterschied, in welcher Umgebung er ist? Macht es einen Unterschied für die Tumorzellen, ob sie sich in der Nährlösung einer Petrischale im Labor oder in einem Menschen befinden? Einige Menschen antworten spontan mit »Ja!«, andere mit »Nein!«. Was meinen Sie?

Für jede Pflanze ist der Standort wichtig. Für jeden Menschen ist die Umgebung, in der er sich befindet, wichtig; je nachdem, welche Mitmenschen ihn begleiten, wird etwas anderes in ihm in den Hintergrund gedrängt oder gefördert. Für die Entwicklung des Embryos im Mutterleib ist es sehr bedeutend, in was für einer physischen und vor allem psychischen Verfassung die werdende Mutter ist. Ihre Verfassung wirkt sich auf die Gestaltung des Embryos aus.

Einfluss der Umgebung

Und wie verhält es sich bei einem Tumor? Wie kann es sein, dass wir so rätselhafte Phänomene beobachten können wie zum Beispiel einen sogenannten harmlosen Tumor, der sich plötzlich »breitmacht«? Oder dass sogenannte aggressive Tumoren plötzlich stillstehen oder sogar verschwinden? Könnte es nicht sein, dass die Umgebung einen Einfluss auf das Tumorgeschehen haben kann? Dass plötzlich die heilsam organisierenden Kräfte wieder Zugriff auf das Geschehen bekommen oder dass dieser heilsame Dialog völlig blockiert wird? In der heutigen Tumorforschung wird das Thema des Microenvironment, des Einflusses der unmittelbaren zellulären Umgebung des Tumors, zunehmend berücksichtigt.

Das Immunsystem so zu stärken, dass es wieder in die Lage kommt, diesen heilsamen Dialog mit den Zellen zu führen, stellt einen ganz anderen Therapieansatz dar, als ausschließlich auf die Zerstörung des Tumors von außen zu setzen. Die Immuntherapie gegen Krebs hat sich inzwischen in unserem Bewusstsein eine solche Präsenz erobert, dass das amerikanische Forschungsmagazin *Science* sie als »Durchbruch des Jahres 2013« bezeichnet hat.

Immuntherapie

Noch mehr Wertschätzung könnten dagegen die individuellen seelisch-geistigen Heilungspotenziale des Menschen erhalten. Das wird in dem Maße der Fall sein, in dem die Psychoneuroimmunologie, die Epigenetik sowie das Wissen aus der Salutogeneseforschung in die Krebstherapie integriert werden. Es wird ein Weg zu einer »Reintegration des Menschen in die Medizin« sein.

Reintegration des Menschen

Könnte es sein, dass sich unser bewusst erkanntes und wissenschaftlich etabliertes Behandlungsvermögen gegenüber dem individuellen Heilungsvermögen so verhält wie die Spitze eines Eisberges über Wasser zu dem Teil des Eisberges, der sich unter Wasser befindet?

Gehen wir nochmals zurück zu der obigen Frage. Stellen Sie sich vor, ein Tumor befände sich in einem Labor, in einer Petrischale mit Nährlösung, ein anderer Tumor in einem Menschen. Haben Sie Ihre Antwort schon gefunden?

Manche sagen: »Im Menschen hat der Tumor viel mehr Nahrung zur Verfügung, so macht es einen großen Unterschied, in welcher Umgebung er sich befindet.«

Andere sagen: »Ja, im Menschen hat er zwar viel mehr Nahrung zur Verfügung, aber in der Petrischale gibt es keine Abwehrkräfte. Der Mensch hingegen verfügt über Abwehrkräfte, die die Tumorzellen auflösen können!«

Schon bei den Embryonen im Mutterleib existieren Abwehrkräfte. Der Medizinjournalist Kurt Langbein, der seine eigene Krebserkrankung in dem Film *Wunder Heilung* dokumentiert hat, sagte in einem Interview: »Heilen bedeutet für mich die Wiederherstellung der verloren gegangen Balance im System Mensch. Man kann hier – und das zeigt die moderne Neurobiologie ganz klar – Körper und Geist nicht mehr trennen, das ist eine Einheit. Diese Einheit kann, wenn sie in Balance ist, mit extrem vielen gesundheitlichen Herausforderungen fertig werden, auch mit täglich bei jedem Menschen auftretenden 10.000 bis 100.000 Krebszellen. Wir bekommen ja ständig Krebs als normale millionenfach passierende Teilungsfehler.«[21] Es ist der Alltag des Immunsystems, diese zu erkennen und unschädlich zu machen.

Einheit von Körper und Geist

Haben Sie schon einen Namen für diese Fähigkeit Ihres Körpers? Bitte geben Sie dieser Fähigkeit, dieser »Weisheit«, die in Ihnen organisierend tätig ist, einen Namen. Wenn wir weder Wort noch Namen und auch kein lebendiges Bild für etwas haben, dann ist es für uns quasi nicht existent; ohne einen Begriff bleibt es – wie das Wort sagt – »unbegreiflich«.

Kräfte der Selbstregulation

Der alltägliche Vorgang der Beseitigung von Tumorzellen in unserem Körper kann gestört werden. Die »Störungsursachen« wollen behoben und die Kräfte der Selbstregulation, die Kräfte der gesunden, heilenden Neuorganisation im Körper gestärkt werden. Leider geschieht das nicht per Knopfdruck, sondern ist ein Prozess, der uns Achtsamkeit, Wahrnehmungsfähigkeit, Erkenntnisfähigkeit, Entscheidungsfähigkeit, Handlungsfähigkeit und letztlich viel Bewusstsein abverlangt. Und selbst wenn wir diese Fähigkeiten kultivieren, haben wir keine Sicherheit oder Garantie, dass wir das erwünschte Ergebnis erreichen werden. Und trotzdem macht es Sinn, diesen Weg einzuschlagen.

Betrachten wir nun ein anderes Phänomen. Jeder von uns hat schon oftmals erlebt, vielleicht ohne dass er für diesen Vorgang Staunen oder Bewunderung aufgebracht hätte, wie sich Wunden wieder schließen. Von ganz alleine organisiert unser Körper eine Schutzschicht über der Wunde. Diese Schutzschicht ist viel härter und stabiler als die Haut. Hätten wir einzig dieses Stadium der Präsenz einer festen Kruste vor Augen, ohne das Vorher und Nachher zu kennen, ohne ein Bewusstsein von dem Prozess, in dem sich der Vorgang befindet, so müssten wir diesen Zustand der Haut wohl als sehr pathologisch bewerten.

Wundheilung

Ein kurzer Zwischengedanke: Könnte es nicht sein, dass uns womöglich manchmal der Zeitprozess, der Kontext, in dem sich ein Phänomen zeigt, abhandenkommt und wir das Phänomen deshalb als krank definieren?

Heilung als Prozess

Mit der Weiterentwicklung der diagnostischen Techniken wird die Fähigkeit zunehmen, immer früher immer kleinere Zellstörungen erkennen zu können. Die Frage »Ab wann ist ein Mensch krank?« wird zunehmend zu diskutieren sein.

Die Wundheilung der Haut zeigt uns, dass der Heilungsprozess durch Extreme hindurchführen kann. Unter dem harten Schorf vollzieht sich in wunderbarer Weise eine Neuorganisation der Haut.

Ein anderes Beispiel: Haben Sie sich schon einmal zu Bewusstsein gebracht, dass sich Ihr Körper im Laufe Ihres Lebens schon mehrmals »runderneuert« hat?

»Runderneuerung« des Körpers

Wie viele Runderneuerungen hat Ihr Körper schon hervorgebracht, wenn – verallgemeinernd betrachtet – eine Runderneuerung etwa sieben Jahre benötigt? *Was würde es Ihnen sagen, wenn Sie wüssten, wie oft sich Ihr Körper in dem Bereich, der jetzt erkrankt ist, bis zum Zeitpunkt der Erkrankung in gesunder Weise reorganisiert hat?*

Betrachten wir beispielsweise die Lunge. Stellen Sie sich vor, ein Raucher hört auf zu rauchen. Er lässt zwei Röntgenbilder von seiner Lunge anfertigen, das erste direkt nachdem er aufgehört hat, das zweite gut zwei Jahre später. Die Lunge hat sich erneuert, der Teer ist verschwunden.[22] Ist das nicht unglaublich?

Während Sie »in sich« zu Hause sind, wird Ihr Haus – Ihr Tempel Gottes, wie manche sagen neu erbaut. Ein unvorstellbares Wunder findet jeden Tag in Ihnen statt. Unglaubliche Kräfte sind in uns am Werk.

Normalerweise machen wir uns diese Kräfte nicht bewusst. Das zeigt sich auch daran, dass wir oftmals nicht einmal einen Namen für diese organisie renden Kräfte haben. Wir könnten sie als die Kräfte des Universums sehen, als die Kräfte des Himmels, als Schöpferkräfte oder als die Kräfte der Natur, die unseren Leib in wundervoller Weise gestalten. Manche Mediziner sprechen auch von einer »Blaupause«, einem ursprünglichen Plan, der immer im Körper anwesend ist.

Vertrauen in die organisierende Weisheit

Könnten wir all die Ab- und Aufbauprozesse, die unser Körper alltäglich vollbringt, mit Bewusstsein verfolgen, so würden wir auf dieser biochemischen Ebene viel Vertrauen in die organisierende Weisheit entwickeln und kämen wohl aus dem Staunen nicht mehr heraus. In unserem Leib geschieht in den Stoffwechselvorgängen täglich, ohne dass wir es wahrnehmen, ein Prozess der völligen Auflösung und Zerstörung dessen, was wir als Nahrung zu uns nehmen. Erst wenn es unserem Leib gelingt, die fremde Substanz völlig aufzulösen, erst dann kann er eigene Substanz aufbauen. So gesehen hat unser Leib die Fähigkeit der Auflösung, der Zerstörung, den Mut zum Chaos, um den Beginn des Neuen, des Eigenen, des individualisierten Lebens daraus zu entwickeln.

Doch welche Zukunftsweisheit greift auswählend und entscheidend in das endlose Potenzial des Chaos ein? Welche Kraft entscheidet, welche der vielen Entwicklungsmöglichkeiten jetzt aufgegriffen wird? Wie entsteht aus dem Chaos neuer eigener Leib?

kranke und gesunde Zellen

Lassen Sie uns noch einen Moment auf den Zustand der Krankheit schauen. Es können Zellen im Körper anwesend sein, die nicht die gewünschte Form haben, die Ausdruck einer Erkrankung sind. Diese Zellen haben eine eigene Dynamik, sind sozusagen selbstständig und nehmen nicht die Form- und Differenzierungsimpulse auf, die die Zellen vorher an diesem Ort hatten. Die gesunden Zellen haben an dem jeweiligen Ort eine ganz bestimmte Gestaltung und Formung erhalten, die an diesem Ort gesund sind.

Haben Sie sich schon einmal bewusst gemacht, dass die »kranken Zellen«, bevor sie krank wurden, in der richtigen Weise gestaltet waren? Dass diese Zellen durchdrungen waren von einer formenden und organisierenden Kraft? Wer hat unsere Zellen über Jahrzehnte in der richtigen Weise plastiziert und geformt? Wer hat sie in der entsprechenden Weise differenziert? Wer hat die Stoffwechselvorgänge in jeder einzelnen Zelle während Ihrer Lebenszeit gesteuert? Wer hat die Zellen nach einer an diesem Ort stimmigen Zeit sterben lassen und erneuert? Wer hat all das organisiert?

Wie würden Sie diese Kraft nennen, die den Körper organisiert und gestaltet, die den Zellen die richtige Form verleiht? Bitte schreiben Sie einen Namen für diese Kraft auf:

....

Wo ist diese Kraft, die über Jahrzehnte Ihren Leib in gesunder Weise auf- und abgebaut hat, wenn Sie krank sind? Ist diese Kraft vollständig verschwunden? Bitte tragen Sie Ihre Antwort hier ein:

....

Sterben und Erneuerung

Ohne ein ständiges Sterben in unserem Organismus könnte keine Erneuerung stattfinden. Wir brauchen die Fähigkeit des Sterbens, um zu leben, um den Organismus in gesunder Weise aufrechtzuerhalten.

All diese Vorgänge, die von der Weisheit, die in unserem Organismus tätig ist, im Verborgenen ausgeführt werden, steuern wir nicht mit unserem Bewusstsein. Täglich geht unser Organismus in gewisser Weise durch Tod und Auferstehung hindurch. Ohne diese Fähigkeit wäre er nicht lebensfähig. Könnte es nicht sein, je mehr uns diese Vorgänge bewusst werden, dass umso mehr das Staunen und das Vertrauen in die organisierende Weisheit in uns wachsen?

Häufig haben wir uns gar nicht bewusst gemacht, dass diese Kräfte auch im Absterben sowie im Neuaufbau jeder einzelnen Zelle anwesend sind. Pro Sekunde sterben etwa 500.000 Zellen und werden wieder erneuert.[23]

Kraft der gesunden Reorganisation

Physisch gesehen findet Heilung erst dann statt, wenn diese Kraft der gesunden Reorganisation in uns wieder in ihrer natürlichen Weise zur Entfaltung kommt. Ganz schlicht gesagt: wenn sich die Gesundheit wieder an den Ort, an dem jetzt Krankheit ist, ausgedehnt hat.

Wenn wir keinen Namen für diese Kraft haben, dann könnte es sein, dass sie aus unserem Bewusstsein entschwindet und wir unsere Heilungspotenziale, die Heilkräfte in uns, gar nicht mehr wahrnehmen und wertschätzen. Daraus entwickelt sich dann eine sehr verbreitete Form der Behandlung, die dominant auf die Auflösung des Defizits ausgerichtet ist. Streben wir aber eine nachhaltige Heilung an, so wird uns eine komplexe, systemische Blickerweiterung abverlangt. Dann haben wir den Mut und das Vertrauen aufzubringen, den Weg sowohl zum »Spezialisten« als auch zum »Universalisten« im Innen wie im Außen neu zu finden und zu gehen.

Wir wissen aus eigener Erfahrung, dass wir je nachdem, »wie wir drauf sind«, entweder stabiler oder dünnhäutiger reagieren.

Manche ahnen, andere wissen, dass unsere Abwehrkräfte, unsere Auf- und Abbaukräfte, innig verbunden sind mit unserer seelisch-geistigen Verfassung, dass eine Verfassung von Zuversicht, Mut, Vertrauen und Glauben die Heilkräfte stärkt. Lang anhaltende Verzweiflung, Sorge, Angst, Wut, Hass oder Trauer schwächen das Immunsystem. Jetzt könnten Sie denken: Aber die unterschiedlichen seelischen Verfassungen gehören doch zum Leben dazu.
Sicherlich! Die entscheidende Frage ist jedoch, welchen Raum und welche Zeit sie in unserer Biografie einnehmen. Bleiben wir im Schmerz oder in der Verzweiflung stecken, verweilen wir unverhältnismäßig in der Trauer, oder gelingt es uns, trotzdem auch Freude und Dankbarkeit in uns anwesend sein zu lassen? Entscheidend ist, was für eine Grundmelodie in unseren Herzen überwiegt und ob wir immer wieder neu Wege finden können, die uns aus der Opferrolle herausführen und zum Mitgestalter werden lassen.

Jeder hat das Potenzial der Entwicklung zum Gesunden

Hoffnung macht die Erfahrung, dass jeder Mensch in seinem Innersten ein Vermögen, ein Potenzial zur Verfügung hat, das nicht irritiert und nicht verunsichert werden kann. Es ist eine Bewusstseinskraft in uns, mit der wir unvoreingenommen und vorurteilsfrei, mit neugierigem Forscher-Interesse die Situation wahrnehmen, erkennen, fühlen und gestalten können. Es ist eine Gewissheit in uns, die nicht anerzogen ist, die nicht von den Erfahrungen unserer Großeltern und Eltern, von der Transgenerativität dominiert sein muss, sondern in unserem Wesen gegründet lebt. Sie ist in jedem Menschen als Potenzial anwesend! Oftmals ist sie nicht so leicht abrufbar, aber trotzdem kann der Moment kommen, in dem unverrückbar und unerschütterlich die innere Klarheit der Grenze, der Orientierung wie ein unauslöschliches Licht im Dunkel erscheint.

die Situation wahrnehmen, erkennen, fühlen und gestalten

Wir tragen in uns das Potenzial der immer weiteren Bewusstseinsentwicklung. Wir tragen in uns das Potenzial der Entwicklung zum Gesunden. (Die Entwicklung zum Kranken dürfte vielen Menschen in unserer Kultur immer greifbarer und evident vor Augen stehen.) Mag sein, dass Ihnen dieser Gedan-

Bewusstseins-entwicklung

ke zunächst abstrakt und bodenlos erscheint. Trotzdem lade ich Sie ein, weiterzuwandern und die Hürde des Ungewohnten und Fremden zu übersteigen.

Wo können wir die Realität des obigen Gedankens wahrnehmen? In mir wurde dieser Gedanke befeuert, als ich einen Bericht vor mir hatte, einen Bericht über den Kongress der 79 alternativen Nobelpreisträger aus vierzig Ländern 2005 in Salzburg. Jeder dieser Menschen hat in seinem Land gesundende Entwicklungen hervorgebracht. Entwicklungen, die vorher nur wenige für möglich gehalten haben. Bei ihrem Treffen in Salzburg erarbeiteten sie eine Erklärung: »Wir glauben, dass wir einander spirituelle Lehrerinnen und Lehrer sind, indem wir uns gegenseitig dabei helfen, uns mit unserer eigenen inneren Stimme in Berührung zu setzen. Dies frei von Begierde und Selbstinteresse und mittels des Dialogs, der uns dazu dienen sollte, an das zu erinnern, was wir bereits wissen.«

Berührung mit der inneren Stimme

Es gibt also nicht nur die Krankheit auf der Welt und in uns, sondern es gibt überall auf der Welt auch wunderbare Entwicklungen und Gesundheit. Es sind Entwicklungen, die getragen sind von der Verbundenheit der Menschen mit ihrem innersten Wesenskern. Doch immer hat der individuelle Mensch in sich eine Entscheidung zu treffen.

»Ich entscheide, ob ich ein ›Schwein‹ sein will oder ob ich ein moralisches Wesen werden möchte!«, sagte eine Teilnehmerin meines Gesundheitsseminars. Ein anderer fügte hinzu: »Wir haben doch ein Gewissen in uns!« Das heißt also, dass wir etwas wissen, ohne dass wir es studiert oder gelesen haben, dass jeder Mensch in sich das Potenzial des Gewissens hat. Manche nennen es auch eine innere Stimme. In Zeiten der Diktatur, in Kriegen, sogar schon in stressigen Lebenssituationen kann es sein, dass der Mensch – um zu funktionieren – sein Gewissen außer Acht lässt und der systemischen Moral folgt. Dann kommt er, wenn er irgendwann aufhören sollte, seiner »konstruierten Wirklichkeit« zu folgen, und sein Gewissen wieder wahrnimmt, womöglich dazu, sein Leben entscheidend zu verändern. Hannah Arendt sagte: Das Böse, »die Gewalt beginnt da, wo das Reden aufhört.« Mit dem Reden geht das Denken einher. Hören wir auf, innerlich beweglich zu sein, erstarren wir im Programm.

systemische Moral

In Indien finden wir den jahrtausendealten Mythos von Manu. Manu gilt als der erste Mensch, da er ein Wesen war, das denken konnte. Das Wort »Manu« entstammt der Wurzel »man«, die im Vedischen für »Denken« steht. Machen wir uns diese wörtliche Bedeutung des Wortes »Mensch« bewusst, stehen wir vor dem Gedanken, dass wir, sobald wir den freien Geist und das eigene Denken zugunsten der Ideologie einer Partei, einer Gruppe von Menschen oder

freies Denken als zentrales Stück Menschsein

des unausgesprochenen Dogmas einer bestimmten »wissenschaftlichen« Glaubenshaltung aufgeben, ein zentrales Stück Menschsein verlieren.

Mitgestalter sein

Es scheint mir so, als sei die Erde in ein Kraftfeld gehüllt, das die Menschen überall auf der Erde immer bewusster werden lässt, als ob wir immer wahrnehmungs-, erkenntnis- und handlungsfähiger werden könnten. Als ob im individuellen Ich die Potenziale, Mitgestalter sein zu können, immer mehr erwachen. So bleibt es nicht nur bei der Kraft, sich der Verhältnisse bewusst zu werden, um dann im Bejammern der Umstände zu verweilen, sondern immer mehr Menschen finden in sich mit Entschlossenheit die Kraft, sich auf einen Entwicklungsweg zu begeben. Sie bleiben nicht einem systemischen Verhaltensmuster verhaftet. Sie erleben in sich eine Kraft, die sie darüber hinausträgt. Die Krise, die Krankheit kann ein solcher Kraftquell werden. Vielleicht können Sie ahnen, dass diese Kraft, der wir bisher noch keinen spezifischen Namen gegeben haben, eine zentrale Kraft in jedem Menschen ist, um Verhältnisse in die Richtung des Lebensfördernden verändern zu können. Elemente dieser Kraft sind sicherlich der Glaube, der Wille, das Vertrauen und die Liebe.

Durchlichtung der Prozesse

der mündige Patient

unantastbare Würde

Die Sehnsucht, die Vorgänge im Leben verstehen und begreifen zu können, sie mit Bewusstsein durchdringen zu können, erwacht immer stärker. Wir sehnen uns nach einer Durchlichtung der Prozesse, auch in den politischen Entscheidungen. »Die Zeit der Basta-Entscheidungen ist vorbei!«, sagte Heiner Geißler bei seiner Vermittlungsarbeit im Stuttgart-21-Projekt.[24] Blicken wir auf das Gesundheitswesen, können wir freudig erleben, dass immer häufiger der mündige Patient, der autonome Patient in Erscheinung tritt, der Transparenz und Durchlichtung des Therapiekonzeptes sucht. Er gilt vielen als unbequem und passt mit seiner Forderung nach einem individuellen Therapiekonzept häufig nicht in das System, da er die getakteten Abläufe blockiert. Ich habe den Eindruck, als würden immer häufiger Organisationsabläufe installiert, die die Beteiligten in eine »funktionalisierte« Beziehung pressen, aber kaum Begegnung erlauben. Folgen die Verwaltungsprozesse dem naturwissenschaftlich-materialistischen Paradigma der industrialisierten Medizin, wird der Patient zum Wirtschaftsfaktor degradiert. Je kränker wir ihn »codifizieren«, desto mehr kann abgerechnet werden. Die große Frage in diesem System ist, ob Therapie oder heilende Entwicklungsprozesse darin noch Raum finden können. Völlig unabhängig vom jeweils bevorzugten System gibt es die Realität, dass sowohl der Patient wie auch der Mitarbeiter im Gesundheitssystem ein Mensch ist und bleibt, mit seiner Würde, die unantastbar ist und sich nicht damit vereinbaren lässt, dass er zum Objekt degradiert wird.

Doch EDV-Systeme, die Personalbedarfspläne ausrechnen, werden womöglich von Menschen erstellt, die im Sinne bestimmter Interessenverbände tätig sind. Dies führt unter Umständen zu einer Diskrepanz mit der Erfahrungsrealität der Betroffenen. Überforderungssituationen und die stetige Produktion von Langzeitkranken sind die Konsequenz. Wird dazu noch an Vertretungen gespart, indem der Krankenstand vom Restpersonal kompensiert werden muss, führt das nicht zur Verbesserung der Arbeitsmoral oder des Betriebsklimas. Das Klima in einem Krankenhaus ist aber ein mitentscheidender Faktor beim Therapieverlauf. Der Patient will als Mensch wahrgenommen werden.

wahrgenommen werden

Der Patient mit seiner Kompetenz will Respekt und Achtung erfahren. Er will die Wertschätzung derjenigen Therapien, die ihm eine nachhaltige Lebens- und Gesundungshilfe sind und nicht nur kurzfristige Symptombeseitiger. Der kompetente Patient lernt zu unterscheiden und ist urteilsfähig. Diese Kompetenz schlummert in jedem Menschen!

Viele Menschen erleben: »So wie es jetzt ist, das kann es nicht sein, das kann auf die Dauer nicht zum Guten führen.« Die Umstände, die Bedingungen sind nicht diejenigen, die individuelles Wachstum, innere Reifung und Entwicklung besonders fördern. Doch gerade den individuellen Entwicklungsimpuls trägt jeder Mensch als Wunsch im tiefsten Inneren seiner Seele.

individueller Entwicklungsimpuls

Selbsterkenntnis, Lebenswille, Entwicklungswille, Verwandlungswille, gesunde Neugestaltung sind Etappen auf dem Weg zur Gesundheit. Dazu benötigen wir ein lebendiges Bild der Zukunft in uns und das Wissen, dass die »Ver-Wirklichung«, die Realisation möglich ist.

Sind wir im rein Materialistischen zu Hause, stehen wir im Bann der rein materialistischen Fakten, so wird sich uns dieses Zukunftsbild nur schwer eröffnen können. Doch die Hoffnung auf eine gesundende Veränderung, auf eine heilsame Entwicklung besteht.

Bild der Zukunft

Aufbruch und neues Denken sind nicht nur in vielen Ländern wahrzunehmen, sondern auch in unserem Leben wird altgewohntes Denken immer häufiger hinterfragt. In unserer Kultur beginnt das Dogma des Materialismus, das die Naturwissenschaften lange geprägt hat, langsam zu bröckeln. Die Quantenphysik hat den Materialismus längst überwunden. Das Dogma der Materie lässt sich damit nicht mehr aufrechterhalten.

Dogma des Materialismus

Es gibt verschiedene Wirklichkeiten, es gibt verschiedene Bewusstseinswirklichkeiten, die uns heute wahrnehmbar geworden sind und deren Interaktion wir schrittweise erfassen können. Das Dogma, dass nur das Bestand und Anerkennung finden kann, was mit der Brille der Naturwissenschaft objektiv erklärbar ist, wird immer fragwürdiger. Dazu der britische Biologe Rupert Sheldrake: »Der heutige Konflikt entsteht, weil Wissenschaft oft nicht auf Wissenschaft basiert, sondern auf einer dogmatischen Ideologie des Materialismus und Atheismus. Aber Wissenschaft ist mehr als eine solche Ideologie. Sie muss offen sein und nicht nur vorgegebene Annahmen bestätigen. Die Überwindung des dogmatischen Materialismus ist daher der erste Schritt hin zu mehr Dialog zwischen Wissenschaft und Spiritualität.«[25] Die Tatsache, dass sich der Staat immer mehr aus der Finanzierung der Forschung zurückzieht und angeblich über 90 % der Forschung von der Wirtschaft finanziert werden, wirkt sich nicht immer zum Nutzen des Patienten aus. Unabhängigkeit, Ergebnisoffenheit und Transparenz schwinden.

Dialog zwischen Wissenschaft und Spiritualität

Der individuelle Mensch, der sich selbst wahrnehmende, fühlende und erkennende Mensch ist sich bewusst, dass er mehr ist als nur eine biochemische Masse. Er erlebt sich als Individualität, als Persönlichkeit, die erfüllt und begeistert sein kann, die leidet und glücklich ist, die die Sehnsucht nach Sinnhaftigkeit, Entwicklung und Entfaltung seiner Persönlichkeit, seiner Potenziale in sich trägt, die Sehnsucht nach liebevoller, achtsamer Wertschätzung in den zwischenmenschlichen Beziehungen, in der Beziehung zur Umwelt und zum Universum. In der Zeit des Umbruchs, des Wandels kann die innere Erfahrung von scheinbaren faktischen Zwängen überrollt werden, sodass der Mensch die geistig-spirituelle Seite seiner Natur aus den Augen verliert. Die erlebbare Konsequenz daraus ist keine dauerhafte Lösung, sie kann kein Nährboden sein für eine Verwandlung hin zu einem heilsamen Entwicklungsprozess.

mehr als nur »biochemische Masse«

- Versuchen Sie, Ihre innere Stimme wahrzunehmen. Ist das, was Sie tun, wirklich auch das, was Sie wollen? Stimmt es mit Ihren Idealen überein? Oder sind es Gewohnheiten und äußere Zwänge, die Sie dazu bewegen?
- Vertrauen Sie Ihrer inneren Stimme. Lösen Sie sich von der Opferrolle und werden Sie zum Gestalter Ihrer Handlungen, Ihres Lebens.
- Dazu gehört auch, der Umgebung, dem Umfeld Ihre Haltung zumuten zu lernen. Das wird nicht immer leicht sein, da nicht alle Menschen Verständnis dafür aufbringen können.
- Auf die Dauer jedoch werden Sie erfahren können, wie sich Ihr Leben stimmiger und gesünder entwickelt.

Heilung ist möglich

Heilung trotz Grenzen der Medizin

Den für viele Betroffene exotischen und undenkbaren Gedanken, dass die Hoffnung auf Heilung in vielen Fällen berechtigt sei, selbst dann, wenn wir die Grenzen der Medizin anzuerkennen haben, diesen Gedanken möchte ich Ihnen mit einem Bild ein wenig fühlbarer werden lassen.

Dazu möchte ich Ihnen einen ganz normalen, alltäglichen Vorgang im Organismus mit einer kleinen Übung verdeutlichen.

- Stellen Sie sich vor, normale, gesunde Zellen an einem bestimmten Ort im Körper hätten die Form einer Hand. Diese Zellen sterben entsprechend ihrer Lebenszeit immer wieder ab und werden dann erneut gebildet. Entsprechend der Zellart ist die Lebensdauer also sehr unterschiedlich, sie erstreckt sich von Tagen über Wochen und Monate bis hin zu Jahren, und manche Zellen müssen lebenslänglich ihre Aufgabe erfüllen.
- Ich möchte Sie nun einladen, für den Neubildeprozess von Zellen ein Bild zu entwickeln. Hilfreiche Bilder in uns zu verlebendigen unterstützt die Entwicklung des Lebens. Es ist wichtig, dass Sie sich immer wieder auf Ihre ganz eigene Weise lebendige und sinnerfüllte Bilder erschaffen. Trotzdem erlaube ich mir, Ihnen jetzt ein Bild anzubieten. Ich möchte Ihnen vorschlagen, Ihre geöffnete Hand mit ausgespreizten Fingern als ein Bild für eine gesund entwickelte Zelle zu nehmen.
- Ich möchte Sie einladen, Ihre Hand ganz locker so klein zusammenzuballen, wie Sie können. Nehmen Sie dieses Bild Ihrer zusammengeballten Hand als Symbolbild für eine embryonale Stammzelle.
- Öffnen Sie nun ganz langsam Ihre Hand und »entfalten«, »entwickeln« Sie sie, strecken Sie langsam die Finger und spreizen Sie sie dann. Dies soll ein Bild für die gesund verlaufende Entwicklung einer Zelle sein.
- Wiederholen Sie den Vorgang, den Entwicklungsprozess von der geballten Hand in die gestreckte, gespreizte Hand mehrmals ganz langsam, fühlend, miterlebend. Begleiten Sie den Prozess anfangs mit geöffneten Augen und schließen Sie dann Ihre Augen, um den Prozess in Ihrer Hand innerlich mitfühlend zu begleiten.

Nun kann es vorkommen, dass die Zelle nicht ganz in die Ausdifferenzierung geht, quasi in ihrer Entwicklung stehen bleibt. Dann können Sie die andere Hand nehmen und ihr bei der Entfaltung helfen. So wie eine Art Entwicklungshilfe-Dialog zwischen Ihren Händen entsteht, so ist im gesunden Zustand unseres Organismus ebenfalls ständig eine Art Dialog innerhalb der Zelle und zwischen den Zellen existent. Der intra- und interzelluläre Dialog ist auch bei gesund entwickelten Zellen notwendig. Denn gesund entwickelte Zellen können im Laufe ihres Lebens auf unterschiedlichste Weise Schädigungen erfahren, sodass sie ihre ursprüngliche Verfassung nicht aufrechterhalten. Wiederum tritt der intra- und interzelluläre Dialog ein. Ständig ist der Körper um Heilung bemüht.

Dialog innerhalb und zwischen den Zellen

Als Bild für eine Störung in der gesunden Zelle könnten Sie mit Ihrer Hand die Spreizung der Finger zurücknehmen oder sich sonst ein Bild erschaffen, und dann inszenieren Sie wieder den Heilungsvorgang durch die Unterstützung der anderen Hand.

Sowohl aus dem »Entwicklungsstopp« der Zelle wie aus der fehlerhaften Zellteilung oder Schädigung der gesund entwickelten Zelle können Tumore entstehen. Die eine Form der Tumorentstehung geht also auf die oben beschriebene fehlende Ausdifferenzierung der Stammzellen zu der an dem jeweiligen Ort im Organismus vorliegenden speziellen Gestaltung zurück. Diese Zellen haben dann einen Entwicklungsstopp und bleiben wie beschrieben quasi auf einer embryonalen Stufe stehen. Dies ist der Fall bei den malignen hämatologischen Tumoren wie zum Beispiel den Leukämien.

Entwicklungsstopp der Zelle

Eine andere Form der Tumorentwicklung kann es bei den bereits gesund gebildeten Zellen geben. Gesund entwickelte Zellen können im Laufe ihres Lebens Schädigungen erleiden. Ständig treten in jeder Zelle Schädigungen in der DNA auf und werden geheilt. Dieser stets vorhandene Heilungsprozess kann gestört werden, und dann bilden sich Tumorzellen.

Schädigungen der DNA

Mit dem Bild der Hand gesprochen würde das bedeuten, dass der eine oder andere Finger etwas von seiner ihn organisierenden Kraft nicht mehr nutzen kann. Es könnte sein, als würden die ausgespreizten Finger wie zusammengezogen, sodass die gesunde Form nicht aufrechterhalten bleibt.

Im intra- und interzellulären Dialog kann dann die gesunde Form erneut gebildet werden. Bleibt dies aus, entsteht ein Tumor. Dies ist der Fall bei den sogenannten soliden Tumoren wie zum Beispiel dem Brust- oder dem Darmkrebs (Kolon-Karzinom) und anderen. Solange wir gesund sind, hat dieser Dialog in der Zellentwicklung und bei den auftretenden Schädigungen der Zellen bestens geklappt, und sie wurden ständig im intra- und interzellulären Dialog mithilfe des Immunsystems geheilt.

Mit folgendem Zitat soll die unvorstellbare Leistung der DNA-Reparatur erahnbar gemacht werden: »Bei den Ursachen für Störungen im genetischen Programm denkt man häufig zunächst an exogene Faktoren wie Strahlen, chemische Noxen [Giftstoffe] oder Viren. Dabei ergibt sich ein erheblicher Anteil der DNA-Schäden aus intrazellulären Prozessen, die zu unserem Leben gehören und die wir kaum beeinflussen können: Fehler bei der DNA-Synthese (Replikation), die spontane Desaminierung von Nukleotiden oder die Bildung aggressiver Verbindungen wie Sauerstoffradikale, die im Rahmen einer Energiebereitstellung entstehen und die Erbinformationen im Zellkern und den Mitochondrien schädigen.

intrazelluläre Prozesse

Zusammengenommen fallen Zehntausende von Mutationen bei jeder Zellteilung an. Bedenkt man, dass der Mensch aus etwa 10 hoch 14 Zellen besteht, so verdanken wir unsere Lebenserwartung von vielen Jahrzehnten einer Reihe hocheffektiver Schutzsysteme.

In erster Linie sind hier die DNA-Reparatursysteme zu nennen, ein Netzwerk von über 200 Komponenten, die ganz unterschiedliche Fehlertypen erkennen und mit enormer Präzision beseitigen. So finden sich nach Abschluss der Replikation der 3 Milliarden Basenpaare in jeder Zelle durchschnittlich nur 3 Fehler. Entsprechend müsste eine Sekretärin in wenigen Stunden etwa eine Million Seiten à 3.000 Anschläge bewältigen und nur 3 Tippfehler übersehen. Es verwundert nicht, dass der Ausfall einzelner Komponenten dieser Reparatursysteme mit einer Tumordisposition verbunden ist.«[26]

DNA-Reparatursysteme

Wie wir teilweise schon erkannt haben und auch wissen, kann es Bedingungen geben, die zu Störungen der Entfaltung dieser unvorstellbaren, in uns ständig existenten Weisheit führen. Könnte bei den Heilungen, die jenseits der Vorstellungen der Medizin stattgefunden haben, nicht diese Störung auf wundersame Weise wieder behoben worden sein und sich die immer existente, den Leib aufbauende und organisierende Kraft »ungestört« erneut entfaltet haben?

erneute Entfaltung der organisierenden Kraft

Nun möchte ich Sie einladen, die obige Übung mit beiden Händen fortzusetzen. Es wurde gesagt, dass die Zellen normalerweise in einem sich gegenseitig wahrnehmenden und unterstützenden Dialog miteinander stehen. Ich lade Sie ein, diesen Dialog mithilfe Ihrer Hände als Symbol für die Zellentwicklung und den Zelldialog für sich selbst zu inszenieren.

Krankheit als »Dialogstörung«

Bildhaft und vereinfacht gesprochen könnten wir sagen, dass mit der Krankheit eine Dialogstörung, eine Entwicklungsstörung aufgetreten ist. Doch das muss nicht bedeuten, dass diese Störung nicht erkannt und behoben werden kann. Das Potenzial dazu existiert in uns, wie all die erstaunlichen Heilungen belegen. Andauernd findet Entwicklung in uns statt.

Der Evolutionsbiologe Professor Wolfgang Schad hat es zu einem Grundsatz seiner Forschung gemacht, dass alles Leben darin bestehe, dass es sich entwickelt und evolutioniert. »Kein Organismus ist eine Sache, sondern ist immer ein Wirksames. Es gibt keine Zelle in uns, in der nicht unentwegt Abbau und Aufbau weitergehen. [...] Es ist gar nichts, sondern es *wird* alles.

»Welt im Werden«

Die Welt besteht nicht im Sein, sondern im Werden. Und wenn man sich das deutlich macht, hat man eine ganz große Hilfe auch zum Selbstverständnis. Also wenn man beschreiben soll, was ein Mensch ist, dann ist er mehr als das, was beschreibbar ist. Warum? Weil er immer die Potenz oder die Qualität hat, noch ein anderer oder eine andere zu werden als bisher. [...] Der Mensch ist nur insoweit er wird. Das ist ein sprachliches Paradoxon. Aber sich das einmal deutlich zu machen in seinem Selbst- und Weltverständnis, eröffnet alle Entwicklungspotenzen für die Zukunft.«[27]

Wir sollten uns bewusst machen, dass die aufbauenden, organisierenden, gestaltenden Kräfte nicht aus dem Leib verschwinden, nur weil wir krank geworden sind.

unterschiedliche Erfahrungen

Stellen Sie sich einen Mediziner vor, der es sich zur Aufgabe gemacht hat, die Menschen zu erforschen, die erstaunliche Heilungen erleben durften. Was wird dieser Mensch für Erfahrungen machen, und was für eine innere Haltung wird er daraus entwickeln? Seine Haltung, seine tiefste Überzeugung wird sein: Heilung ist möglich! Selbst dann, wenn wir medizinisch gesehen an einer Grenze angekommen sind, an der wir keine Mittel mehr zur Verfügung haben, die Heilung hervorbringen können, so ist trotzdem Heilung möglich.

Bei einem Mediziner mit diesem Erfahrungsfeld wird das Wissen vorhanden sein, dass die körpereigenen Potenziale immer wieder neu zur Entfaltung kommen können und die Hoffnung auf Heilung immer präsent sein darf. Das hat nichts mit Verdrängung oder Abspaltung zu tun, das ist seine erfahrene Realität.

Wie ergeht es hingegen demjenigen Arzt, dessen Hauptaufgabenfeld es ist, auf einer Palliativstation Menschen zu begleiten, die laut den Erkenntnissen der Medizin vermutlich bald am Ende ihres Lebenslaufes angekommen sein werden? Was für eine Haltung könnten er und die anderen Mitarbeiter dieser Stationen kultiviert haben?

In den Kliniken werden überwiegend die Menschen behandelt, deren Krankheitsverlauf sich verschlechtert hat. Derjenige Patient, der Verbesserung oder sogar Heilung erfährt, muss ja nicht mehr zum Arzt oder in die Klinik. Die in den Kliniken arbeitenden Menschen haben dann dominant den speziellen Ausschnitt der Menschen vor Augen, deren Krankheit weiter fortgeschritten ist.

Ausschnitt der Wirklichkeit

Das ist das faktisch reale, alltägliche Erfahrungsfeld der Klinikmitarbeiter. Im Erfahrungs- und Wahrnehmungsfeld der akut-internistischen Klinik kann sehr leicht aus dem Bewusstsein verschwinden, dass dieser Blickwinkel nur einen speziellen Ausschnitt aus der gesamten Lebenswirklichkeit präsentiert. Daraus bilden sich natürlicherweise die entsprechenden Überzeugungen und Haltungen. Es sind oftmals Haltungen, die sich in ihrer Konsequenz jegliche Hoffnung auf wünschenswerte Veränderungen oder sogar auf eine mögliche Heilung verbieten. Das ist ein großes Leid für die dort betreuten Patienten. Sie wissen häufig um die Ernsthaftigkeit ihrer Situation, um das drohende baldige Ende des Lebenslaufs. Das gilt es anzuerkennen, und es wäre wünschenswert, auf das mögliche baldige Ende des Lebenslaufes vorbereitet zu sein. Und gleichzeitig wäre es wünschenswert, auf das Wunderbare, auf das Wunder, auf das Unerklärliche, auf Besserung zu hoffen, nicht von außen durch die Medizin, aber von innen durch die Entfaltung der Potenziale des Lebens. Das dürfen wir ganz real – wenn wir die Entwicklungen, die das Leben uns schon gezeigt hat, anerkennen und zur Kenntnis nehmen. Daraus folgt die bereits erwähnte Lebenswirklichkeit: »Wer nicht an Wunder glaubt, ist kein Realist!«[28]

Hoffnung auf Besserung

»Es ist der Geist, der sich den Körper baut«

Dieses Zitat[29] haben wir schon in der Einleitung erwähnt, ebenso, dass sich der schwer an Tuberkulose erkrankte Friedrich Schiller in der Zeit vor seinem Tod in einem körperlichen Zustand befand, dass sich der obduzierende Arzt wunderte, wie Schiller so lange leben konnte. Allen Qualen zum Trotz hat Schiller sich nicht beirren lassen und sein gewohntes Leben so gut wie möglich weiterzuführen versucht. Wenige Tage vor seinem Tod hat er noch eine Theatervorstellung besucht, auf dem Sterbebett beschäftigte er sich mit seinem noch unfertigen Drama *Demetrius*.[30]

Gedanken schaffen Wirklichkeit

Zu den bereits genannten Beispielen dafür, wie Gedanken und Vorstellungen Wirklichkeit erschaffen können, sei hier noch das folgende hinzugefügt: Notfallmäßig wurde ein junger Mann in eine Hamburger Klinik eingeliefert. Er hatte extrem schlechte biochemische Werte. Die Ärzte versuchten ihn wieder zu stabilisieren, er zeigte jedoch keine Besserung, und seine Lage war lebensbedrohend. Der junge Mann hatte Streit mit seiner Freundin gehabt und wollte sich daraufhin das Leben nehmen. So hatte er anderthalb Monatsrationen seiner Antidepressiva-Tabletten geschluckt. Die Ärzte kannten seine Tabletten nicht und nahmen Kontakt zu seinem Hausarzt auf, der sofort in die Klinik kam. Nach einer Viertelstunde ging es dem jungen Mann wieder so gut, dass er auf den eigenen Beinen die Klinik verlassen konnte.

Was war in dieser Situation geschehen, dass sich die lebensbedrohliche Situation so schnell zum Guten wenden konnte? Der Patient war der Überzeugung, sich mit den vielen Tabletten vergiftet zu haben. Sein Hausarzt hatte ihm nun aber gesagt, dass er keine Angst haben müsse. Er habe die Antidepressiva im Rahmen einer Forschungsstudie erhalten, sie seien nur Scheinmedikamente, Placebos. Innerhalb von fünfzehn Minuten hatten sich daraufhin die lebensbedrohlichen Symptome wieder zurückgebildet.

Was hat Ihrer Meinung nach die lebensbedrohliche Verfassung des jungen Mannes ausgelöst? Die Tabletten waren es nachweislich nicht. Es waren vielmehr seine Gedanken, seine Vorstellungen über die Wirkung der Tabletten.

Unser Geist, unsere Gedanken und Vorstellungen, unsere Gefühle sind also nicht aus Luft!

Vertrauen

In der Pädagogik ist bekannt, wie unterschiedlich sich die Schüler entfalten, je nach der Haltung, die der Lehrer gegenüber dem Schüler hat. Das Zutrauen, Zumuten, Vertrauen der anderen und natürlich auch unser eigenes Vertrauen wirken in uns. Sie fördern die Entfaltung der Potenziale.

Schon immer war bekannt, dass positiv denkende Menschen viel gesünder sind. Heute zeigt die Forschung, dass diese Menschen bessere Krankheitsverläufe aufweisen. Glückliche Menschen haben ein viel stärkeres Immunsystem und werden seltener krank oder schneller wieder gesund.

Unsere Vorstellungen von dem, was wir können oder nicht können, binden uns fest oder eröffnen uns neue Erfahrungsräume. In der Zeit der Krise, der Krankheit, können wir auf neue Gedanken kommen und die Erfahrung machen, dass wir viel mehr können, als wir wissen. Unsere schöpferische Kraft soll sich gesundend entfalten können. Doch oft erkennen wir die schöpferische Kraft in uns nicht an, sprechen sie uns selbst ab oder lassen sie uns absprechen.

Vorstellungen eröffnen Erfahrungsräume

Krankheit könnte der Ausdruck eines Kreativitätsmangelsyndroms sein. Und Heilung, so scheint mir, ist innig mit der Entfaltung der schöpferischen Kräfte in uns verbunden. Die Entfaltung der schöpferischen Kräfte in uns ist wiederum verbunden mit der Fähigkeit des Staunens und der Dankbarkeit, dem Mut und dem Vertrauen und ganz besonders mit der Fähigkeit, sich selbst zu lieben.

Krankheit als »Kreativitätsmangelsyndrom«

- Was verstehen Sie unter »Glücklichsein«? Möchten Sie sich etwas Zeit nehmen, um in sich hineinzulauschen, was in Ihnen bei dem Wort Glück anklingt?
- Wer bestimmt eigentlich, welche Gedanken wir in unserem Inneren kultivieren und entwickeln? Wer entscheidet, welche Zeitung ich lese, welche Sendung ich im Radio oder Fernsehen einschalte? Wie lautet Ihre Antwort? Meiner Meinung nach sollte die Antwort lauten: Ich selbst!
- Was ich tue, wofür ich mich interessiere, das bestimmt mein Weltbild, das bestimmt die Erfahrungen in meinem Leben.
- Wissen Sie, welche Art von Gedanken Sie in sich pflegen möchten? Haben Sie Ideen, wie Sie diese wünschenswerten Gedanken pflegen können? Ich bin sicher, Sie wissen es! Hilfen finden Sie auch auf Seite 136f.

Es gibt eine geistige Welt

Hoffnung benötigen wir zum Leben und zum Sterben. Der Philosoph Hans-Georg Gadamer (1900–2002) soll in der Zeit um seinen 100. Geburtstag gesagt haben, dass sich im Laufe seines Lebens vieles in der Philosophie verändert habe, dass aber eines gleich geblieben sei: Ein menschliches Leben sei ohne Hoffnung nicht denkbar!

Hoffnung und Vertrauen

Hoffnung und Vertrauen sind nicht im Röntgenbild zu sehen. Inzwischen können wir aber in »Gehirnscans« sehen, wie sie bestimmte Bereiche im Gehirn aktivieren. Mit mentalen Übungen wie beispielsweise Meditation oder Achtsamkeitstraining sind schon nach acht Wochen Veränderungen im Gehirn nachzuweisen.

Was aber verstehen wir unter Hoffnung?

Sinnhaftigkeit

Václav Havel soll einmal gesagt haben: »Hoffnung ist eben nicht Optimismus, nicht die Überzeugung, dass etwas gut ausgeht, sondern die Gewissheit, dass etwas Sinn hat, ohne Rücksicht darauf, wie es ausgeht.«

Hier noch einige Antworten von Seminarteilnehmern:

»Hoffnung ist der Glaube an das Gute, an das Mögliche, aber auch an das Unmögliche.«

Hoffnung ist für mich, jeden Tag sein Leben zu leben, egal was passiert, es hat immer einen Sinn.«

»Hoffnung bedeutet für mich, nach einer Krankheit wieder ganz gesund zu werden.«

»Hoffnung ist der Glaube, dass immer alles weitergeht, egal was man sich wünscht.«

Verbindung zum Himmel

Ein Teilnehmer sagte aber auch: »Hoffnung bedeutet für mich eine Verbindung des Menschen zum Himmel, da, wo wir wirklich zu Hause sind. Unsere wunderbare Erde ist ein Leben in einem begrenzten Zeitraum. Hilfe und Zuwendung erhalten wir von unseren Eltern, Freunden, unserer Familie usw., hier auf der Erde, aber auch im Himmel. Wir sind nicht allein ... Hoffnung auf Veränderung bleibt im Menschen auch in den schwersten Situationen, weil es den Himmel mit all seinen uns Menschen beistehenden Wesen, den Engeln usw. gibt.«

Für diesen Teilnehmer bestand kein Zweifel daran, dass es eine geistige Welt gibt.

Nahtoderlebnisse

Ähnliches gilt für Menschen, die ein Nahtoderlebnis hatten, die also die Todesschwelle schon ein Stück weit überschritten hatten, aber noch einmal ins Leben zurückgekehrt sind. Diese Menschen bringen die unerschütterliche Gewissheit mit zurück, dass es ein Leben nach dem Leben gibt.[31]

Zu denken gibt auch eine Begebenheit, von der die Sterbeforscherin Elisabeth Kübler-Ross berichtet hat: Ein kleines Kind war klinisch tot, konnte aber erfolgreich reanimiert werden. Nach der Reanimation berichtete das kleine

Kind davon, dass es sehr schön gewesen sei an dem Ort, an dem es gewesen war. Zur Überraschung der Eltern fügte es hinzu: »Mein Brüderchen hat schon auf mich gewartet.« Die Eltern hatten vor der Geburt dieses Kindes bereits einen kleinen Jungen gehabt, der verstorben war. Dem zweiten Kind hatten sie nie von seinem verstorbenen Brüderchen erzählt.[32]

Wie ließe sich dies erklären, wenn es keine jenseitige Welt gäbe?

Wir wissen, dass bei einer Erkrankung nicht alles in unseren Händen liegt. Als ich im Januar 1982 in einer Schweizer Krebsklinik ein Praktikum absolvierte und oftmals nahe daran war, meine Fähigkeiten als Kunsttherapeut infrage zu stellen, sagte der mich lehrende alte, erfahrene Therapeut zu mir: »Es gehören immer zwei dazu!« Heute, nach mehr als dreißig Jahren Erfahrung, weiß ich, dass wenn zwei in einer bestimmten Haltung und Frage beisammen sind, dass es dann meistens mehr als zwei sind.

Anteile an der Heilung

Ein Hamburger Arzt hat es einmal folgendermaßen formuliert: Eine Patientin, die sich bei ihrem Aufenthalt in einer Freiburger Klinik für eine Chemotherapie entschieden hatte, sagte: »Aber ich mache die Chemo nur in Hamburg, bei einem bestimmten Professor!« – Warum? Weil sie Vertrauen zu ihm hatte! – Als ihr der Hamburger Professor die Chemotherapie verabreichte, sagte er: »Ich werde Ihnen jetzt die Chemotherapie geben. Das ist vielleicht ein Drittel für Ihre Heilung. Ein zweites Drittel liegt bei Ihnen selbst, und ein Drittel« – dabei deutete er mit der Hand nach oben – »liegt bei Gott.«

Man könnte die Aspekte der Heilung in folgendes Bild fassen:

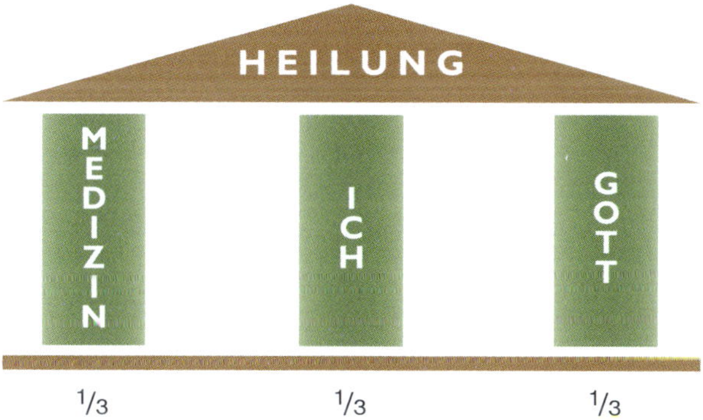

Drei Hauptaspekte der Heilung

»jenseitige Kraft«

Vielen fällt es schwer, an eine »jenseitige Kraft«, wie auch immer man sie nennen mag, zu glauben. Wofür aber sprechen die hier geschilderten Erlebnisse? Was sagt unser Menschenverstand, unser Gefühl, unsere innere Stimme?

Eine häufig anzutreffende Erfahrung ist jedenfalls, dass diejenigen Menschen, die sich einer göttlichen Welt gegenüber öffnen können, unschätzbare Hilfe und Kraft daraus beziehen. Eine Teilnehmerin berichtete in meinem Seminar, dass sie mehrere Menschen getroffen habe, die durch die Kraft des Gebetes und des Glaubens gesundet seien.

Glaube und Gebet

Der Glaube und das Gebet sind eine Kraft, mit der der Mensch anerkennt, dass er nicht alleine ist, dass es für ihn Unterstützung und Hilfe auch in der größten Not gibt. Der Glaube und das Gebet werden von vielen Menschen in unterschiedlichen Kulturen als elementare Heilkräfte erfahren. Der Glaube und das Gebet werden als Kräfte erlebt, die zu Vertrauen, innerem Frieden und Gelassenheit führen, auch wenn immer wieder die Erfahrung von Zweifel und Irritation auftritt.

- Vielleicht können Sie sich an Momente in Ihrer Biografie erinnern, in denen Sie nicht wussten, wie das Leben weitergehen soll, in denen Sie dann aber Kraft und Weisheit in und um sich erleben konnten, die Ihnen geholfen haben, das Leben zu meistern. Notieren Sie sich bitte diese Momente.
- Gibt es in Ihrem Alltag Rituale, mit denen Sie Ihren Glauben stärken und das Gebet pflegen?

Zum Schluss dieses Kapitels möchte ich noch ein ganz persönliches Erlebnis hinzufügen. Reinhold, ein guter Freund von mir, lag 1987 an der Grenze des Lebens in einem Krankenhaus. Er erzählte seiner Lebensgefährtin, dass ich kommen und ihm eine gelbe Rose mitbringen werde. Seltsamerweise aber hatte er nicht mit mir gesprochen, um mich zu bitten, ihn zu besuchen und ihm eine gelbe Rose mitzubringen. Weder hatte er von mir eine gelbe Rose bestellt, noch war ich jemand, der die Gewohnheit hatte, einem Freund Rosen zu bringen.

Am Morgen des 24. Juni, des Johannitages 1987, kam ein anderer Patient, der Eiserne Gustav genannt und ein großartiger Rosenzüchter, zu mir ins Kunsttherapie-Atelier. Zum ersten Mal seit all den Jahren, die wir uns kannten, brachte er mir eine Rose mit. Morgens bei seiner Gartenrunde hatte ihn eine Rose mit himmlischem Duft besonders verzaubert. Dieses Erlebnis der Freude und Begeisterung wollte er mit mir teilen. So schnitt er die Rose für mich ab. Es war eine gelbe Rose.

Gegen Mittag erhielt ich die Nachricht, dass Reinhold in der Nacht zu Johanni verstorben sei. Er war aufgebahrt, und es war mein Wunsch, ihn zu besuchen. Unmittelbar war mir klar, dass ich ihm nichts Schöneres mitbringen konnte als die gelbe Rose.

Sorge nicht,
wohin dich
der einzelne Schritt führt:
Nur wer weit blickt,
findet sich zurecht.

Dag Hammarskjöld

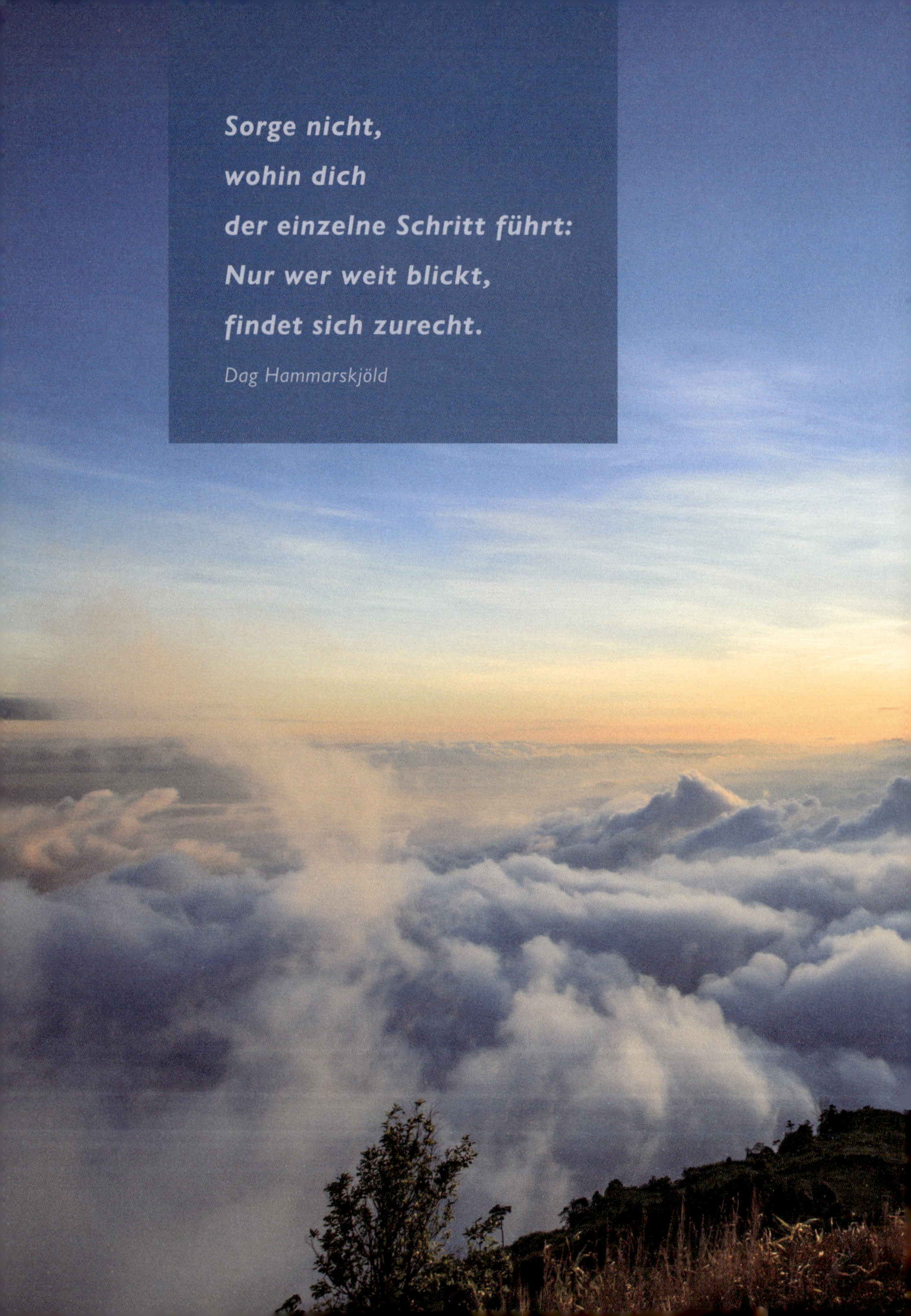

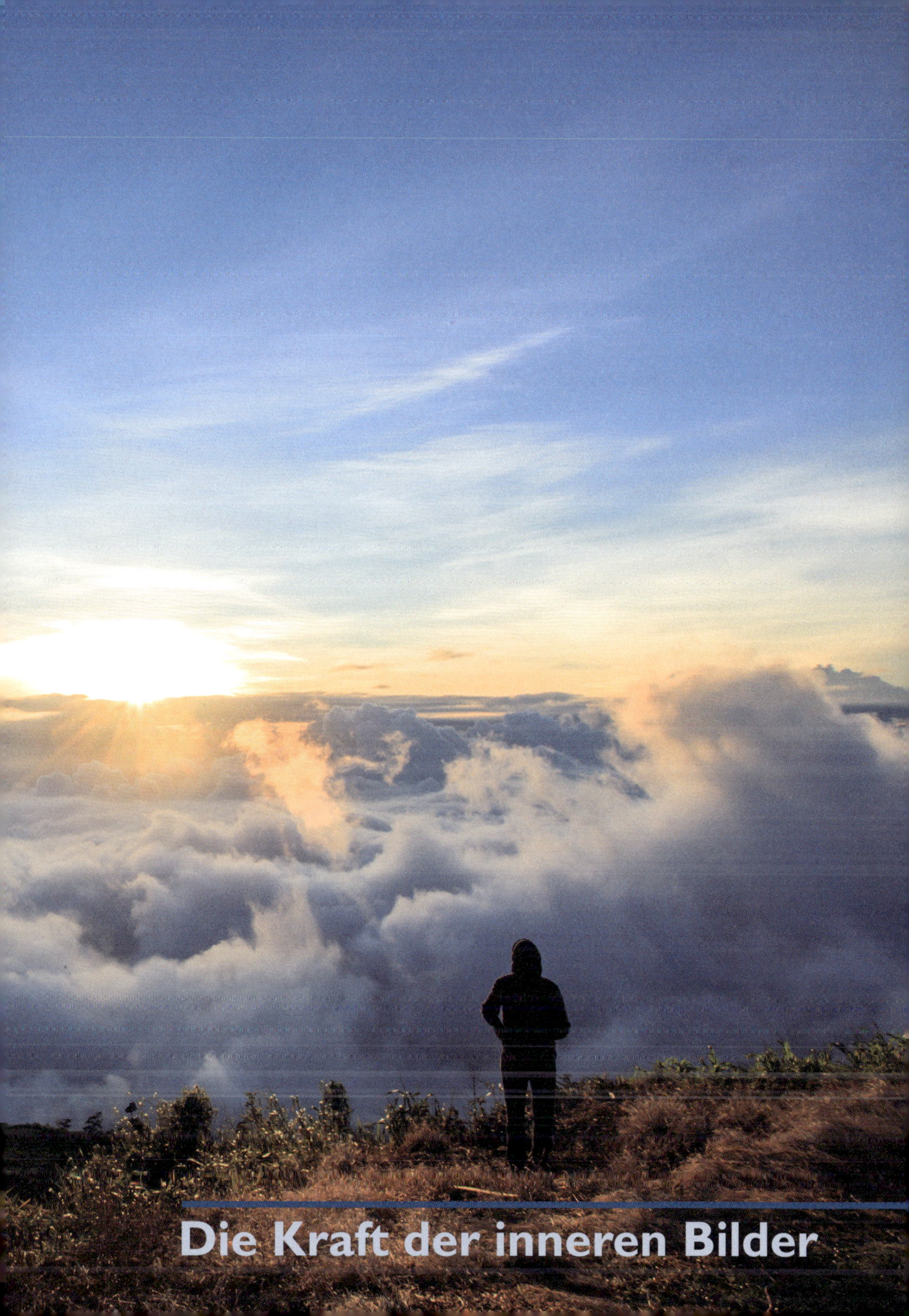

Die Kraft der inneren Bilder

Wandlung, Verwandlung, Entwicklung, nicht nur in der Welt, sondern in uns selbst. Viele Patienten, die mit einer schweren Erkrankung zu leben lernen, erfahren diese Thematik als zentrale Aufgabe in sich.

An den Krisenpunkten in unserem Leben, wenn wir ohnmächtig förmlich in einem Loch sitzen, blicken wir oft zurück mit der Frage: Was war oder ist unstimmig in meinem Leben? Und es kann sein, dass wir erkennen: *So wie bisher kann ich nicht weitermachen!*

Widerstände

Doch dann stoßen wir auf unzählige Widerstände, die uns daran hindern, die Erkenntnis in die Tat umzusetzen.

Was gibt uns die Kraft, entgegen der Macht der Gewohnheit, entgegen unserer Geschichte, die uns in Mark und Bein steckt, unser Verhalten zu ändern? Was gibt uns die Kraft, aus der Erkenntnis einen Entschluss zu formen und diesen dann entgegen unseren gewohnten Verhaltensweisen in eine Handlung umzusetzen?

inneres Zukunftsbild

Es ist die Kraft des inneren Zukunftsbildes, der Vorstellung, unserer Vision! Menschen, denen es gelungen ist, in aussichtslos erscheinenden Situationen die Hoffnung nicht zu verlieren oder erneut Hoffnung zu schöpfen, Menschen denen es gelungen ist, ihr Leben entscheidend zu verändern, diese Menschen berichten davon, dass es ihre Vision war, ihr Zukunftsbild, das ihnen die Kraft zur Veränderung gegeben hat.

Wieder nutzen wir unseren gesunden Menschenverstand, um folgende Frage zu beantworten: Wenn ich alles immer so weitermache wie früher, könnte es dann sein, dass ich dasselbe wie früher erlebe? In der Runde unseres Seminars lebte bei dieser Frage immer ein Ja. Das bedeutet, wenn ich etwas anderes erleben möchte, dann ist es angebracht, etwas zu verändern, etwas anderes als bisher zu tun. Diese Lebensweisheit tragen wir ohne jeden Zweifel in uns. Aber was sollte uns dazu veranlassen, eine Veränderung unseres Verhaltens vorzunehmen? Eine Teilnehmerin sagte: »Wenn wir langfristig im Unfrieden sind!«

Doch woher wissen wir, welche Veränderung ansteht, woher wissen wir, was wir selbst für uns tun können, um die Gesundheit in uns zu stärken?

Eine Teilnehmerin sagte, das Gebet sei ihr immer wieder eine Hilfe. Im Gebet erfahre sie, was für sie wichtig sei.

Jemand anderes sagte: »Eigentlich wissen wir es, was uns guttut. Eigentlich wissen wir, was für Veränderungen anstehen.«

Wieder eine Teilnehmerin sagte, dass wir eine göttliche Ich-Kraft in uns tragen, mit der wir erkennen können, was wir gut getan oder wo wir etwas nicht in Übereinstimmung mit unserem inneren Wollen ausgeführt haben. Sie sagte, dass dann beispielsweise die Emotionen mit ihr durchgegangen seien, dass sie dies aber im Rückblick erkenne und diese Erkenntnis mit dazu beitrage, dass sich langsam etwas verändere.

Und was gibt uns die Kraft, um das Wissen, die innere Gewissheit, in die Tat umzusetzen? Wir alle wissen vermutlich, dass es mit zu den schwierigsten Herausforderungen im Leben gehört, ein gewohntes Verhalten zu verändern.

gewohntes Verhalten ändern

Eine Teilnehmerin sagte, dass diese Kraft mit unserem Lebenswillen verknüpft sei. Doch dann stellt sich die Frage: Was befeuert den Lebenswillen des einzelnen Menschen?

Dieser Frage kommen wir auf den Grund, wenn wir Menschen treffen, die extreme Krisensituationen, Gefangenschaft, Bergwerkunglücke überlebt haben. Sie alle befanden sich in einer Situation, die man sicherlich als hoffnungslos beschreiben kann. Aber sie alle haben gemeinsam, dass sie in dieser sogenannten hoffnungslosen Situation ihre Hoffnung und ihren Glauben nicht verloren haben. Sie konnten alle eine Zukunftskraft in sich lebendig erhalten.

Lebenswille

Diese Kraft kommt aus den Bildern, die in uns lebendig sind. In diesem Falle sind es Bilder aus der Zukunft, in der wir ein wünschenswertes, ein erfülltes, ein begeisterndes Leben vor uns haben. Menschen, die das KZ überlebt haben, berichten zum Beispiel davon, wie sie sich immer wieder ausgemalt haben, was sie Schönes oder Interessantes tun werden, sobald sie aus dem Lager befreit sind.

Wir haben die Aufgabe, unseren Blickwinkel immer wieder neu zu erweitern und mit Mut und Vertrauen ungewohnte Blickwinkel zu erforschen. Die unvoreingenommene Öffnung für die Phänomene des Lebens kann uns helfen, neue, aufbauende Gedanken zu entwickeln. Da können sich Perspektiven ergeben, die von unseren bisherigen Vorstellungen abweichen. Mitentscheidend für die weitere Entwicklung wird sein, ob wir innerlich für neue Blickwinkel und Erfahrungen offen sind und eine unbefangene Wahrnehmung zulassen können. Denn die Vorstellungen und Bilder, die wir in uns kultivieren, haben eine wörtlich zu nehmende »Ein-bilde-kraft«. Nicht umsonst hat der Sprachgeist die Wendung hervorgebracht: »Da bildest du dir etwas ein!«

Blickwinkel erweitern

Die heutige Neurobiologie bzw. Psychoneuroimmunologie entschlüsselt die Leibbildeprozesse, die Wirkung von Gedanken und Gefühlen auf die Leibbildung immer klarer. Bereits 1907 hat Rudolf Steiner in einem Vortrag von der Wirkung des Bildes, das wir in unserer Seele tragen, auf den Organismus gesprochen: »Das Bild wirkt von der Seele auf den Organismus, gesunde Disposition des Leibes wird durch wahre Bilder bewirkt. Falsche Bilder prägen sich auch ein. Sie erzeugen das, was uns in den Seelenstörungen entgegentritt, die später zu Leibesstörungen werden. Hier ist der wahre Grund, der schließlich zum Krankheitswahn führt. Derjenige, der sich abschließt gegenüber dem großen Weltenzusammenhang, der wird nicht abweisen können, was ihm entgegentritt. Dagegen ist unmöglich, dass der, welcher sich große Bilder eingeprägt hat, sich durch falsche Bilder täuschen lässt.«[33]

Wirkung der inneren Bilder

In unserer Gesellschaft haben wir beispielsweise ein sehr einseitiges Bild von Krebs kultiviert. Was für eine Antwort finden Sie aus Ihrem Erfahrungshorizont heraus zu der Frage: Wie oft hören, lesen oder sehen Sie Nachrichten, in denen über Menschen berichtet wird, die an Krebs verstorben sind, und wie oft über Menschen, die von Krebs geheilt wurden? Können Sie aus dem Bauch heraus zwei Prozentzahlen nennen? Was lebt in Ihrem Bewusstsein?

einseitiges Bild von Krebs

In meinem Seminar antworteten mir alle Befragten, die Zahl der Berichte von Verstorbenen überwiege bei Weitem die von Berichten über Geheilte.

Ein Studium der Gesamtstatistiken zu Sterben und Überleben zeigt demgegenüber auf: Die Entwicklungstendenz geht dahin, dass bald mehr als die Hälfte aller von Krebs Betroffenen geheilt werden können. »Etwa 500.000 Menschen erkranken in Deutschland jährlich an Krebs. Man kann damit rechnen, dass etwa 40 bis 50 % aller Frauen und rund 50 % aller Männer zu irgendeinem Zeitpunkt in ihrem Leben an einer Krebserkrankung leiden. Zwei Drittel aller Frauen und über 50 % aller Männer überleben eine Krebserkrankung.«[34]

Wir könnten nun darüber spekulieren, wie es denn sein kann, dass das kulturelle Bild so gezielte, spezielle, fragmentarische Auszüge des Lebens vermittelt. Die Antwort wird uns nicht unbedingt weiterführen. Besonders überdenkenswert sind die Bilder von der Krebserkrankung, die speziell bei vielen Mitarbeitern im Gesundheitswesen anzutreffen sind. Bei ihnen haben sich unglücklicherweise oft sehr ungesunde Überzeugungen entwickelt, die eine Hoffnung auf Heilung als Flucht in die Illusion abtun.

fragmentarische Auszüge des Lebens

Wir, jeder selbst ist für sich aufgerufen, sein eigenes Bild zu kultivieren.

Aber eines ist klar: Solange wir in unserer Gesellschaft überwiegend die Bilder von Krebs, die mit Sterben und Tod verknüpft sind, in das Bewusstsein heben, und solange wir die Bilder der Heilung im Bewusstsein durch die Medien deutlich reduzieren, so lange bilden wir kollektiv in uns eine spezielle innere Wirklichkeit mit ihren entsprechenden äußeren Konsequenzen.

Entwicklungsmöglichkeiten

Ingeborg und Ursula sind zwei von vielen Menschen, die ich danebenstellen möchte mit der Bitte, erstaunliche Entwicklungsmöglichkeiten als Realität anzuerkennen.

- Ursula, etwas über 50 Jahre alt, war vor einigen Jahren bei uns in der Klinik. Ihr Brustkrebs war so weit fortgeschritten, dass aus der Sicht der Medizin keine Heilung zu erwarten war. Einige Jahre später wurde ihr Mann in die Klinik aufgenommen. Als die Aufnahmeschwester ihn erkannte, dachte sie im Stillen: Jetzt ist er gekommen, um seiner Frau hinterherzusterben. Dann kam völlig überraschend seine Frau hereinspaziert. Die Aufnahmeschwester konnte es nicht glauben. Nach einigen Monaten war Ursulas Brustkrebs mit homöopathischer Unterstützung und sicherlich auch mit der Unterstützung vieler guter Geister und der Begleitung guter Mächte geheilt.

- Ingeborg, 85-jährig, wurde vor 25 Jahren in einer Klinik in die Sterbekammer geschoben. Sie hatte sich wegen einer von Tumoren überwucherten Niere einer sehr schweren Operation unterziehen müssen. Ingeborg hatte die Operation überlebt, aber die biochemischen Werte ihres Körpers deuteten auf den baldigen Tod hin. Doch das Leben hat anderes mit ihr vorgehabt. Die lebensorganisierenden Kräfte sind erneut in ihren Körper zurückgekehrt.
  Sie berichtete, seit vielen Jahren mache sie bei ihren täglichen Waldspaziergängen immer eine Meditation, die sie irgendwo gelesen und verinnerlicht und für uns aufgeschrieben hat.

  Gott in mir,
  Dank sei Dir
  für die Kraft,
  die in mir
  jetzt und hier
  Heilung schafft.

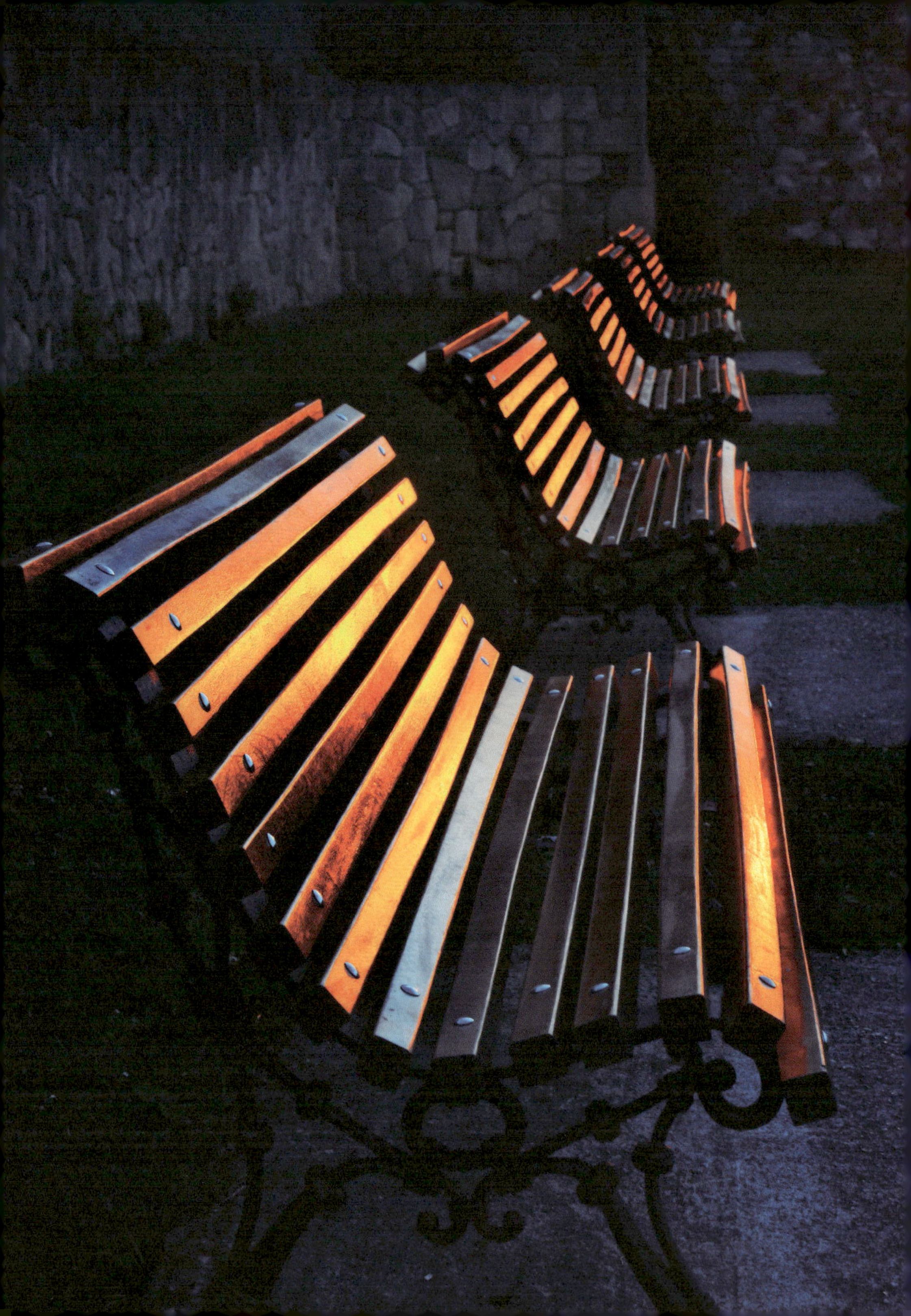

Sind das nicht bemerkenswerte Wandlungen, die uns das Leben immer wieder zeigt? Sagt uns das Leben nicht, es macht Sinn, auf beide Möglichkeiten des Lebens vorbereitet zu sein, bereit zum Leben und zum Sterben zu sein? *Wandlungen*

Wir leben heute in einer noch nie gekannten Bilderflut. Doch was für Bilder möchten wir in uns kultivieren, was möchten wir in uns weiter ausmalen? Was bestimmt uns? Kann ich wählen?

Eine Teilnehmerin in unserem Seminar äußerte spontan: »Was bestimmt mich? Darin liegt auch das Wort Stimme. Wem gebe ich meine Stimme? Was wähle ich aus? Was von dem, das in mir lebt, was für eine Stimme wähle ich für mich aus? Die Stimme des Verstandes oder dessen, was ich in meinem Herzen fühle? *Eigenkompetenz*

Wir können an unserer inneren Verfassung arbeiten. Wir können entscheiden, was für Bilder wir in unserem Inneren kultivieren möchten.

Ich trage Ruhe in mir.
Ich trage in mir selbst
die Kräfte, die mich stärken.
Ich will mich erfüllen
mit dieser Kräfte Wärme,
ich will mich durchdringen
mit meines Willens Macht,
und fühlen will ich
wie Ruhe sich ergießt
durch all mein Sein,
wenn ich mich stärke,
die Ruhe als Kraft
in mir zu finden
durch meines Strebens Macht.

Rudolf Steiner

Ruhe als Kraft

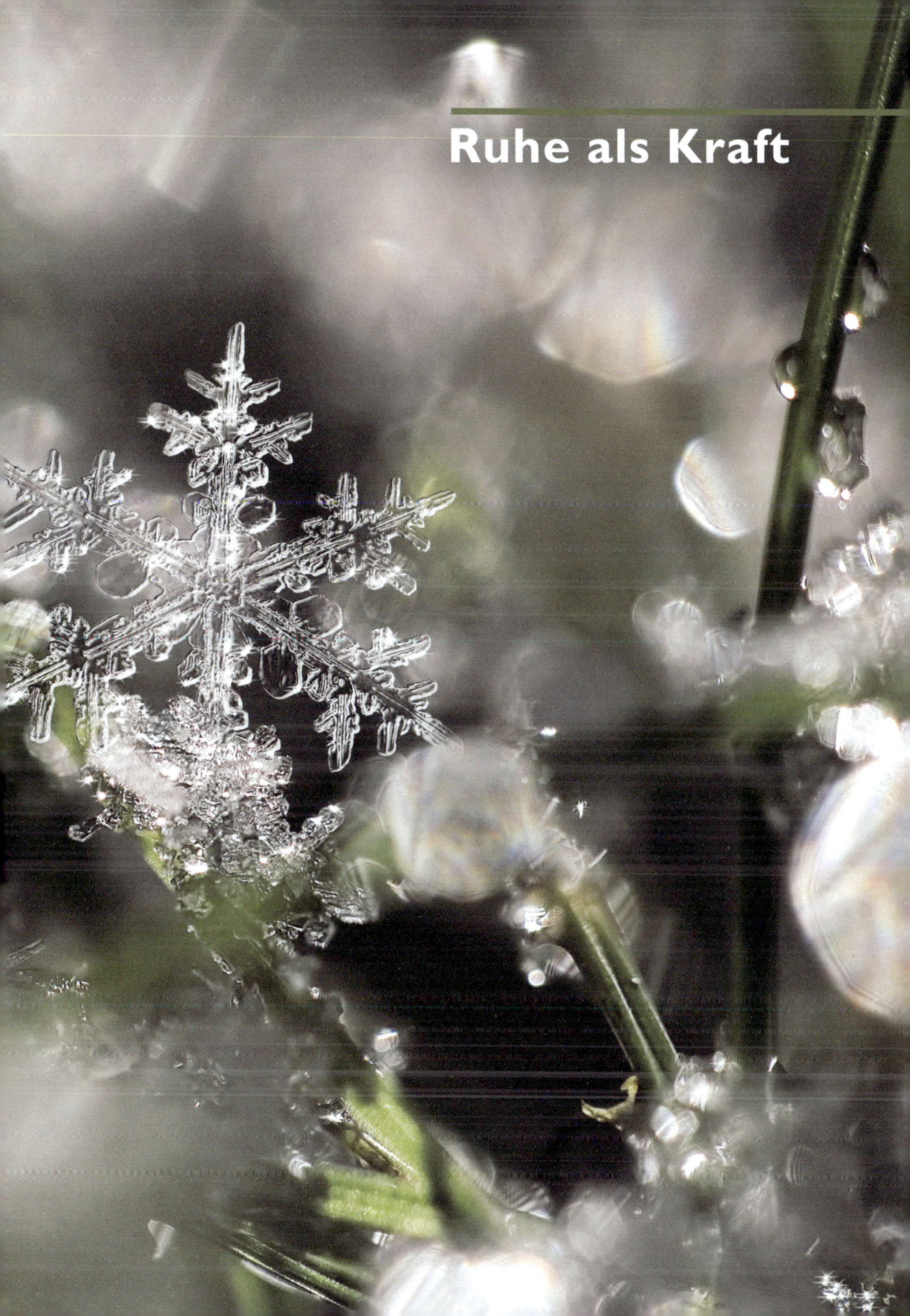

Krise und Krankheit verlangen von uns, dass wir unseren Blickwinkel auf uns selbst und auf das Leben hinterfragen. Wir sind aufgefordert, ein neues Bewusstsein zu entwickeln, um das Leben neu und gesundend gestalten zu können.

Wenn wir die Gesundungs- und Selbstheilungskräfte, die immer gleichzeitig neben der Krankheit in uns existieren, anregen wollen, ist es eine Hilfe, die Dinge zu pflegen, die uns zur Ruhe kommen lassen.

Mensch zwischen zwei Mächten

Rudolf Steiner formulierte es einmal folgendermaßen: »Der Mensch ist in seinem Leben zwischen zwei Mächte hineingestellt. Auf der einen Seite steht der Ablauf der Ereignisse und Tatsachen, die Fortdauer der Tatsachen um ihn herum, die auf ihn die verschiedensten Eindrücke machen. Dem steht im Innern gegenüber des Menschen eigene Kraft. Man braucht das Leben nur oberflächlich zu betrachten, dann wird einem klar, dass der Mensch einen notwendigen Ausgleich braucht zwischen den Kräften und Tatsachen, die von allen Seiten auf ihn einstürmen, und dem, was sich in seinem Innern entfaltet. Wenn der Mensch im alltäglichen Lebenstreiben Eindruck auf Eindruck empfangen hat, so sehnt er sich nach Sammlung, nach Alleinsein. Er fühlt, dass nur im richtigen Ausgleich ein gesundes Leben gefunden werden kann.«[35]

Ruhe ist eine Voraussetzung, um sich selbst wieder spüren, wahrnehmen und erkennen zu können. Ruhe ist eine Voraussetzung, um nach der Selbsterkenntnis zu einer adäquaten Entscheidung zu finden und diese dann auch in entsprechender Weise im Leben etablieren zu können. Für all diese aufeinanderfolgenden Entwicklungsschritte ist die Ruhe eine große Unterstützung.

Schwierigkeit, zur Ruhe zu kommen

»Aber ich kann nicht zur Ruhe kommen! Wenn ich beim Essen sitze, dann sehe ich schon, was alles noch getan werden muss, und dann springe ich oft mittendrin auf und erledige dies oder jenes. Wenn ich aber dennoch mal zur Ruhe komme, dann tauchen die Gedanken auf, die mir Angst machen, die will ich nicht, also renne ich weiter!« – so berichten viele meiner Seminarteilnehmer.

Es darf die Frage gestellt werden: Wem rennen Sie hinterher oder wovor rennen Sie davon? Was hält Sie davon ab, sich selbst zu begegnen? Ist es das Gleiche, was unbewusst Ihre Angst schürt, vielleicht die Angst vor dem Sterben und dem Tod? Wissen Sie womöglich unbewusst, dass Sie sich letztlich irgendwann selbst begegnen werden? Was würden Sie sich da für eine Haltung Ihnen selbst gegenüber wünschen? Bitte beantworten Sie, wenn es Ihnen möglich ist, diese Frage aus der Mitte Ihres Herzens. Wenn Sie für sich wissen, mit was für einer Haltung Sie sich in wünschenswerter Weise selbst begegnen möchten, können Sie ja heute damit beginnen, diese Haltung zu üben. Wie könnte das praktisch für Sie aussehen?

Kehren wir nochmals zurück zur Ruhe. Sich aus dem Alltagsgeschehen zurückzuziehen und in Ruhe bei sich zu sein, das empfindet mancher als egoistisch.

Egoismus?

Schwester Franziska, eine Nonne mit vielen Begabungen, kam in ihrem Orden etwas in die Enge, da sie mit ihren Talenten auch viele Aufgaben an sich gezogen hatte. Sie vermisste immer mehr ein wenig Zeit für sich selbst. Da kam ihr eine Idee. »Ich kann ja sagen, ich habe keine Zeit, ich habe zu diesem Zeitpunkt schon einen Termin!«

Raten Sie, mit wem sie diesen Termin hatte.

»Ich muss ja nicht sagen, dass ich den Termin mit mir selbst habe!«

Sich selbst einen Termin zu geben, um Zeit für die Stille, die Ruhe zu haben, ist sehr wichtig.

»Termin mit mir selbst«

In der Stille still ich mich, unter diesem Titel hat mir eine Patientin ein Gedicht geschrieben. Die Ruhe, die Stille als ein Ort, um mir selbst zu begegnen, um in den Dialog mit dem, was mir »wesentlich« ist, zu kommen, ist eine Quelle der Lebenskraft. So können Ruhe und Stille einen Weg zu einem aktiven Dialog bahnen, der mir hilft, meinen »ureigenen« Lebensweg zu finden.

den »ureigenen« Lebensweg finden

Obwohl wir uns, sobald wir zur Ruhe kommen, sozusagen ein wenig aus dem Alltagsgeschehen zurückziehen, dürfen wir darauf vertrauen, dass wir auf unserem Weg nicht alleine sind. Alleine ist dieser Weg nur sehr schwer zu bewältigen, miteinander haben wir viel mehr Bewusstsein und Kraft. Gleichzeitig können wir um Hilfe bitten und beten. Ebenso wichtig ist es, sich für Hilfe zu öffnen und sie anzuerkennen, wenn sie kommt.

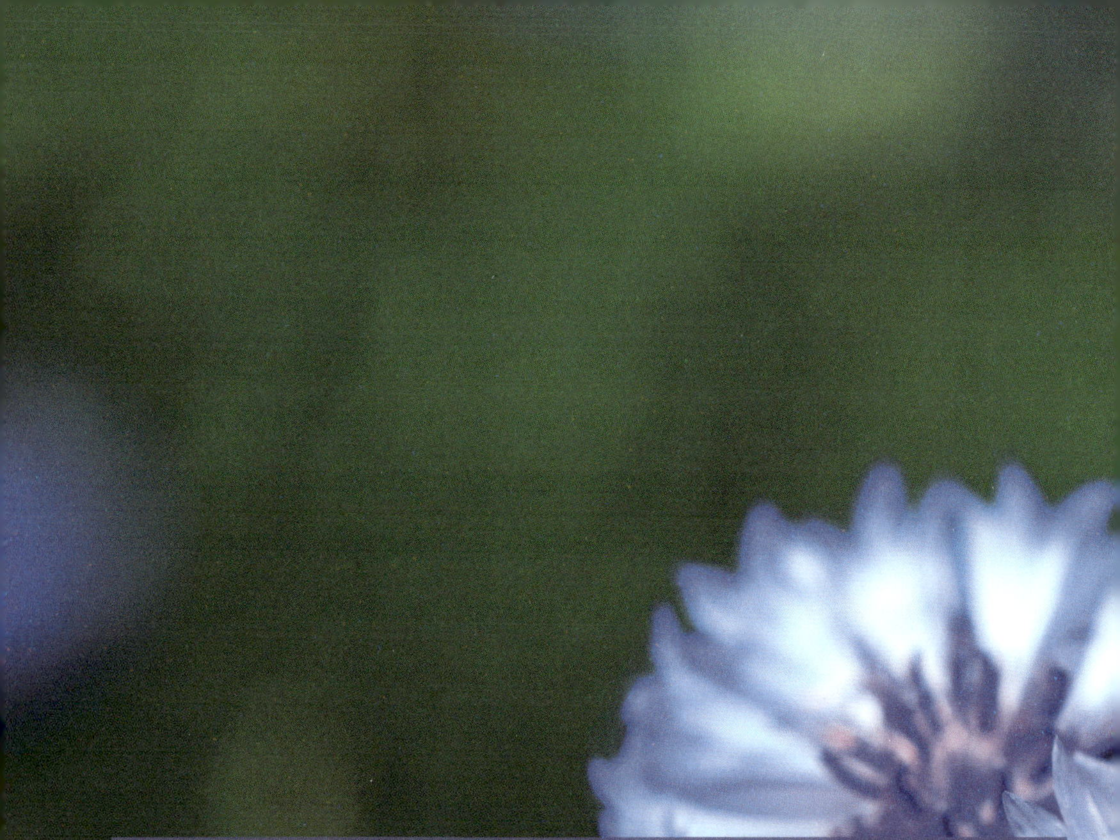

Wenn die Raupen wüssten, was einmal sein wird,
wenn sie erst Schmetterlinge sind,
sie würden ganz anders leben:
froher, zuversichtlicher und hoffnungsvoller.
Der Tod ist nicht das Letzte.
Der Schmetterling ist das Symbol der Verwandlung,
Sinnbild der Auferstehung.
Das Leben endet nicht, es wird verändert.
Der Schmetterling erinnert uns daran,
dass wir auf dieser Welt nicht ganz zu Hause sind.

Willi Hoffsümmer

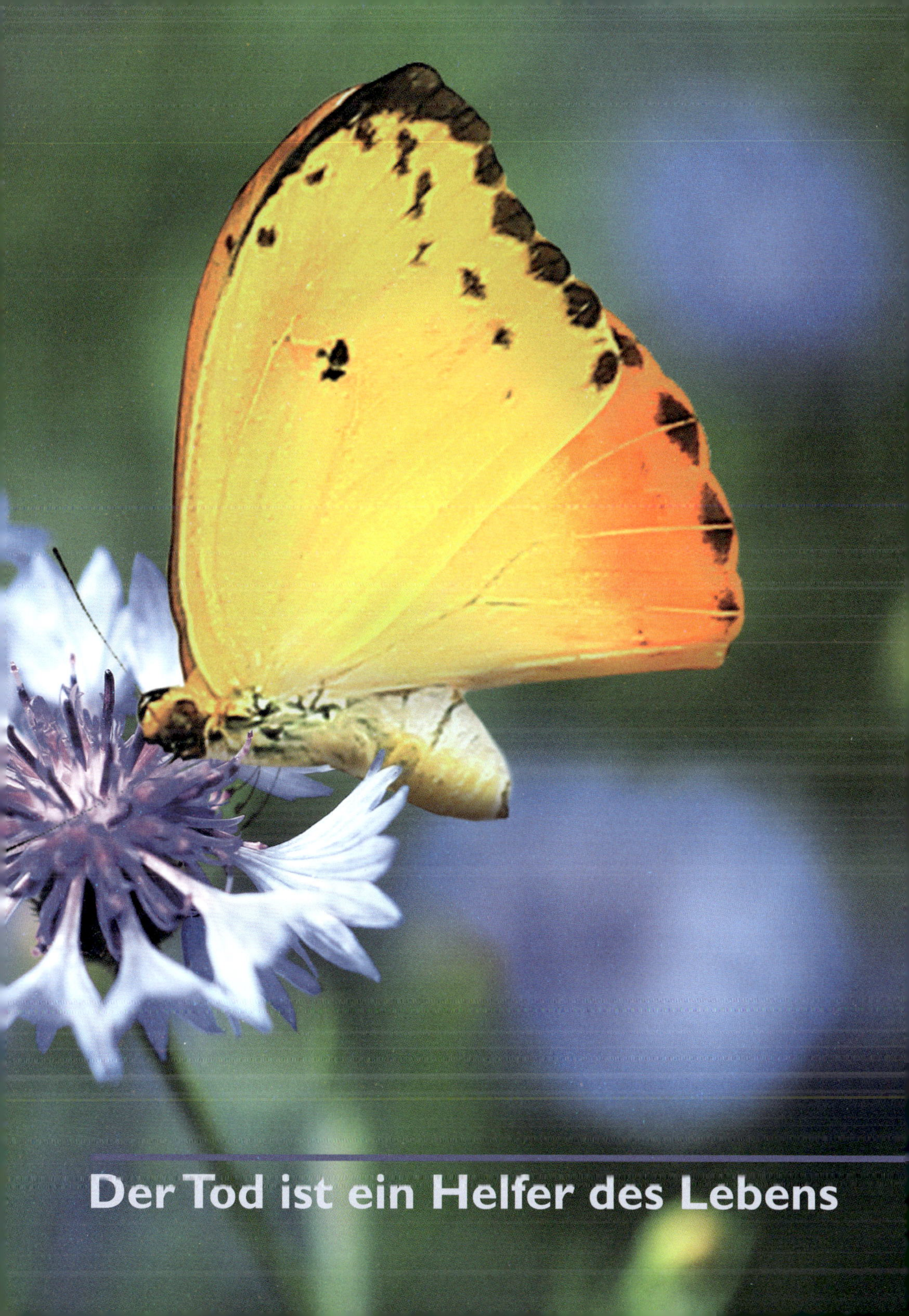

Der Tod ist ein Helfer des Lebens

Konzentration auf das Wesentliche

So paradox es klingen mag: Das Bewusstsein, dass wir nur auf Zeit, nur als Gast auf dieser Erde leben, kann uns helfen, uns auf das Wesentliche im Leben zu konzentrieren, auf das, was wir in unserem Leben aus ganz eigenen Impulsen heraus »auf die Erde«, in die Welt bringen wollen.

Jeder Mensch ist sterblich, und jeder Mensch wird konfrontiert mit dem Thema der Endlichkeit des Lebens. Ob er sich von dem Thema berühren lässt oder ob er es abspaltet, liegt in seiner Freiheit.

Intensität

Manchmal treffe ich auf Patienten, die schon seit langer Zeit das Sterben und den Tod in ihr Leben integriert haben. Es scheint, als ob sie mit großer Intensität leben und gleichzeitig das Bewusstsein haben, dass das Leben jeden Tag zu Ende sein kann. Eine alte Patientin sagte mir, dass in ihr der folgende Spruch immer wieder auflebe: »Nichts ist so gewiss wie der Tod und nichts so ungewiss wie sein Zeitpunkt.«

Leben ohne Sterben ist unmöglich

Früher sagten weisheitsvolle Menschen, dass die Kunst des Lebens und die Kunst des Sterbens die gleiche Kunst seien. Und sie lehrten uns, wenn wir nicht fähig seien zu sterben, dann seien wir auch nicht fähig zu leben. Wir konzentrieren uns auf das Leben, so sagen wir, und verdrängen dabei den Tod aus dem Leben. Alleine wenn wir die Zellbiologie in uns studieren, wird deutlich, dass Leben ohne das Sterben nicht möglich ist. Jeden Tag sterben Milliarden von Zellen in unserem Organismus ab. Nur so kann unser Körper Erneuerung erfahren. Unser Körper muss die Fähigkeit des Sterbens besitzen, um leben zu können.

Wenn wir eine neue Fähigkeit erwerben und uns weiterentwickeln möchten, müssen wir von alten Vorstellungen und Gewohnheiten Abschied nehmen, nur dann ist eine Wandlung möglich. Unser ganzes Leben hindurch gelangen wir immer wieder an Grenzen, an Schwellen, an Übergänge, in Verwandlungsräume. Und wie oft haben wir uns schon an einer Grenze vorgefunden, an der wir uns völlig unfähig, völlig überfordert gefühlt haben und uns absolut nicht vorstellen konnten, wie es jemals in einer guten Weise weitergehen könnte. Und dann, völlig unvorstellbar für uns, hat das Leben uns gezeigt, dass es sehr wohl in guter Weise weitergeht. Auch dies ist eine Art Sterbeprozess, der Neues, Zukünftiges ermöglicht. Auch in diesem Sinne wird verständlich, dass wir nur lebensfähig sein können, wenn wir fähig sind zu sterben.

Egal ob wir die Realitäten des Lebens anerkennen können oder nicht, so leben doch in uns allen, ob bewusst oder unbewusst, Gedanken über Sterben und Tod. Sind es Gedanken, die uns innere Ruhe und Frieden geben? Oder sind es Gedanken, die uns mit Angst und Schrecken erfüllen? Letztere sollten wir bearbeiten, da sie unbearbeitet viel an wertvoller Lebens- und Heilungsenergie von uns abziehen können. Oft kennen wir aber keine »Werkzeuge«, um diese Gedanken zu bearbeiten. Dann haben wir keine andere Möglichkeit, als uns diese Gedanken zu verbieten. Die Angst blockiert die Integration von Sterben und Tod. Das nicht Integrierte kostet uns Kraft, die dann nicht mehr für unsere Gesunderhaltung oder unseren Heilungsprozess zur Verfügung steht.

Angst

Die Angst hat zwei Seiten: Die eine Seite kann uns das Leben retten, sobald sie uns die Kraft dazu verleiht, notwendige Handlungen zu vollbringen, die entscheidende, wünschenswerte Veränderungen im Leben auslösen.

Die andere Seite der Angst ist diejenige, die uns lähmt und uns dann davon abhält, unsere Geistesgegenwart, unsere Kreativität im Augenblick zu entfalten. Es ist wichtig, dieser Angst zu begegnen, indem wir sie anerkennen, anschauen und erkunden. Dann haben wir die Möglichkeit, die Gedanken und Vorstellungen, die Angst erzeugen, zu erkennen und auf ihren Wirklichkeitsgehalt zu überprüfen.

Drängen Ängste über Sterben und Tod in unser Leben, so ist das ein Signal, dass wir uns unsere Gedanken über Sterben und Tod bewusst machen sollten. Es könnte sein, dass die Angst uns darauf hinweist, dass wir noch nicht vorbereitet sind auf Sterben und Tod. Sie zeigt uns auf, welche Bilder und Vorstellungen wir in uns tragen. Diese können aber wahrgenommen und bearbeitet werden. Hierfür können wir uns Unterstützung und Hilfe holen.

In meinem Seminar gibt es immer wieder Teilnehmer, die sagen, dass die Beschäftigung mit Sterben und Tod nichts in ihrem Leben zu suchen habe. Der Gedanke an Sterben und Tod sei negativ und somit gesundheitsschädlich.

schädliche Gedanken?

In bestimmten Momenten kann dies für den einen oder anderen Menschen wohl so sein. Als grundsätzliche Haltung erscheint mir dies aber nicht erstrebenswert, weil dadurch wesentliche Entwicklungsmöglichkeiten verbaut werden.

Ein anderer Teilnehmer sagte, er könne diesen Gedanken nicht für sich anerkennen, er sei nicht bereit zu sterben und wolle es auch nicht sein, er wolle leben.

Darauf antwortete eine andere Teilnehmerin: »*Die Fähigkeit, die Bereitschaft, sich mit dem Thema Sterben und Tod zu beschäftigen, hat überhaupt nichts damit zu tun, dass man sterben will oder dass man, wenn man sich mit Sterben und Tod beschäftigt, zugleich den Tod damit anzieht, wie viele befürchten. Es geht nicht darum, sterben zu wollen, sondern darum, all dem gegenüber, was das Leben bereithält oder bringen kann, eine majestätische Gelassenheit zu entwickeln.«* Sie wünsche sich, diese majestätische Gelassenheit zu entwickeln. Das heißt, die Dinge, die uns das Leben in den Rucksack steckt, anzuerkennen und anzunehmen.

Gelassenheit

Im Sommer 1985 erhielt mein Freund Bernhard mit 27,5 Jahren eine niederschmetternde Nachricht. Er hatte einen Krampfanfall erlitten und wurde zur Abklärung ins Krankenhaus eingeliefert. Diagnose: Glioblastom, ein Gehirntumor, Überlebenszeit: maximal sechs Monate. Bernhard erkannte die Ernsthaftigkeit der Situation und traf alle Vorbereitungen für ein baldiges Lebensende. Er beschäftigte sich mit der Zusammenstellung von Texten für seine Beerdigung, er entwarf seine Traueranzeige und die Karten, die nach seinem Tod an seine Freunde verschickt werden sollten.

auf den Tod vorbereitet sein

Gleichzeitig hatte er seine Verbindung zum Leben nie verloren. Er hatte einen offenen und freien Geist, und die Achtung und der Respekt vor dem Wunder der Natur und vor dem Gottesgeschöpf Mensch erfüllten ihn zutiefst. So stellte er auch seinen persönlichen Schmerz und sein Leid immer wieder zurück. Im Vordergrund seines Geistes lebten der Wille und die Tat, an der Entwicklung der Welt in heilsamer Weise mitzugestalten. Er war erfüllt von einer Schöpferkraft und Kreativität, die ihm entgegen aller Erwartungen nicht die prognostizierten sechs Monate, sondern für alle Mediziner unbegreifliche weitere 27,5 Lebensjahre schenkten.

Verbindung zum Leben

Seine Offenheit für die Möglichkeiten des Lebens, die Vorbereitung auf Sterben und Tod und seine innige Verbundenheit mit dem Leben habe ich immer mit großer Bewunderung und Dankbarkeit wahrgenommen. Bernhard hat mir mit seiner Todesanzeige, die er 27,5 Jahre lang in seiner Schublade aufbewahrt hatte, etwas gezeigt und vorgelebt. Er hat mir gezeigt, dass die Auseinandersetzung mit Sterben und Tod ganz und gar nicht bedeutet, sterben zu wollen. Im Leben zeigt sich oft genau das Gegenteil! Die Auseinandersetzung mit Sterben und Tod bedeutet Lebenskraft und Lebensenergie. Sie ist ein Schritt in das Leben. Wenn wir den Tod in das Leben integrieren können, dann haben wir viel mehr Kraft, um zu leben!

Lebenskraft

Viele Patienten berichten, sie hätten das Gefühl, dass es für sie wichtig sei, sich mit Sterben und Tod zu beschäftigen. Manche hegen den Wunsch, dies mit Angehörigen zu teilen. Aber sie stoßen oft auf Abwehr und Verneinung. Die Variante des Lebens, dass auch der Tod kommen könnte, möchte die Umgebung nicht erlauben. Sie wehrt standhaft jeglichen Dialog zu diesem Thema ab. Für den Betroffenen können daraus große seelische Schmerzen entstehen. Er fühlt sich allein. Wenn dann der Tod kommt, wird es oft als Defizit erlebt, sich nicht darauf vorbereitet zu haben.

Austausch mit Angehörigen

Immer wieder mache ich bei denjenigen Menschen, denen es nicht gelungen ist, sich mit dem Thema Sterben und Tod auseinanderzusetzen, die Erfahrung, dass eine wesentliche Entwicklung blockiert bleibt, quasi nicht anwesend sein darf. Es ist das bewusste Abschiednehmen und sich Vorbereiten auf die andere Seite des Lebens.

Bei jeder Reise würden wir uns vorbereiten, unsere Papiere zusammensuchen und den Koffer packen. Und wir würden uns, wenn unser Partner eine lange Weltreise machen will, sehr wohl darauf einstellen. Wir würden versuchen, die Zeit des Abschieds bewusst miteinander zu gestalten, in Freude und Dankbarkeit für all das, was wir miteinander erleben durften. Es erscheint uns unvorstellbar, so zu tun und weiterzuleben, als gäbe es die Abreise nicht. Existiert aber das Ende des Lebenslaufes nicht in unseren Gesprächen, weil wir uns daran festhalten, dass es nur einen Weg geben darf, nämlich den der Nichtabreise oder im Falle der Krankheit den der Heilung, so kann es sein, dass wir unvorbereitet und in Angst die Zeit bis zur Abreise verbringen.

Mit Staunen, Bewunderung oder fast andächtig habe ich den Menschen zugeschaut und zugehört, denen es gelungen ist, in wünschenswerter Weise über ihre Gedanken, ihre Sorgen und Fragen im Zusammenhang mit Sterben und Tod miteinander zu sprechen. Bei ihnen konnte ich erleben, wie sie immer mehr mit Ruhe und Vertrauen erfüllt wurden. Eine Teilnehmerin erzählte einmal, sie habe im Zuge ihrer intensiven Beschäftigung mit Sterben und Tod innerlich immer wieder die Worte gespürt: »Habe Vertrauen.«

Ruhe und Vertrauen

Das Beispiel der drei Bergsteiger, die im Oktober eine mehrtägige Bergtour in 2.000 bis 3.000 Metern Höhe von Hütte zu Hütte vor sich haben, kann uns die Notwendigkeit verdeutlichen, auf mögliche Entwicklungen des Lebens vorbereitet zu sein. Ein Bergwanderer, der sogenannte Optimist, packt nur die Sommerausrüstung in seinen Rucksack. Er geht davon aus, dass es keinen Wetterumschwung und keinen Wintereinbruch geben wird. Der andere, der sogenannte Pessimist, packt in seinen Tourenrucksack nur die Wintersachen, er sagt, jetzt scheint zwar die Sonne, aber wenn wir in den Bergen sind, wird das Wetter sicher wechseln und der Winter wird kommen! Der dritte Bergwanderer sind Sie. Wie würden Sie Ihren Rucksack packen? Die allermeisten Menschen antworten mir sehr spontan auf diese Frage, dass in dieser Jahreszeit und bei der Höhe der Tour in den Bergen alles möglich sein kann. Sie sagen, dass sie in ihrem Tourenrucksack für jedes Wetter eine Ausrüstung mit sich führen müssen.

- Was meinen Sie, welche Gefühle den jeweiligen Bergwanderer auf seiner Tour begleiten werden?
- Ich möchte Sie erneut fragen, welcher der drei Bergwanderer möchten Sie gerne sein?

Die meisten Menschen möchten der Bergsteiger sein, der sich in idealer Weise auf jeden möglichen Wetterumschwung vorbereitet hat. Er kann mit mehr Freude und Zuversicht genießend unterwegs sein, wenn er sicher ist, dass er für alle Wetterkapriolen entsprechend ausgerüstet ist.

Zuversicht

Jeder sollte für sich entscheiden, ob, wann und wie er sich mit Sterben und Tod beschäftigen möchte. Nochmals sei gesagt, dass der Sinn und Zweck dieser Beschäftigung nicht nur ist, sich auf Sterben und Tod vorbereitet zu haben, sondern vor allem auch – und vielleicht gerade deswegen – mehr Ruhe und Kraft für das Leben zur Verfügung zu haben.

Im Zusammenhang mit Sterben und Tod können die unterschiedlichsten Vorstellungen, Sorgen und Ängste auftreten. Dr. Carl Simonton sprach von den drei Zeitzonen, die uns mehr oder weniger beschäftigen können.

drei Zeitzonen

Die erste Zeitzone erstreckt sich vom Jetzt bis zu der Zeit vor dem Sterben, sie macht die meiste Angst. Am wenigsten sorgen sich die Menschen um die zweite Zeitzone, um die letzten Lebensstunden und um den Sterbeprozess. Die dritte Zeitzone, die Zeit nach dem Sterben, ist für manche mit Horrorbildern besetzt.

Verständlicherweise wollen unsere Gedanken, Vorstellungen und Bilder über die drei Zeitzonen angeschaut und eventuell mit Unterstützung bearbeitet werden. Ziel könnte es sein, dass wir zu allen drei Zeitzonen in uns Bilder aufbauen, entwickeln und verlebendigen, die Mut und Vertrauen in uns wachsen lassen.

Das Leben bringt uns immer wieder in Zeiten der Krise und der Wandlung. Wie können wir damit umgehen? Viele Patienten in meinem Gesundheitsseminar haben berichtet: »Als es mir gelungen ist, die Situation anzuerkennen und die Krankheit anzunehmen, da wurden ganz andere Entwicklungen möglich.«

Dr. Carl Simonton nannte als wünschenswerte innere Haltung: »Habe Lebenspläne und Wünsche so lebendig wie nur möglich für die nächsten zwanzig Jahre und sei gleichzeitig bereit, heute zu sterben.«
An beidem gilt es gleichzeitig zu arbeiten. Einerseits an den Visionen für ein intensives, erfüllendes Leben, andererseits an dem Vorbereitetsein auf ein plötzliches Lebensende.

Bewusstsein der Sterblichkeit

Früher war es den Menschen selbstverständlich, auf Sterben und Tod vorbereitet zu sein. Sie hatten ihr Sterbehemd immer in der Schublade liegen. Sie lebten mit dem Bewusstsein ihrer Sterblichkeit, und gleichzeitig waren sie sich ihrer Unsterblichkeit bewusst.

Manche Mönche pflegen angeblich ein Ritual, das sie an ihre Sterblichkeit erinnert. Jeden Abend vor dem Einschlafen drehen sie in der Anerkennung ihrer Sterblichkeit das Wasserglas auf ihrem Nachttisch um. Damit erkennen sie die Möglichkeit an, dass sie das Glas morgen nicht mehr brauchen.

Als ich ein Kind war, lebte etwas davon in den Abendritualen, die meine Mutter mit uns Kindern pflegte. In unserem Abendgebet wurde der Menschen gedacht, die schon im Himmel sind, und sie sagte mir immer wieder, dass wir versuchen sollten so zu leben, dass wir jeden Tag gehen können.

Unsere heutige Kultur hat Sterben und Tod aus dem Leben verdrängt. Doch in Katastrophenfällen können wir sehr wohl erleben, wie in uns Menschen die Sehnsucht neu erweckt wird, auch die Verstorbenen zu begleiten. Dann halten wir Trauerfeiern ab und denken an die Verstorbenen, wir beten für sie.

Verbindung zu Verstorbenen

Wie wäre es wohl, wenn wir die Verstorbenen mit in die Rituale unseres Alltags integrieren würden? Wie wäre es, wenn wir anerkennen würden, dass wir nicht von allen guten Geistern und Mächten verlassen sind?

In unserer Zeit fällt es vielen Menschen in Mitteleuropa sehr schwer, sich vorzustellen, dass sie auch einen immateriellen, unsterblichen Anteil in sich tragen. Vermutlich hat für sie die Inschrift auf dem Grabstein von Albrecht Dürer keinen Sinn: »Hier ruht das, was an Albrecht Dürer sterblich war.« Dieser Gedanke, dass wir komplexe Wesen mit sterblichen und unsterblichen Anteilen sind, ist für viele Menschen undenkbar. Für sie ist der ganze Mensch sterblich. Sie sagen sich: »Der Tod ist das Ende der Existenz!« Für sie ist nicht nur der Leib, sondern auch Seele und Geist, die sie als Produkt der biochemischen Prozesse verstehen, sterblich. Das ist – materialistisch gesehen – eine logische und konsequente Vorstellung. Sie beruht aber nicht auf den Erfah-

unsterbliche Anteile des Menschen

rungen, die uns das Leben lehren kann, wenn wir bereit und offen für die Wahrnehmung sind.

Manche Menschen sind sehr wohl offen für die Phänomene des Lebens. Eine Patientin sagte am letzten Abend ihres Lebens zu ihrem Mann, nachdem er ihr von dem morgigen Geburtstag ihres Sohnes erzählte: »Dann feiert ihr morgen ja zwei Geburtstage!«

in eine andere Welt geboren werden

Womöglich hatte sie ein inneres Wissen davon, dass sie morgen sterben würde, und sie hatte in sich die Gewissheit, dass Sterben bedeutet, in eine andere Welt geboren zu werden. Sie hatte also dem Erdengeburtstag ihres Sohnes ihren eigenen »Himmelsgeburtstag« hinzugesellt. Bei all dem Schmerz des Abschieds, so schien es mir, überwog in ihr die Freude des »Geburtstages«.

Wenn wir uns mit dem Thema Sterben und Tod beschäftigen wollen, dann ist es hilfreich, uns bewusst zu machen, welche Gedanken wir uns bisher darüber gebildet haben.

Die Beschäftigung mit den Erfahrungen von Menschen, die Nahtodeserlebnisse hatten, kann neue Gedanken über Sterben und Tod eröffnen, Gedanken, die Angst auflösen und Vertrauen in ein verwandeltes Dasein nach dem Sterben erlauben.

Natürlich ist die Welt heute gespalten in der Frage des Bewusstseins nach dem Tod.

- Was denken Sie darüber?
- Können Sie mit der bereits erwähnten Inschrift auf dem Grabstein von Albrecht Dürer: »Hier ruht das, was an Albrecht Dürer sterblich war«, etwas anfangen?
- Glauben Sie, dass es auch unsterbliche Anteile am Menschen gibt?
- Was meinen Sie, was passiert mit unserem Bewusstsein im Sterben? Und was passiert mit ihm nach dem Sterben?

Vorgang der Geburt

Ein Ungeborenes im Mutterleib müsste, sofern es ein Bewusstsein seiner selbst hätte und im Voraus wüsste, was beim Vorgang der Geburt mit ihm geschehen wird, diesen Vorgang zweifellos für seine absolute Vernichtung halten: Die es umschließenden Hüllen zerreißen, das Fruchtwasser, sein Lebenselement fließt fort, die Nabelschnur, die es ernährt, wird zertrennt, und überdies muss es den erstickenden Sturz durch würgende Enge überstehen.

Stünde ein Ungeborenes auf dem Boden der Tatsachen, kein Zweifel, ein Überleben der Geburt müsste für es indiskutabel erscheinen.

Aber es weiß nicht, dass in ihm andere Organe für ein Leben in einer anderen Welt bereits vorsorglich angelegt sind: Lungen, um Luft zu atmen, Augen, um den Kosmos der Farben und Formen zu schauen, und mehr noch: Diese anscheinend hoffnungslose Vernichtung, der Geburtsakt, ist in Wahrheit der Weg ins eigentliche Leben.

Insofern haben wir kein Recht, den Tod, der uns ebenfalls alles Leben zu rauben scheint, lediglich aus der irdisch-biologischen Perspektive zu beurteilen. Wir irren dann, wie ein »denkendes ungeborenes Kind« im Hinblick auf die Geburt irren würde.[36]

irdisch-biologische Perspektive

Ist der Vorgang der Geburt ein Vorgang des Sterbens? Und der Vorgang des Sterbens ein Vorgang der Geburt? Novalis sagt: »Wenn ein Geist stirbt, wird er Mensch. Und wenn der Mensch stirbt, wird er Geist.«[37]

Die Forschungen des Kardiologen Pim van Lommel mit reanimierten Herz-Patienten zeigen, dass Menschen, die sich in der Verfassung des klinischen Todes befinden, ein außerkörperliches Bewusstsein und spirituelle Erfahrungen haben können. Etwa 18 bis 20 % der Reanimierten haben eine besondere Erfahrung. Oft berichten sie davon, dass sich die Grenzen, die wir erleben, für sie aufgelöst haben. Die Trennung von Raum und Zeit war aufgehoben. So konnten sie zum Beispiel die Gedanken anderer Menschen sehen oder mit Verstorbenen sprechen. Sie hatten andere Augen und andere Ohren als die des Leibes zur Verfügung. Berichte von Menschen mit Nahtoderfahrungen können entschieden dazu beitragen, dass wir fähiger werden, Sterben und Tod in unser Leben zu integrieren.

außerkörperliches Bewusstsein

Für die große Mehrheit der Menschen mit einer Nahtoderfahrung hat sich das Leben tiefgreifend verändert. Sie sind weniger materialistisch, weniger konkurrenzorientiert. Sie kümmern sich kaum um persönliche Macht, Prestige oder Ruhm. Sie sind oft viel selbstloser als zuvor, interessieren sich mehr für Beziehungen und die spirituelle Seite des Lebens. Für sie besteht kein Zweifel daran, dass ihr Ich, ihre Seele, ihr Bewusstsein völlig unabhängig von dem Funktionieren des Körpers existiert. Sie haben trotz der »todähnlichen« Verfassung des Leibes mit anderen Augen gesehen und aus einer anderen Perspektive das Geschehen miterlebt. Sie haben sich in einer Realität befunden, in der Raum und Zeit verschmolzen waren, Vergangenheit, Gegenwart und oft auch Zukunft haben sie vor ihren geistigen Augen gehabt.[38]

Nahtod-erfahrungen

Erfahrungen im Umfeld des Todes

Aber auch ohne Nahtoderlebnisse kann man im Umfeld von Sterben und Tod Erfahrungen machen, die auf die Existenz einer anderen, geistigen Welt hinweisen, in der die Verstorbenen »weiterleben«.

- Gisela hatte einen wunderschönen Traum mit ihrem schon lange verstorbenen Vater. Er erschien ihr im Traum mit einem großen Rosenstrauß und erzählte ihr, dass er auf seine Frau warte und sie empfangen wolle. Am Tag darauf erhielt Gisela die Nachricht, dass zu dieser Zeit ihre Mutter überraschend verstorben sei. Diese Erfahrung, sagt Gisela, habe ihr Vertrauen in die unsichtbare Welt gestärkt.

- Maria, die den 16-jährigen Achim im Sterben begleitete, berichtete, sie habe jedes Mal, wenn sie sich von ihm verabschiedet habe, gesagt: »Halte aus, bis ich wiederkomme.« Als eines Tages sein Großvater im Krankenhaus bei ihm saß, erzählte Achim, dass er heute nach Hause gehen werde. Doch der Großvater erwiderte ihm, dass er doch heute noch nicht entlassen werde. Womöglich hatten Achim und sein Großvater unterschiedliche Vorstellungen von dem »Nach-Hause-Gehen«. Als der Großvater realisierte, dass sich Achims Zustand verschlechterte, stellte er ihm die Frage, ob er nicht Maria anrufen solle, damit sie komme. Da sagte Achim ganz ruhig, er habe sie schon gerufen. Maria erzählte mir, dass sie mit ihrem gefüllten Einkaufswagen gerade an der Kasse im Supermarkt stand, als sie ganz deutlich Achims Ruf hörte. Sofort hatte sie sich auf den Weg in die Klinik gemacht. Während sie seine Hand hielt, ging er ruhig atmend »nach Hause«.

- Zwei Schwestern begleiteten ihre Mutter, die im Sterben lag. Kurz vor ihrem Tod verabredeten sie mit ihrer Mutter, dass sie ihnen, wenn sie auf der anderen Seite sei, ein Zeichen geben solle. Danach verstarb die Mutter friedlich. Einige Zeit nach dem Tod der Mutter hatte die eine Schwester einen klaren Traum, in der ihre Mutter ihr begegnete und mit ihr sprach. Tief berührt machte sie sich am nächsten Morgen auf den Weg, um ihrer Schwester davon zu berichten. Aufgeregt erzählte sie ihrer Schwester von ihrem Traum. Die Schwester hörte mit großen Augen still zu und sagte dann: »Ich hatte heute Nacht genau denselben Traum!« So hatten beide in derselben Nacht die gleiche Nachricht erhalten.

Nehmen wir die Erfahrungen dieser Menschen ernst, dann können sie uns helfen, ein ganz bestimmtes Empfinden zu verlebendigen. Dann entsteht der Gedanke, der Glaube oder das Wissen darüber, dass wir auch in anderen Ebenen anwesend sein können, dass sich manchmal unsere gewohnte Wirklichkeit, die wir mit den Sinnestoren erleben, auflöst und Raum und Zeit zu verschmelzen scheinen. Es ist das Phänomen der Synchronizitäten, das in diesem Zusammenhang erfahrbar wird. *Synchronizitäten*

Aus Kriegszeiten gibt es viele Berichte von Hinterbliebenen, die im Augenblick des Todes eines Angehörigen diesen im Inneren zu sich sprechen hörten.

Der Dalai Lama sagt: »Wenn wir die Phänomene der Gleichzeitigkeit studieren, die Phänomene der Synchronizität, dann bekommen wir ein anderes Verständnis von der geistigen Welt.«[39]

Für viele Menschen ist diese andere Welt, wohin der Mensch geht, wenn er den Leib verlässt, gar nicht so sehr von der unsrigen getrennt. Eine Teilnehmerin unseres Seminars berichtete, sie erlebe nur einen dünnen Schleier zwischen uns und der Welt der Verstorbenen. *zwei Welten*

Immer wieder berichten Menschen, wie ihnen ihr Leben lang Verstorbene in schwierigen Situationen beispielsweise durch einen Rat zur Seite standen.

Rudolf Steiner sagt sinngemäß über eine gesunde Beziehung zu den Verstorbenen Folgendes: Es könnte so sein wie das Verhältnis zu einem lieben Menschen, der nach Australien ausgewandert ist. Wenn wir uns vorstellen, dass es kein Telefon, keine Kommunikations- und keine Transportmittel nach Australien gäbe, wir aber wissen, dass der liebe Mensch in Australien ist, was würden wir tun? Die meisten Menschen antworten spontan: »Dann denke ich an ihn!« Liebevoll an den anderen Menschen zu denken, dies sei ein wünschenswertes Verhältnis zu den Verstorbenen.[40] *Beziehung zu Verstorbenen*

Das Leben nach dem Tod ist mit den unterschiedlichsten Vorstellungen in uns lebendig. Bei den Menschen, die von einem Weiterleben nach dem Tod überzeugt sind, gibt es im Wesentlichen zwei unterschiedliche Glaubenshaltungen. Die einen sagen, das Leben nach dem Tod sei voller Qual und Schmerz. Bilder vom Fegefeuer bestimmen ihre Gedanken an ein jenseitiges Leben. *Leben nach dem Tod*

Die andere Gruppe ist der Überzeugung, dass wir nach dem Sterben von liebevollen Wesen begleitet sind und auf unserem Weg, der auch mit Leid und Schmerz einhergehen kann, unterstützt werden.

Trotz aller Ungewissheit können Vertrauen und Mut entstehen, sobald wir uns erlauben, immer wieder einen Blick zurück auf die Grenzsituationen, die

Ohnmachtssituationen in unserem Leben zu werfen. Wie haben sich diese Situationen gelöst? Was ist daraus entstanden?

Es könnte sein, dass wir – sobald wir diesen Panoramablick auf unser Leben richten – erkennen, wie sich aus mancher im Moment trostlos erscheinenden Situation im späteren Lebensverlauf Wertvolles, Weisheitsvolles entwickelt hat. Können wir solche Erfahrungen machen, dann wächst unser Vertrauen auf Unterstützung und Hilfe. Es könnte dann sein, dass wir zu der Erfahrung kommen, dass wir eben *nicht* alleine sind, dass wir eben *nicht* von allen guten Geistern verlassen sind, sondern, um mit Dietrich Bonhoeffer zu sprechen, »von guten Mächten wunderbar geborgen«.[41]

Vertrauen auf Unterstützung

Christoph Probst, Mitglied der Widerstandsbewegung *Die weiße Rose,* verabschiedete sich kurz vor der Hinrichtung von Hans und Sophie Scholl mit den Worten: »In wenigen Minuten sehen wir uns in der Ewigkeit wieder!«[42]

Ich erlebe immer wieder, dass wir durch unser Interesse, unsere Aufmerksamkeit, die wir auf bestimmte Themen richten, unseren eigenen Glauben mit entwickeln. Gewöhnlicherweise sagen wir: »Ich glaube nur, was ich sehe.« Aber könnte es nicht sein, dass wir nur das sehen, was wir glauben? Das könnte dann zu der Einsicht führen, dass wir selbst mit beteiligt sind an dem, was wir glauben, und womöglich auch an dem, was wir dementsprechend erleben. Sogar bei wissenschaftlichen Forschungen ist es inzwischen in weiten Kreisen unbestritten, dass der Forscher nicht von dem Ergebnis seiner Forschung getrennt werden kann. Das Herzblut, mit dem ein Forscher an seiner Forschung beteiligt ist – das sollte manchem Forscher nachvollziehbar sein –, wirkt mit auf das Ergebnis. Dieser Parameter wird jedoch ausgeblendet.

In vielen Gesprächen erlebe ich, wie dankbar die Menschen sind, wenn sie an die in uns lebende Weisheit, an ihr Herzenswissen erinnert werden. Es ist dann oft so, als ob sie mittels des Gesprächs die Erlaubnis erhalten hätten, an das, was sie in sich fühlen, dem aber der Kopf widerspricht, zu glauben und ihm zu vertrauen.

Herzenswissen

Die Begründerin der Sterbeforschung Elisabeth Kübler-Ross sagte einmal in einem Interview, vielleicht sei es das Wichtigste, »dass die Menschen wissen müssen, dass man nicht allein sterben kann. Da können Sie zum Beispiel einen Mann mit einer Rakete auf den Mond schicken und er verpasst seine Richtung und fährt da im Weltall herum, bis er allein in seiner Rakete stirbt. Dann wird er immer, immer erwartet von den Menschen, die er geliebt hat, die vor ihm gestorben sind. Die sind immer da, man kann nicht allein sterben.«[43]

man kann nicht alleine sterben

Auf den Einwand des Journalisten, woher sie das wissen könne, verwies

Elisabeth Kübler-Ross auf die unzähligen Menschen, die klinisch tot waren und wieder zurückgeholt wurden, diese könnten ihre Aussage verifizieren. Und sie bekräftigte: »Für mich ist das nicht eine Sache des Glaubens, sondern eine Sache des Wissens. Und jemand, der keine Angst hat und wirklich das studieren will, hat die Möglichkeit, zu studieren und das zu verifizieren. Und das Schöne ist, dass das wahr ist für alle Menschen auf der ganzen Welt. Wissen Sie, wenn Sie Fälle sammeln von zwei- und dreijährigen Kindern, die Ihnen erzählen, was sie erleben im Moment des Todes, dann würden auch Sie verstehen, dass das die Wahrheit ist, denn zwei- und dreijährige Kinder haben noch keine Bücher gelesen, die wollen Ihnen keinen Eindruck machen, die lügen nicht über solche Dinge.«[44]

Leben ist schwieriger als Sterben

Und als der Reporter fragte, ob sie Angst habe vor ihrem eigenen Tod, sagte Elisabeth Kübler-Ross: »Nein, gar nicht! Ich freue mich darauf! [...] Das Leben ist viel, viel schwieriger als das Sterben.«[45]

Vielleicht können Sie aus dem Gesagten immer mehr eine innere Gewissheit schöpfen, dass der Mensch auch nach dem Tod in einer verwandelten Form weiterlebt und nicht allein ist – und dass uns die Integration von Sterben und Tod in unser Dasein dabei helfen kann, gelassener und froher im Leben unterwegs zu sein.
In diesem Zusammenhang können Sie folgende Aufmerksamkeitsübung durchführen: Fragen Sie sich rückblickend: Wann habe ich Menschen erlebt, die in wünschenswerter Weise mit Sterben und Tod umgegangen sind?

Krankheit als Chance?

Friedrich Rückert dichtete: »Vor jedem steht ein Bild des, was er werden soll: Solang er das nicht ist, ist nicht sein Friede voll.«[46]

Entwurf des Menschen

Der Künstler André Heller sagte einmal, dass jeder Mensch nicht fertig, sondern als ein Entwurf auf die Erde komme. »Ich, André Heller, habe beschlossen, die bestmögliche Realisation des Entwurfes von André Heller zu sein!«[47] Der vor einigen Jahren verstorbene Künstler Christoph Schlingensief sagte am Ende seines Lebens, der Titel seiner Biografie könnte lauten: »Ich weiß, ich war's!«[48]

Liegt dieser »Traum«, die bestmögliche Realisation des Entwurfes von sich selbst zu sein, nicht in jedem von uns? Wohl jeder trägt diese Sehnsucht in sich. Oft ist uns dieser Entwurf aber aus dem Blick geraten und wir können uns gar nicht mehr damit in Verbindung fühlen. Die Krankheit kann uns dazu wieder die Türen öffnen.

Krankheit kann Türen öffnen

Will da etwas durch uns klingen?

Der Sprachgenius im Wort »Person« – personare, »hindurchklingen« – weist uns darauf hin.

Manch einer findet sich in seiner Biografie an einem Ort wieder, an dem er zu sich sagt: »Ich bin ja gar nicht mehr ich selbst!« Oder er sagt: »Eigentlich wollte ich doch das und nicht dies tun. Wer bin ich, wenn ich das nicht tue, von dem ich in meinem Herzen weiß, dass es für mich wichtig und notwendig ist?«

Könnte Gesundheit im weitesten Sinne nicht damit zusammenhängen, dass es uns gelingt, der zu sein, der wir sind? Und könnte Krankheit nicht damit zusammenhängen, dass wir jemand anderes geworden sind, als der, der wir eigentlich sind? Weil wir versuchen, ein fremdes Bild zu erfüllen? Weil wir uns »Kopfgeburten« hingegeben haben, Gedanken, denen wir nachlaufen, ohne im Kontakt mit unserem Herzen zu sein? Oder können wir unseren Weg, unser Schicksal finden?

Was hat sich in Ihrem Leben durch die Krankheit in guter Weise verändert?

- Haben Sie jetzt womöglich mehr Zeit für sich?
- Ist Ihnen die Zeit wertvoller?
- Sind Ihnen andere Dinge im Leben wichtiger geworden als früher?
- Haben Sie andere Prioritäten in Ihrem Leben?
- Kann es sein, dass es neue Menschen in Ihrem Leben gibt, für die Sie sehr dankbar sind?
- Kann es sein, dass bestimmte Beziehungen intensiver, lebendiger geworden sind und andere Beziehungen pausieren?
- Kann es sein, dass Sie sich jetzt öfters erlauben, Nein zu sagen, oder bewusster Ja sagen?

Falls Sie wünschenswerte Veränderungen, die Sie der Krankheit verdanken, in Ihrem Leben entdecken konnten, dann möchte ich Sie dazu einladen, sich selbst noch eine – wie mir scheint ganz wesentliche – Frage zu stellen:

- Bin ich mir selbst durch die Krankheit nähergekommen oder habe ich mich von mir entfernt?

Wenn Sie den Eindruck haben sollten, dass Sie sich selbst durch die Krankheit nähergekommen sind, könnte sich ein Verständnis für den Gedanken entwickeln, dass die Krankheit kein Betriebsunfall, kein Zufall ist, sondern dass sie mit unserem innersten Wesen zusammenhängt. Und dass die Krankheit nicht etwas darstellt, das gegen uns ist, sondern eine Hilfe sein kann, immer mehr der zu werden, der wir eigentlich sein wollen. Wenn wir solche Gedanken in uns fühlen können, dann kann vielleicht auch der Gedanke erlebt werden, »dass die Krankheit eine Botschaft der Liebe ist, die mir helfen will, noch mehr ich selbst zu werden« (Dr. Carl Simonton).

Krankheit als Botschaft der Liebe

Der Begriff »Schicksal« könnte beinhalten, dass wir ahnen oder wissen, dass es etwas gibt, das wir nicht sehen, dass es in, um und über uns eine Weisheit, schöpferische, göttliche Kräfte gibt, wie auch immer der Einzelne es für sich bezeichnen möchte. Er beinhaltet den Gedanken, dass unser Sein, unser Leben, unsere Entwicklung mitgeführt wird von einer Macht, die uns weisheitsvoll und liebevoll begleitet.

liebevolle Begleitung

Mag sein, dass diese Gedanken für den einen oder anderen sehr verrückt klingen. Vielleicht sind sie aber auch nur neu und es bedarf einer gewissen Zeit, sich dafür zu öffnen und diese Gedanken im Leben zu erproben.

Viktor Frankl, dessen ganze Familie im KZ getötet wurde, spricht von einer Kraft in uns. Vielleicht ist es dieselbe Kraft, von der ich oben gesprochen habe. Er sagte, »dass man dem Menschen [...] alles nehmen kann, nur nicht: die letzte menschliche Freiheit, sich zu den gegebenen Verhältnissen so oder so einzustellen.«[49] Könnte es nicht sein, dass diese Kraft in uns in Verbindung steht mit der Kraft, die weisheitsvoll unser Leben begleitet?

die letzte menschliche Freiheit

Ein Aspekt dieser Kraft können wir selbst sein, in dem Sinne, wie Juan Ramón Jiménez es in seinem Gedicht *Ich bin nicht Ich* beschreibt: »Ich bin jener, [...] der ruhig schweigt, wenn ich spreche, der sanftmütig verzeiht, wenn ich hasse, [...] der aufrecht bleiben wird, wenn ich sterbe.«[50] Wir sind mehr als nur das, was wir sehen, greifen und messen können! Wir sind mehr als ein Opfer oder dem Schicksal Ausgelieferte. Wir sind Mitgestalter und Mitschöpfer.

Die Beschäftigung mit dem Thema Tod und Sterben setzt nicht nur Kräfte frei, die unserem Körper bei Prozessen der Gesunderhaltung und der Heilung unterstützen. Sie hilft uns auch, uns auf das zu besinnen, was uns im Leben wirklich wichtig ist. Denn das Bewusstsein unserer Endlichkeit lässt uns darauf aufmerksam werden, dass wir aufgefordert sind, hier und jetzt unseren »Lebensplan« zu verwirklichen.

Ungewissheit

Ist die Ungewissheit – beispielsweise über das Dasein nach dem Tod – automatisch bedrohlich? Oder entsteht die Bedrohlichkeit gar nicht aus der Ungewissheit, sondern aus den Farben und Formen, mit denen wir uns die Ungewissheit ausmalen?

Es könnte sein, dass wir uns die allermeisten Bilder von den Lebensabschnittsgrenzen selbst ausmalen. Dann verweilen wir zumeist im Schmerz über dasjenige, was wir gerade verloren haben.

Wir können in diesem Moment noch gar nicht erleben, was für eine Tür sich neu geöffnet hat und was für neue Möglichkeiten sich daraus entwickeln können. Wir haben dann zumeist noch gar keine Ahnung davon, was das Leben bringen wird.

Bilder des Verlustes

So wird der Tod oft mit Bildern des Verlustes und des Endes verbunden und weniger mit dem Bild des Neubeginns, der Lebenswandlung.

Was wissen wir darüber, wohin die Seele, der Geist, das Bewusstsein – alles Begriffe, die wir häufig für dasselbe verwenden – geht, wenn der Leib nicht mehr als Träger der Seele zur Verfügung steht?

Zu allen Zeiten gab es Menschen, die über die Grenze der physischen Welt hinausblicken konnten.[51]

es gibt keinen Tod

Ein allererster Schritt könnte es sein, dass man sich um die Zeugnisse der Menschen mit einer Nahtoderfahrung bemüht. Unter diesen gibt es viele Menschen, die für sich die Erfahrung gemacht haben: Ich, meine Seele, mein Geist, mein Bewusstsein sind bei bester Verfassung, obwohl mein Leib keine Lebenszeichen mehr aufweist. Für diese Menschen besteht die Erfahrung, dass es den Tod, so wie ihn ein großer Teil der heutigen Menschheit versteht, gar nicht gibt.

Die Bilder, die in uns zu leben beginnen, wenn wir uns mit den Vorstellungen beschäftigen, die uns Erfahrungen im Umfeld des Todes und unser Herzwissen vermitteln, sie setzen Kräfte frei, die unserer Gesundheit dienen können.

Tod als beste Erfindung des Lebens

Der amerikanische Unternehmer Steve Jobs sagte einmal: »Niemand stirbt gern. Selbst diejenigen, die in den Himmel wollen, möchten deswegen nicht sterben. Und doch ist der Tod unser aller Schicksal. Niemand entkommt ihm. Und so soll es auch sein, denn der Tod ist vermutlich die beste Erfindung des Lebens. Er ist der Motor des Wandels. Er räumt mit Altem auf, um Platz zu schaffen für Neues. [...] Die Überlegung, dass ich bald tot sein werde, ist für mich die wichtigste Hilfe bei den wirklich großen Entscheidungen im Leben. Denn fast alles – anderer Leute Erwartungen, Stolz, Versagensangst – wird im Angesicht des Todes unwichtig, es bleibt nur, was wirklich wichtig ist. Wer bedenkt, dass er sterben wird, fällt nicht der Illusion anheim, er habe etwas zu verlieren. Man ist sowieso nackt. Es gibt keinen Grund, nicht der Stimme des Herzens zu folgen.«[52]

der Stimme des Herzens folgen

Es gibt Situationen im Leben, da hat sich aller Lärm, der diese Stimme so oft übertönt, aufgelöst, da haben alle anderen Stimmen in uns, die diese Herzensstimme so oft verwässern und überrumpeln, jegliche Kraft verloren.

Am Ende dieses Kapitels möchte ich mit Ihnen teilen, was mir die 49-jährige Leyla in einem Telefonat gesagt hat. Leyla war seit einigen Wochen im Hospiz und, wie sie sagte, kurz davor, »nach Hause zu gehen«. Als wir telefonierten, hatte sie kaum noch Kraft in der Stimme. Sie sagte mir: »Weißt du, ich bin so glücklich und dankbar, dass ich hier im Hospiz bin. Die Menschen hier sind bewusster.«

Ich habe sie gefragt: »Was meinst du mit ›bewusster‹?«

Leyla antwortete: »Sie haben den Tod in das Leben integriert.«

»Und was heißt das?«, fragte ich sie.

»Sie haben keine Machtspiele mehr. Und keine Ohnmachtsspiele mehr. Sie können sich einfach auf Augenhöhe begegnen. Sie freuen sich am gegenseitigen Wachstum, unterstützen sich dabei. Sie fördern, schützen und begrenzen sich, um in Liebe miteinander zu sein.«

sich auf Augenhöhe begegnen

Ich habe Menschen kennenlernen dürfen, die den Tod in ihr Leben integrieren konnten, sie haben ihre Maske abgelegt, haben zu sich ja gesagt, und ich habe den Eindruck, viele von ihnen sind sehr gesund und heil gestorben.

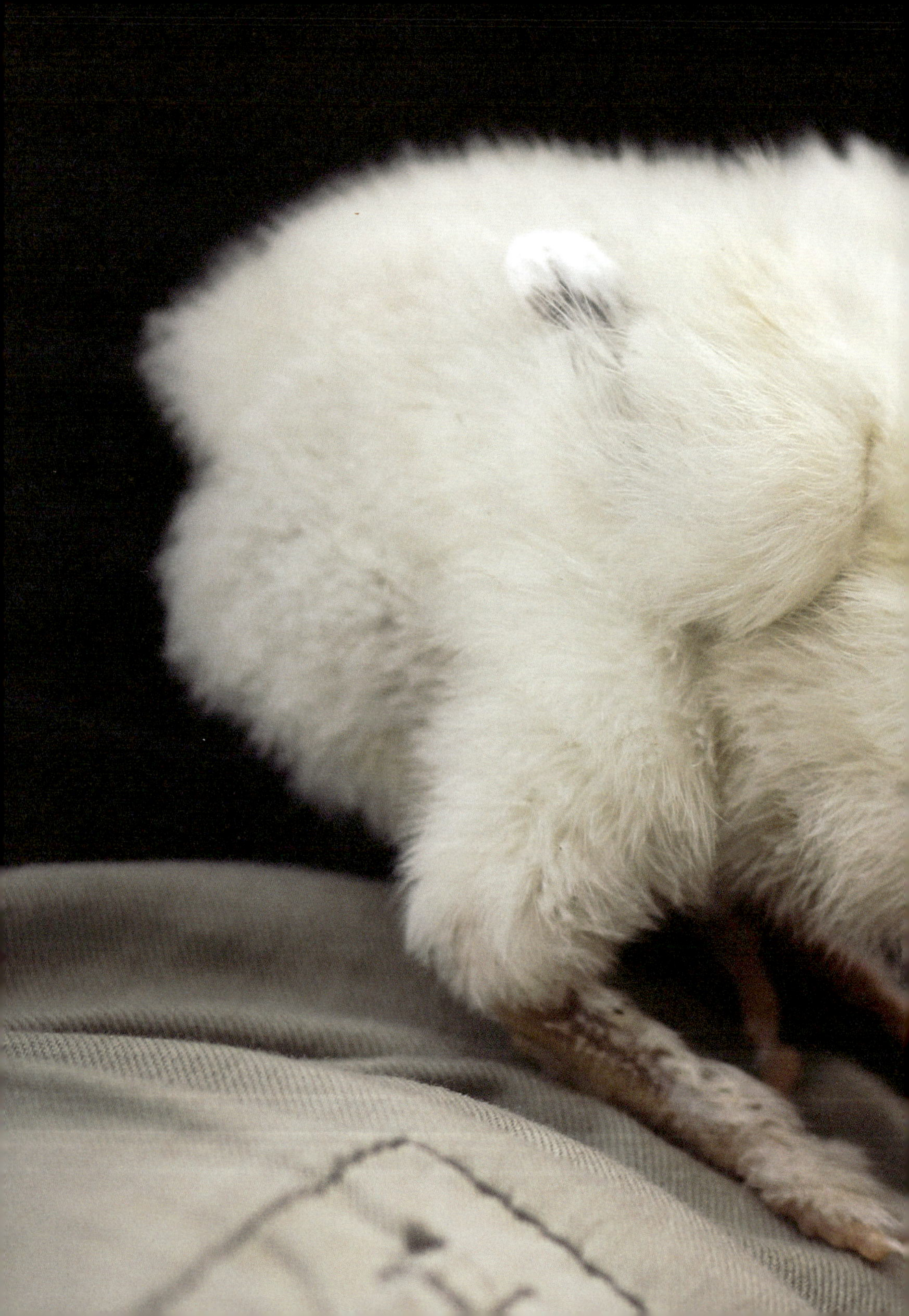

Die Heilkraft der Liebe

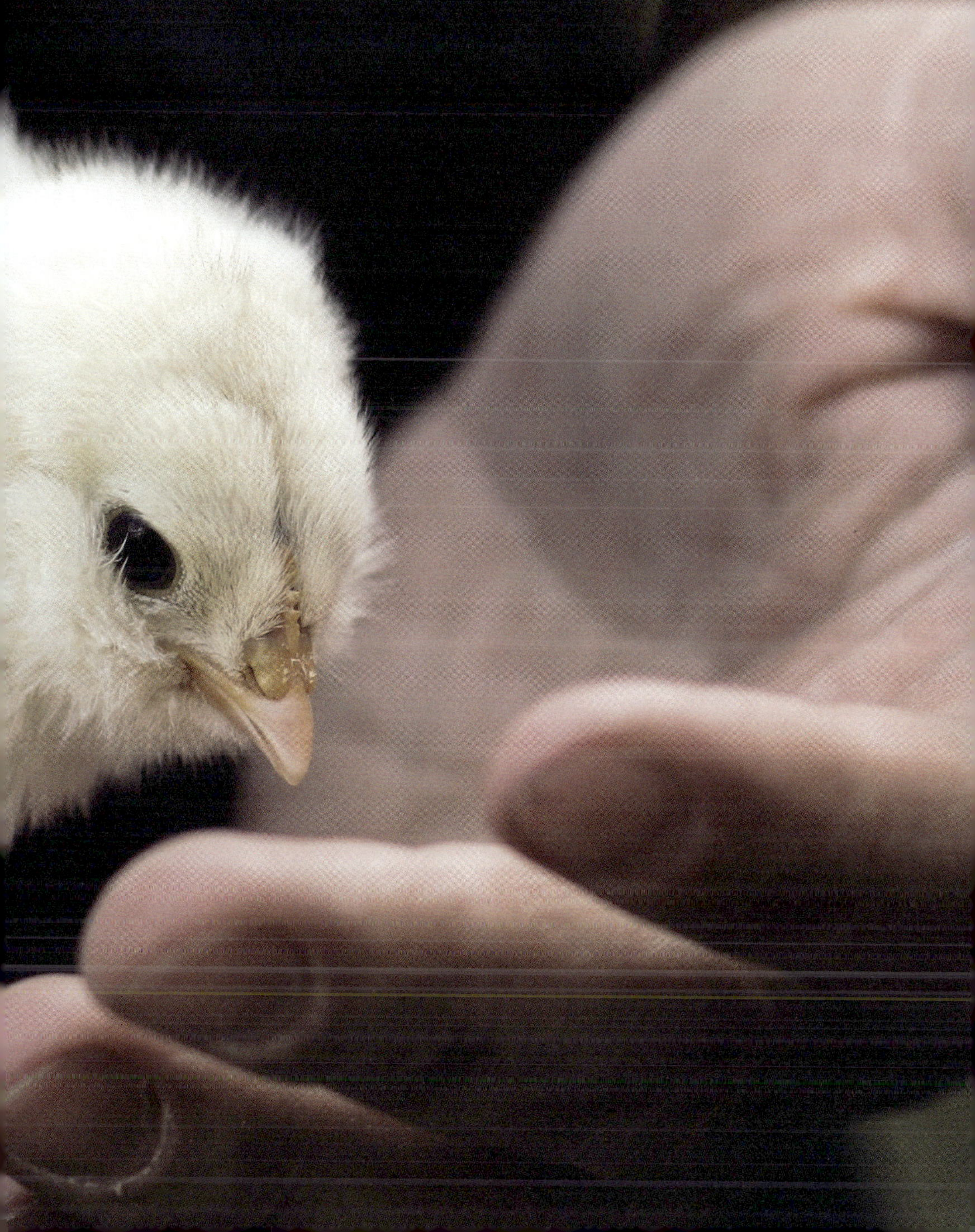

Als ich mich selbst zu lieben begann,
habe ich verstanden,
dass ich immer und bei jeder Gelegenheit
zur richtigen Zeit am richtigen Ort bin
und dass alles, was geschieht, richtig ist –
von da an konnte ich ruhig sein.
Heute weiß ich: Das nennt man »Vertrauen«.

Als ich mich selbst zu lieben begann,
konnte ich erkennen,
dass emotionaler Schmerz und Leid
nur Warnungen für mich sind,
dass ich entgegen meiner eigenen Wahrheit lebe.
Heute weiß ich, das nennt man »authentisch sein«.

Als ich mich selbst zu lieben begann,
habe ich aufgehört,
mich nach einem anderen Leben zu sehnen,
und konnte sehen, dass alles um mich herum
eine Aufforderung zum Wachsen war.
Heute weiß ich, das nennt man »Reife«.

Als ich mich selbst zu lieben begann,
habe ich aufgehört,
mich meiner freien Zeit zu berauben,
und ich habe aufgehört,
weiter grandiose Projekte für die Zukunft zu entwerfen.
Heute mache ich nur das, was mir Spaß und Freude bereitet,
was ich liebe und mein Herz zum Lachen bringt,
auf meine eigene Art und Weise und in meinem Tempo.
Heute weiß ich, das nennt man »Einfachheit«.

Als ich mich selbst zu lieben begann,
habe ich mich von allem befreit,
was nicht gesund für mich war,

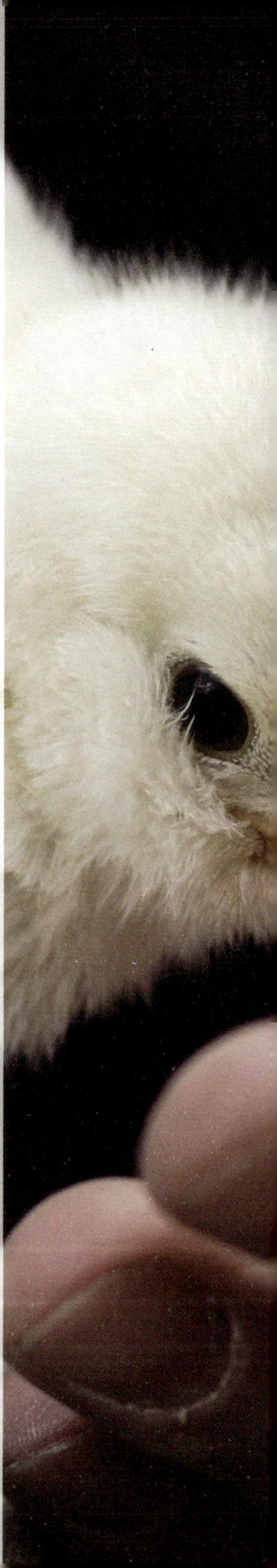

von Speisen, Menschen, Dingen, Situationen
und von allem, was mich immer wieder hinunterzog,
weg von mir selbst.
Anfangs nannte ich das »gesunden Egoismus«,
aber heute weiß ich, das ist »Selbstliebe«.

Als ich mich selbst zu lieben begann,
habe ich aufgehört,
immer recht haben zu wollen,
so habe ich mich weniger geirrt.
Heute habe ich erkannt,
das nennt man »Demut«.

Als ich mich selbst zu lieben begann,
habe ich mich geweigert,
weiter in der Vergangenheit zu leben
und mich um meine Zukunft zu sorgen.
Jetzt lebe ich nur mehr in diesem Augenblick,
wo alles stattfindet.
So lebe ich heute jeden Tag
und nenne es »Bewusstheit«.

Als ich mich selbst zu lieben begann,
da erkannte ich,
dass mich mein Denken armselig und krank machen kann,
als ich jedoch meine Herzenskräfte anforderte,
bekam der Verstand einen wichtigen Partner.
Diese Verbindung nenne ich heute »Herzensweisheit«.

Wir brauchen uns nicht weiter vor Auseinandersetzungen,
Konfrontationen und Problemen mit uns selbst und anderen zu fürchten,
denn sogar Sterne stoßen manchmal aufeinander
und es entstehen neue Welten.
Heute weiß ich, das ist »Leben«!

Charlie Chaplin

Caryle Hirshberg erzählte uns Teilnehmern in einem ihrer Seminare von ihrer Arbeit in der Krebsforschung mit Tieren. Sie berichtete, dass die Tiere, denen sie sich am meisten zuwandte, mit denen sie spielte, das geringste Krebswachstum aufwiesen.

Zuwendung

Was ist das denn für ein Faktor, der hier mit in das Geschehen hineinwirkt? Dieser »Faktor«, der eine bemerkenswerte Wirksamkeit entfaltet, besteht aus keiner materiellen Substanz, und er wird in den Forschungen mit Tieren normalerweise nicht berücksichtigt.

Im 13. Jahrhundert soll der Staufer Friedrich II. versucht haben, die Ursprache der Kinder zu erforschen. Hierzu ließ er Kinder nach der Geburt von ihren Müttern trennen, und sie durften kein Wort, keine Sprache zu hören bekommen. Auch die liebevolle Zuwendung war auf das Stillen der Ammen reduziert. Das Ergebnis: Alle Kinder starben. Dies ist ein grausames Beispiel dafür, dass der Mensch nicht nur eine physische Ernährung benötigt. Abgeschnitten von der »Ernährung« seines gesamten Wesens ist er nicht lebensfähig. Ist nicht das Wort, die Sprache, Leben und Geist? Ist nicht alles aus dem Wort geworden?[53] Und was ist ein Mensch ohne die Liebe?

seelische und geistige Nahrung

Der Mensch lebt also nicht vom Brot allein. Er braucht auch seelische und geistige Nahrung.

Als Embryo waren wir geborgen, im Leib unserer Mutter, innig verbunden mit ihr und täglich wachsend. Seit dieser Zeit sind wir als Menschen erfüllt von der Sehnsucht nach Verbundenheit, Wachstum und Entwicklung. Diese urmenschlichen Grundbedürfnisse sind nicht allein durch die physische Nahrung abgedeckt. Was fehlte den Kindern bei dem Experiment Friedrichs II.? Liebe! Seelische Wärme! »Soziale Bezüge, Zuwendung, Zärtlichkeit«, sagen die Teilnehmer meines Gesundheitsseminars.

Was meinen Sie, in welchem Ihrer Organe ist ganz besonders die Liebe zu Hause? In der Milz, der Leber, dem Herz, der Lunge, der Niere, der Galle? Was möchten Sie antworten?

»Organ der Liebe«

Die Antwort könnte lauten: im Herzen. Wenn wir uns fragen, welche Qualitäten wir dem Herzen zusprechen oder welche Eigenschaften das Herz haben sollte, kommen wir zu Antworten wie: mutig, stark, weit, groß, warm, freudig, dankbar, begeistert, einfühlsam, liebevoll. All das sind Qualitäten, die wir mit dem Herzen in Verbindung bringen.

Salvador Dalí sagte einmal: »Der Himmel ist weder oben noch unten, weder rechts noch links, der Himmel ist exakt mitten im Herzen des Menschen, der glaubt.«[54]

Wenn Sie vielen Menschen mit Krebs begegnen, werden Sie erleben, dass der Krebs an vielen Orten auftreten kann. Aber ein Ort bleibt so gut wie ausgeschlossen davon. Ich habe noch keinen Menschen getroffen, der in seinem Herzen einen Tumor hat. Das Herz ist ein Organ, in dem es kaum einen Tumor gibt.

Könnte es denn sein, dass die seelisch-geistigen Qualitäten des Herzens eine Kraft darstellen, die dem Tumorgeschehen entgegengesetzt sind? Könnte es denn sein, dass die Qualitäten eines liebevollen Herzens, eines mutigen Herzens, eines vertrauenden Herzens, eines fröhlichen Herzens ein wunderbarer Nährquell für unser Immunsystem sind?

seelisch-geistige Qualitäten des Herzens

Was ist das für eine Qualität, die das Herz durchströmt und die Biochemie so in ihm gestaltet, dass es in ihm zu keiner Tumorbildung kommen kann? Ich glaube, es ist die Kraft, die seit dem Mysterium von Golgatha in allen Menschenherzen als Potenzial anwesend ist, völlig unabhängig von jeglicher Konfession, zu der sich ein Mensch zugehörig fühlen mag.

Können Sie sich folgende Frage beantworten:

- Wenn ich heute sterben würde, was hat mir im Leben das Herz vor Freude oder vor Begeisterung hüpfen und tanzen lassen?
- Versuchen Sie, diese Erfahrungen lebendig werden zu lassen, und überlegen Sie, was Sie davon heute wie eine kleine Pflanze wieder pflegen können.

Interessant ist auch, was die moderne Wissenschaft über das Organ Herz herausgefunden hat: So wichtig das Gehirn auch ist, seine Anweisungen bekommt es vom Herzen. Das Herz erzeugt das stärkste elektrische Feld in unserem Körper, hundertmal stärker als das des Gehirns. Es erzeugt das stärkste magnetische Feld in unserem Körper, 5000-mal stärker als das des Gehirns. Wir leben in einer Welt der elektrischen und magnetischen Felder. Die moderne Forschung zeigt uns, dass das menschliche Herz energetisch mit allem verbunden ist, was in der physischen Realität existiert.[55]

Organ Herz

Diese Erkenntnisse korrespondieren auf verblüffende Weise mit dem

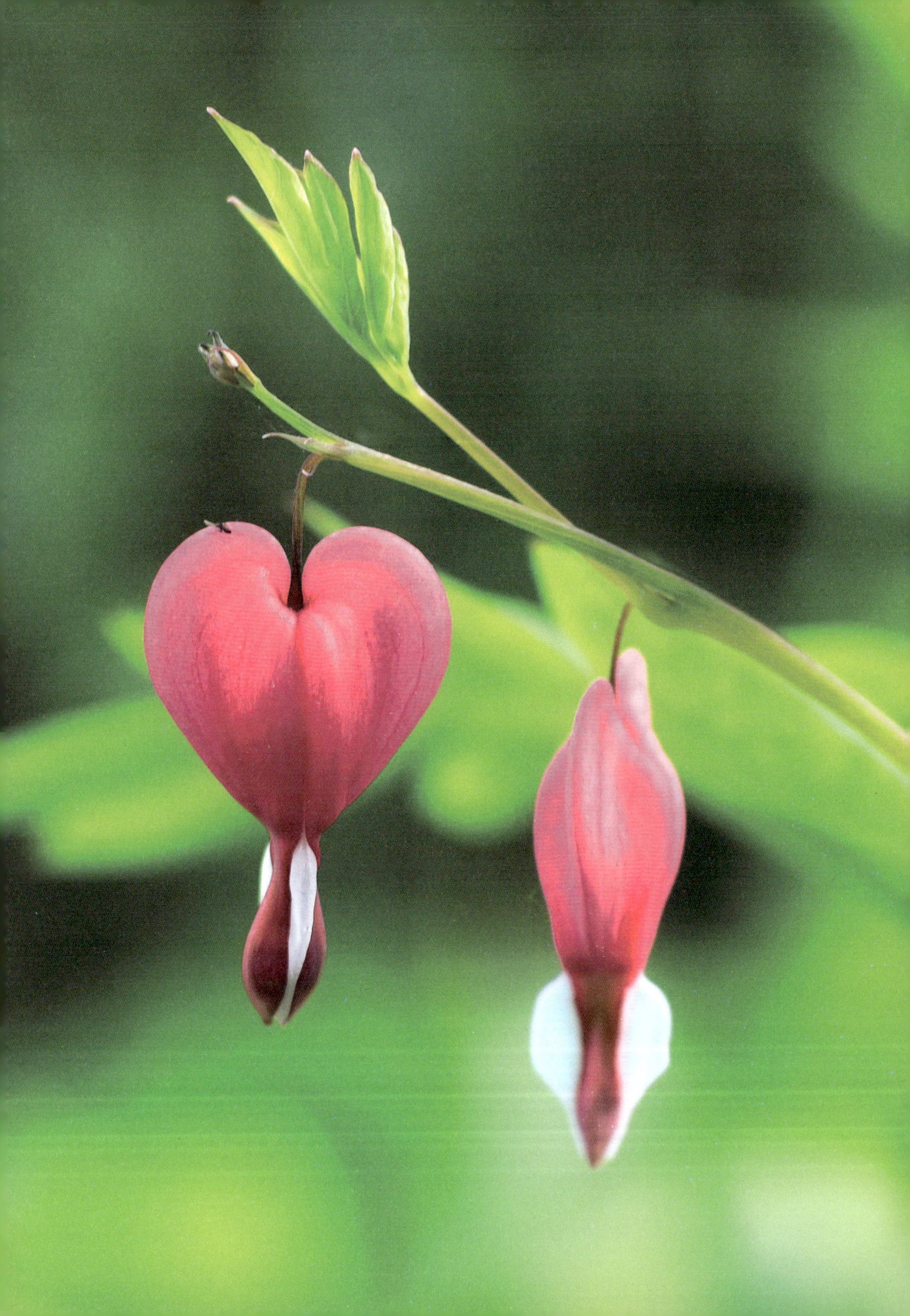

traditionellen Wissen alter Kulturen. In vielen alten Kulturen wussten die Menschen um die Kraft des Herzens. Sie wussten, dass es die Gefühle, die Moral und die Fähigkeit, Entscheidungen zu treffen, beeinflusst. Die arabisch-islamische Kultur zum Beispiel sei prinzipiell eine Herzenskultur, erklärt der Norweger Ole Martin Hoystad. In dieser Kultur »ist das Herz das Organ Gottes. Wer dem Willen Gottes folgen will, muss seinem Herzen folgen, weil Gott sich im Herzen offenbart und zu den Menschen durch das Herz spricht. Die Sufis haben eine eigene Herzenslehre. Das Herz ist der Kommunikationskanal zwischen Mensch und Gott. Man soll darum sein Herz ausforschen. Um Gott zu kennen, soll man sein eigenes Herz kennen.«[56]

Herz als Organ Gottes

Moderne Forschungen bestätigen heute dieses alte Wissen. Am kalifornischen HeartMath-Institute beispielsweise wird seit über zwanzig Jahren die Intelligenz des Herzens erforscht. Die Wissenschaftler konnten zeigen, dass das Herz eine eigene Intelligenz hat, die dem Gehirn überlegen ist. Indigene Völker vertrauen dem Herzen schon seit Langem mehr als dem Kopf und nutzen es ganz selbstverständlich für ihre Wahrnehmung.

Intelligenz des Herzens

»Wissenschaftler haben nachgewiesen: Wenn ein Mensch Liebe oder Wertschätzung verströmt, dann entsteht ein unsichtbares, aber doch wahrnehmbares Kraftfeld, das auch auf die Umgebung ausstrahlt. Mystiker aller Traditionen haben dieses Phänomen beschrieben. Auch der Sufi-Meister Hasrat Inayat Khan: ›Die aufrichtigen Empfindungen eines Herzens können in das Herz eines anderen eindringen; sie sprechen im Schweigen, indem sie sich in der Sphäre ausbreiten, sodass die Atmosphäre, die ein Mensch um sich verbreitet, seine Gedanken und Empfindungen verkündet.‹«[57]

»Wenn wir unseren Körper heilen wollen oder uns dafür entscheiden, Frieden zu schaffen in unseren Familien und Gemeinden oder zwischen Nationen, dann müssen wir uns verbinden mit dem Feld, das alles verbindet, und genau das macht das Herz. Das ist die Brücke zwischen den alten spirituellen und indigenen Traditionen und der Wissenschaft im 21. Jahrhundert.«[58]

Wenn wir das Wesentliche erkennen möchten, dann sollten wir nicht nur mit den wachen, wissenschaftlichen Augen studieren, sondern wir sollten auch mit dem Herzen schauen. »Das Wesentliche ist für die Augen unsichtbar«, »Man sieht nur mit dem Herzen gut«, sagt der kleine Prinz.[59]

mit dem Herzen schauen

Der Begriff Liebe ist heute in vielerlei Weise existent, mit viel Verwirrung, mit viel Missbrauch

Wir ahnen, dass die Begriffe »Bedingung« und »Liebe« einander widersprechen.

Als ich in meinem Gesundheitsseminar einmal spontan fragte, ob es einen Kern aus Licht und Liebe im Menschen gebe, antworteten sechs von sieben Personen, ohne es zu begründen, sie glaubten, dass es im Menschen einen unzerstörbaren Kern aus Licht und Liebe gibt.

In einem Vortrag in den 70er-Jahren sprach Viktor Frankl davon, dass in mehr als zwanzig Ländern erforscht wurde, welche Personen die Menschen am stärksten bewundern. Alle Forschungen kamen zu dem Ergebnis, dass es nicht die großen Stars waren, nicht Sportler, nicht Künstler, nicht Politiker, sondern dass es die Menschen waren, die ein schweres Schicksal mit großer Würde getragen haben. Es waren Menschen, die in ihrem Leben andere unterstützt und ihnen geholfen haben. Diese Bewunderung stand in keinem Zusammenhang mit bestimmten Religionen.

Kraft der Liebe

Könnte es nicht sein, dass es die Kraft der Liebe war, die wir bei diesen Menschen erleben?

Diese Liebe ist nicht wie eine materielle Substanz, die mit dem Verschenken verschwindet! Sie ist nicht wie ein Tank, der leerläuft! Sie wird umso größer, je mehr wir sie verschenken!

Sonnenkräfte

Gehen wir noch einmal zurück zu den Betrachtungen über das Herz, dem Organ, das mit der Liebe verbunden wird. Die Herzenskräfte werden seit jeher mit den Sonnenkräften in Verbindung gebracht. Reinheit, Lichtkraft, Mut, Ehrlichkeit, Wärme, Sanftheit, Mitgefühl, Liebe sind Qualitäten, die wir alle mit unseren Herzenskräften in Beziehung erleben.

Unsere heutige Kultur ist oft von Kälte und starren Vorstellungen geprägt. Die endlosen Liebeskräfte, die Weisheit, die wir als Potenzial in unseren Herzen tragen, sind zugleich endlose Heilungspotenziale, die wir zur Verfügung haben. Sowohl auf unserem individuellen Heilungsweg wie auch in unserer Gesellschaft brauchen wir die Präsenz dieser Heilkräfte, die im Zentrum unseres Wesens verankert sind.

Wie Selbstheilungskraft und Selbstliebe miteinander verbunden sind

»Eigentlich habe ich für alle anderen immer Verständnis, aber mit mir selbst gehe ich oft sehr lieblos um ...!« Solche Bemerkungen höre ich immer wieder von Patienten.

Den meisten Menschen ist ja das christliche Grundprinzip »Liebe deinen Nächsten wie dich selbst« wohlbekannt. In dem obigen Zitat findet sich aber nur die Liebe zum Nächsten wieder, die Liebe zu sich selbst ist auf der Strecke geblieben.

Wie könnte ich denn Selbstliebe praktizieren? In welcher Art des Umgangs mit mir selbst kann sich Selbstliebe spiegeln? Die Inder falten – wie anfangs beschrieben – ihre Hände zur Begrüßung vor der Brust und sagen: »Namaste!«, was so viel heißt wie: »Ich verneige mich vor dem Gott in dir!« *Kann ich mich selbst auch vor dem Göttlichen in mir verneigen? Ist mir bewusst, dass in mir das Göttliche zu Hause ist?*

achtungsvoller Umgang mit mir selbst

Alles auf der Erde hat seinen Wert, doch der Mensch hat seine Würde. Respektvoll, achtungsvoll mit dem anderen umzugehen, was mag das praktisch heißen? Und vor allem, was mag ein respektvoller, achtungsvoller Umgang mit mir selbst praktisch heißen?

Liebevoll kann zum Beispiel auch eine Form von Konsequenz und Strenge sein, wie alle Mütter und Väter wissen. Ohne diese bleiben die schlechten Gewohnheiten bestimmend.

Selbstliebe und Eigenliebe

Thomas von Aquin, so schilderte Pater Anselm Grün 2008 in einem Vortrag in Bad Herrenalb, hat die Selbstliebe als die »Forma et radix«, als die Form und die Wurzel jeglicher Liebe beschrieben. Er führte in seinem Vortrag weiter aus, dass Augustinus von der vierfachen Liebe sprach: der Liebe zu Gott, der Liebe zu sich selbst, der Liebe zu dem anderen und der Liebe zu dem Leib. Erst später im Verlauf der Kirchengeschichte hat der Begriff der Selbstliebe durch Calvin und Luther eine Umdeutung und Umdefinition erfahren. Hier wurde aus der Selbstliebe Eigenliebe und etwas Verwerfliches.

Wenn ich von der Selbstliebe als einem Quell der Entfaltung der schöpferischen und heilenden Energie in uns spreche, so meine ich damit die Selbstliebe im Sinne von Thomas von Aquin.

Können wir uns selbst auch liebevoll gegenübertreten? Können wir uns selbst als Mensch mit Fehlern und Schwächen anerkennen? Können wir anerkennen, dass ein jeder von uns sich auf einem Entwicklungsweg befindet? Sind wir so, wie wir sind, geliebt?

Am beeindruckendsten war für mich der Bericht von George Ritchie, der mit achtzehn Jahren eine Nahtoderfahrung hatte. Später wurde er dann Arzt und Psychologe. Er beschreibt, dass er über dreißig Jahre benötigte, um für seine Nahtoderfahrung Worte zu finden. In der Nahtoderfahrung erlebte er, wie sein Leben als ein großes Lebenspanoramabild vor ihm stand. Gleichzeitig – so beschreibt er – stand neben ihm der Christus. Er berichtet, dass er mit seinen achtzehn Jahren schon viel auf dem Kerbholz hatte, viele Dinge getan hatte, die er als Sünde gelehrt bekam, und dass er in dieser Situation vor Scham hätte in den Erdboden versinken können. Doch dann sagt er, dass er erlebt habe, wie er von dem Christus, der neben ihm stand und mit ihm zusammen sein ganzes Leben sehen konnte, bedingungslos geliebt wurde.[60]

wir werden bedingungslos geliebt

Es ist wichtig zu wissen, dass wir bedingungslos geliebt werden.

Ähnliche Einsichten gibt auch der Bericht von Anita Moorjani, deren schwere Krebserkrankung sie an den Rand des Todes führte. Eine Nahtoderfahrung gewährte ihr Einblicke in die tieferen Zusammenhänge unseres Seins. Als Gründe für ihre Erkrankung gibt sie Angst, mangelnde Selbstliebe und mangelnde Authentizität an: »Ich wollte es allen Leuten recht machen und hatte Angst vor Missbilligung, egal von welcher Seite. Ich überschlug mich fast, um zu vermeiden, dass die Leute schlecht von mir dachten; und mit den Jahren verlor ich mich dabei selbst. Ich war vollkommen abgekoppelt von der Person, die ich war, oder von dem, was ich wollte, weil mein ganzes Tun nur darauf gerichtet war, Beifall und Anerkennung zu gewinnen – von allen, nur nicht von mir selbst.« Im Zuge ihrer Nahtoderfahrung erlebte sie einen Moment des Loslassens: »Als ich bereit war, loszulassen, was ich wollte, erhielt ich, was wirklich das Meine war. Ich habe erkannt, dass Letzteres immer das größere Geschenk ist.«[61]

mangelnde Selbstliebe und Authentizität

Wichtig war für sie auch, »ein Bewusstsein davon zu erlangen, dass ich weitaus mehr bin als mein biologischer Aspekt, dass ich etwas unendlich Größeres bin.«[62]

Auf ihre Heilung angesprochen, nennt sie »eines der bestgehüteten Geheimnisse unserer Zeit: *Selbstliebe* ist von ungeheurer Wichtigkeit. [...] Ich kann mich nicht erinnern, jemals dazu ermutigt worden zu sein, mir selbst Wertschätzung entgegenzubringen – ja, mir wäre nie auch nur der Gedanke dazu gekommen. So etwas wird im Allgemeinen als Egoismus ausgelegt. Aber meine Nahtoderfahrung ließ mich erkennen, dass genau das der Schlüssel zu

Selbstliebe als Egoismus?

meiner Heilung war.« Das bedeute auch, »dass ich mir selbst bewusst bin, wie wichtig es ist, meine eigene Seele zu nähren, meine Bedürfnisse anzunehmen und mich nicht immer an letzte Stelle zu setzen. Das erlaubt mir, mir allzeit treu zu bleiben und mich mit absolutem Respekt und mit Freundlichkeit und Güte zu behandeln. Auch kann ich auf diese Weise dasjenige, was sich als meine Unvollkommenheiten, Fehler und Irrtümer interpretieren ließe, urteilsfrei betrachten und darin die Gelegenheit sehen, mit bedingungsloser Liebe wahrzunehmen, zu erfahren und zu lernen.[63]

Die bedingungslose Selbstliebe habe ihr alle Ängste genommen. Darüber hinaus sei die Selbstliebe von enormer Wichtigkeit für die Welt. »Selbstsucht entsteht aus einem Mangel an Selbstliebe. [...] Während meiner Nahtoderfahrung hatte ich das Empfinden, dass Verurteilung, Hass, Neid, Eifersucht und Angst von Menschen kommen, die ihre wahre Größe nicht erkennen. [...] Würden wir dazu ermuntert, unser wahres Wesen auszudrücken, dann wären wir meines Erachtens alle sehr liebevolle Wesen und würden unsere jeweilige Einzigartigkeit in die Welt einbringen. [...] Wenn wir aufhörten, uns selbst zu verurteilen, hätten wir automatisch immer weniger das Bedürfnis, andere zu verurteilen. Wir würden anfangen, deren echte Vollkommenheit wahrzunehmen. Das Universum ist in unserem Inneren enthalten, und was wir im Außen erleben, ist nur eine Widerspiegelung dessen.«[64]

Selbstsucht und Selbstliebe

Widerspiegelung des Universums

Eine Patientin, die regelmäßig zur Kunsttherapie in mein Atelier kam, blickte einmal mit etwas Abstand auf das Bild, das sie soeben gemalt hatte, und sagte: »Das ist gar nicht schlecht!«

Zugleich realisierte sie in der Beobachtung ihres eigenen Gedankens, was für eine Stimmung ihn begleitete. Er war eingebettet in ein vorausgehendes Erwartungsbild, in eine vorgefasste Meinung über sich selbst.

vorgefasste Meinungen

»Eigentlich wäre es ja viel besser, zu sagen, was es ist!«, fuhr sie selbstreflektierend und erkennend fort. »Warum sage ich nicht einfach: Es ist gut!«

Ich möchte Sie einladen, die beiden Aussagen »Das ist gar nicht schlecht« und »Das ist gut« mitfühlend zu lesen. Was für unterschiedliche Haltungen, Qualitäten sind in den beiden Aussagen anwesend?
Es sind feine Nuancen, die einen großen Unterschied bezüglich des Gefühls, das sich in uns ausbreitet, machen können.

unsere Gedanken beobachten

Wir sind alle mit dem Potenzial begabt, unsere eigenen Gedanken zu beobachten und erkennen zu können, welche Qualität, Lichtkraft und Energie aus diesen Gedanken herausströmen. Beispielsweise können wir fühlen, ob ein Gedanke stimmig oder ob er »schräg« ist und »knirscht«. Gedanken können licht oder dunkel sein, positiv oder negativ, wirklichkeitsgemäß oder ohne einen Bezug zur Wirklichkeit, das heißt zu den Entwicklungsmöglichkeiten des Lebens.

In der Psychologie, so sagte die Psychologiestudentin, die bei uns zu Gast war, wandeln sich die Konzepte. So sei eine Wandlung von dem Konzept des Selbstwertgefühls, das darin besteht, sich selbst annehmen zu können, hin zu einem Konzept von Selbstmitgefühl zu beobachten. Dieses Konzept finden wir vielleicht auch in dem christlichen Grundsatz »Liebe deinen Nächsten wie dich selbst«.

Zeitmanagement

Die Verwirklichung der Selbstliebe hängt auch mit unserem Zeitmanagement zusammen. Hierzu eine kleine Geschichte: In einem großen amerikanischen Unternehmen sollte ein berühmter Professor einen Vortrag über das Zeitmanagement halten. Er begann mit einem Experiment. Hinter seinem Tisch holte er einen leeren Eimer hervor. Alle konnten sich davon überzeugen, dass der Eimer leer war. Dann füllte er ihn mit tennisballgroßen Kieselsteinen. Er fragte: »Ist der Eimer jetzt voll?«

»Ja!«, sagten einige.

Doch dann holte er hinter seinem Tisch einen Eimer mit kleinen Kieselsteinen hervor. Diese ließ er in den Eimer mit den großen Kieselsteinen hineinrieseln, indem er ihn rüttelte. Wiederum stellte er den Anwesenden die Frage: »Ist der Eimer denn jetzt voll?«

Dann holte er erneut einen Eimer hinter dem Tisch hervor und schüttete Sand über den schon gefüllten Eimer.

»Ist der Eimer jetzt voll?«, wiederholte er seine Frage.

»Nein!«, lautete die Antwort.

Schließlich holte er hinter dem Tisch eine Gießkanne hervor und goss Wasser in den Eimer, bis es am Rand erschien.

»Ist der Eimer jetzt voll?«, fragte er nun zum vierten Mal.

»Ja!«, antworteten die Teilnehmer.

Dann fuhr er fort: »Was wollte ich Ihnen wohl mit diesem Experiment zeigen?«

Ein besonders pfiffiger Manager sagte spontan: »Mit dem Eimer verhält sich wie mit unserem Terminkalender. Immer wieder glauben wir, er ist voll, aber es passt immer noch etwas dazwischen!«

»Nein, das wollte ich Ihnen nicht sagen«, antwortete der Professor. »Ich wollte Ihnen damit sagen, dass Sie dafür sorgen müssen, dass die großen Kieselsteine zuerst in Ihrem Eimer sind. Die großen Kieselsteine, das sind die Dinge, die Ihnen im Leben besonders wichtig sind. Ihre Familie, Ihre Gesundheit, die Dinge, die Sie begeistern und erfüllen. Wenn Sie die großen Kieselsteine nicht zuerst in den Eimer geben, dann füllt er sich mit Geröll, und die großen Kieselsteine passen nicht mehr hinein.«

Es ist also wichtig, dass wir uns Zeit nehmen, um zu klären, was uns wirklich wesentlich ist. Dass wir danach streben, immer mehr die Dinge im Leben anwesend zu haben, die uns in liebevoller Zuwendung mit dem Leben verbinden. Manchmal kann es sein, dass wir uns in eine bestimmte Sache hineinverbissen haben. Dann ist es meist so, dass wir meinen, für diese bestimmte Sache gäbe es nur einen Weg. Dann fällt es uns schwer, loszulassen, weil wir von dem »So muss es sein!« oder »Ich muss gewinnen!« nicht frei werden. Dann merken wir oft gar nicht, dass wir uns selbst dabei völlig aus den Augen verloren haben.

Dinge, die uns besonders wichtig sind

Wenn Sie die schöpferischen Kräfte, die heilenden Kräfte in sich fördern und stärken möchten, sollten Sie sich eine Antwort auf folgende Fragen geben können:

- Wie gehen Sie mit sich selbst achtungsvoll, liebevoll um? Was heißt das praktisch für Sie?
- Wofür nehmen Sie sich bewusst im Alltag Zeit? Heute bestimmen ja die Zeitlosigkeit, die Eile, die Hetze, der Stress das Leben vieler Menschen, und es könnte sein, dass wir uns dann in der Rolle des Funktionierens befinden und vor allem nach außen hin orientiert sind. Hier liegt die Gefahr, sich selbst aus den Augen zu verlieren.
- Können Sie sagen, dass Sie etwas in Ihrem Alltag ganz bewusst, aus innerer Freiheit heraus pflegen, nicht weil die Umwelt oder Sie selbst es von sich fordern? Können Sie sagen, ich habe in meinem Terminkalender oder in meinem Tageskalender einen Termin mit mir selbst eingetragen?

Ich möchte Sie herzlich dazu einladen, selbst an dieser Stelle eine Antwort zu geben.

- In dem ich das .... und das .... pflege und tue, gehe ich liebevoll mit mir um.

Was finden Sie für sich passend?

für sich selbst sorgen

Vielleicht hilft Ihnen bei der Beantwortung der Frage eine Liste der Aspekte, die Teilnehmer meines Gesundheitsseminars genannt haben.

Wie kann ich gut für mich sorgen?

- Mehr Zeit für mich nehmen,
- mich schätzen, lieben und verwöhnen lernen,
- mich selber beschenken,
- zum richtigen Zeitpunkt entspannen und anspannen,
- meine seelischen Bedürfnisse so weit als möglich erfüllen,
- achtsam mit mir umgehen, das heißt auf meine innere Stimme hören,
- lernen Nein zu sagen, das heißt meine Grenzen anzuerkennen,
- zu mir selbst stehen, Ja zu mir selbst sagen,
- sich für Hilfe öffnen und Hilfe annehmen,
- sich selbst und anderen verzeihen,
- Zufriedenheit mit dem Moment empfinden,
- Dankbarkeit empfinden für das, was (auch noch) ist, wie es ist,
- das Harmoniebedürfnis ablegen; damit ist gemeint, sich nicht zu verbiegen,
- die Krankheit akzeptieren, ohne zu resignieren.

Wir können selbst fühlen, welcher dieser angeführten Punkte uns besonders berührt, mit welchen dieser »Fähigkeiten« wir unseren Alltag gestalten möchten. Alles auf einmal ist viel zu viel. Aber wir können damit beginnen, uns einen Punkt auszuwählen, den wir für einige Zeit bewusst üben.

»Gott in mir«

Was ist das für eine Weisheit, die wahrnimmt, hinhört, erkennt, versteht, fühlt, Entscheidungen trifft, erhält, durchträgt und Neues hervorbringt? Was ist das für eine Weisheit, die in Ihnen ständig Sterben und Neuaufbau koordiniert? Ist es vielleicht diejenige Kraft, welche die Inder in ihrem Gruß »Namaste« – »Ich verneige mich vor dem Gott in dir« – ansprechen?

Manche sagen schlichtweg, das ist die Natur, das macht mein Körper von alleine. Wenn wir gesund sind, dann lebt uns unser Körper alltäglich diese unvorstellbare Weisheit vor. Doch da all die Stoffwechselprozesse des Körpers normalerweise außerhalb unseres Wahrnehmungsfeldes liegen, sind wir uns dessen nicht bewusst.

In der heutigen Zeit haben wir immer mehr die Möglichkeit, die Dinge, die im Verborgenen geschehen, in das Licht des Sichtbaren zu bringen. Dabei eröffnen sich immer neue Universen in uns.

Erneuerungsprozesse

Alle Organe bis auf das Herz erneuern sich immer wieder. Es wird gesagt, dass sich unser Körper im Durchschnitt etwa alle sieben Jahre erneuert hat, indem alte Zellen absterben und durch neue ersetzt werden. Täglich geht unser Organismus in gewisser Weise durch Tod und Auferstehung hindurch. Kein Wissenschaftler kann diese Prozesse und Vorgänge auf künstliche Weise im Labor nachstellen. Die Organisation des Gesamtorganismus Mensch übersteigt – bei aller Achtung und allem Respekt vor den beeindruckenden Erkenntnissen der Naturwissenschaft – unsere menschliche Weisheit endlos. Stellen wir uns alle diese Erneuerungsprozesse in unserem Körper vor, die zeitgleich ablaufen, stellen wir uns die Feinabstimmung zwischen allen Körperbereichen, zwischen den Organen, den Dialog zwischen den Zellen vor, das lebenslängliche Ausbalancieren der verschiedensten Prozesse in unserem Körper, stellen wir uns vor, wie von unserem Körper Ungesundes erkannt und zur Gesundung geführt werden kann, so können wir womöglich bruchstückhaft ahnen, welcher »Organisationsmanager« da pausenlos am Werk ist, was für ein »alltägliches Wunder« in uns vorgeht.

»alltägliches Wunder«

Dieses Vermögen, das wissen wir, ist nicht unbeeinträchtigt von der Art und der Weise, wie wir in uns zu Hause sind, wie wir mit uns selbst umgehen.

Der sanfte, liebevolle und achtsame Umgang mit sich selbst gilt als sehr unterstützend für die reorganisierenden Kräfte in uns.

Blockiert oder gelähmt werden diese schöpferischen Kräfte in uns durch lang anhaltende Angst, Wut, Hass, lang anhaltende Traurigkeit und Stress verbunden mit dem Gefühl von Hilflosigkeit und Ohnmacht.

Befeuert werden diese Kräfte durch den Glauben, das Vertrauen, durch die Entängstigung und durch eine begeisternde, liebevolle Präsenz im Leben.

Selbstliebe und Selbsterkenntnis

Die Selbstliebe eröffnet uns das Tor zur Selbstwahrnehmung, zur Selbstannahme und Selbsterkenntnis. Diese wiederum sind die Voraussetzungen dafür, dass wir uns dazu entscheiden können, wer wir aus der Mitte unseres Herzens heraus sein wollen.

Ohne die Selbstliebe fallen die Selbstwahrnehmung und die Selbsterkenntnis sehr schwer. Und ohne die Selbstliebe wird die Umsetzung der Erkenntnis, die Umsetzung der Entscheidung, wer wir sein wollen, immer wieder zu einer Selbstüberforderung und damit scheitern. Die Selbstliebe verurteilt uns nicht, sie gibt uns die Zeit, die wir benötigen, um gesundende Entwicklung zu ermöglichen.

Die Geschichte von Stefanie Gleising, die 2014 mit einer Lebenserwartung von wenigen Tagen in ein Hospiz kam und nach der Absetzung aller Medikamente und der Verdreifachung der Schmerzmedikation eine wundersame Heilung erleben durfte, hat mich zweifach berührt. Zum einen ist sie ein Beispiel für einen beeindruckenden, wundervollen Heilungsverlauf. Und ohne viel Phantasie kann man ahnen, dass in ihr eine unvorstellbare Liebe, die unseren Verstand übersteigt, heilsam, neu und gesund organisiert hat. Und dann haben mich in einem Telefonat mit ihr die Gedanken berührt. Es hat mich berührt, wie klar sie sich bewusst geworden ist, was für einen Stellenwert die Liebe in ihrem Leben hat: »Ich versuche, mein Befinden nicht dem Befund anzupassen. Ich liebe, genieße das Leben. Heute Abend kommen meine Doppelkopf-Damen, wir spielen, und ich backe jetzt gleich Flammkuchen.

Stellenwert der Liebe im Leben

Und ich schaue, wo ich mich noch verändern kann. In der Regel ist es da, wo es wehtut. Es gibt so viele Möglichkeiten, über sich selbst hinauszuwachsen, wie zum Beispiel nicht so hart mit mir zu sein.

Die Meditation, die ich täglich mache, erlebe ich so, als ob etwas in mir in Ordnung gebracht würde, als ob die Zellen eine Möglichkeit bekommen, eine neue Ordnung zu finden. Es ist so, als ob etwas in mir sich öffnet, und ich erlebe mehr Ruhe und Kraft und innerliche Stärkung.

Es geht mir um mehr als zu überleben oder ein langes Leben zu führen. Es geht um etwas Unbenennbares, es scheint mir ein Weg zu sein. Kein egozentrisches Verhalten. Sondern eher um eine innere Reise. Eine innere Bewegung. Nicht mehr wie früher darum, viel zu lernen und viel zu wissen. Jetzt erlebe ich eine Nach-Innen-Bewegung. Es ist mir nicht mehr wichtig, wie lange ich lebe, sondern wie ich sterbe und wie viel Liebe ich innerlich halten und weitergeben kann.«[65]

Weisheit, die die Welt durchdringt

Zum Abschluss dieses Kapitels möchte ich Ihnen noch eine indische Legende erzählen, die von der Weisheit handelt, welche die Welt durchdringt.

Vor langer Zeit überlegten die Götter, dass es sehr schlecht wäre, wenn die Menschen die Weisheit des Universums finden würden, bevor sie tatsächlich reif genug dafür wären. Also entschieden die Götter, die Weisheit des Universums an einem Ort zu verstecken, wo die Menschen sie so lange nicht finden würden, bis sie reif genug sein würden.

Einer der Götter schlug vor, die Weisheit auf dem höchsten Berg der Erde zu verstecken. Aber schnell erkannten die Götter, dass der Mensch bald alle Berge erklimmen würde und die Weisheit dort nicht sicher genug versteckt wäre. Ein anderer schlug vor, die Weisheit an der tiefsten Stelle im Meer zu verstecken. Aber auch dort sahen die Götter die Gefahr, dass die Menschen die Weisheit zu früh finden würden.

Dann äußerte der weiseste aller Götter seinen Vorschlag: »Ich weiß, was zu tun ist. Lasst uns die Weisheit des Universums im Menschen selbst verstecken. Er wird dort erst dann danach suchen, wenn er reif genug ist, denn er muss dazu den Weg in sein Inneres gehen.«

Weisheit im Menschen

Die anderen Götter waren von diesem Vorschlag begeistert, und so versteckten sie die Weisheit des Universums im Menschen selbst.

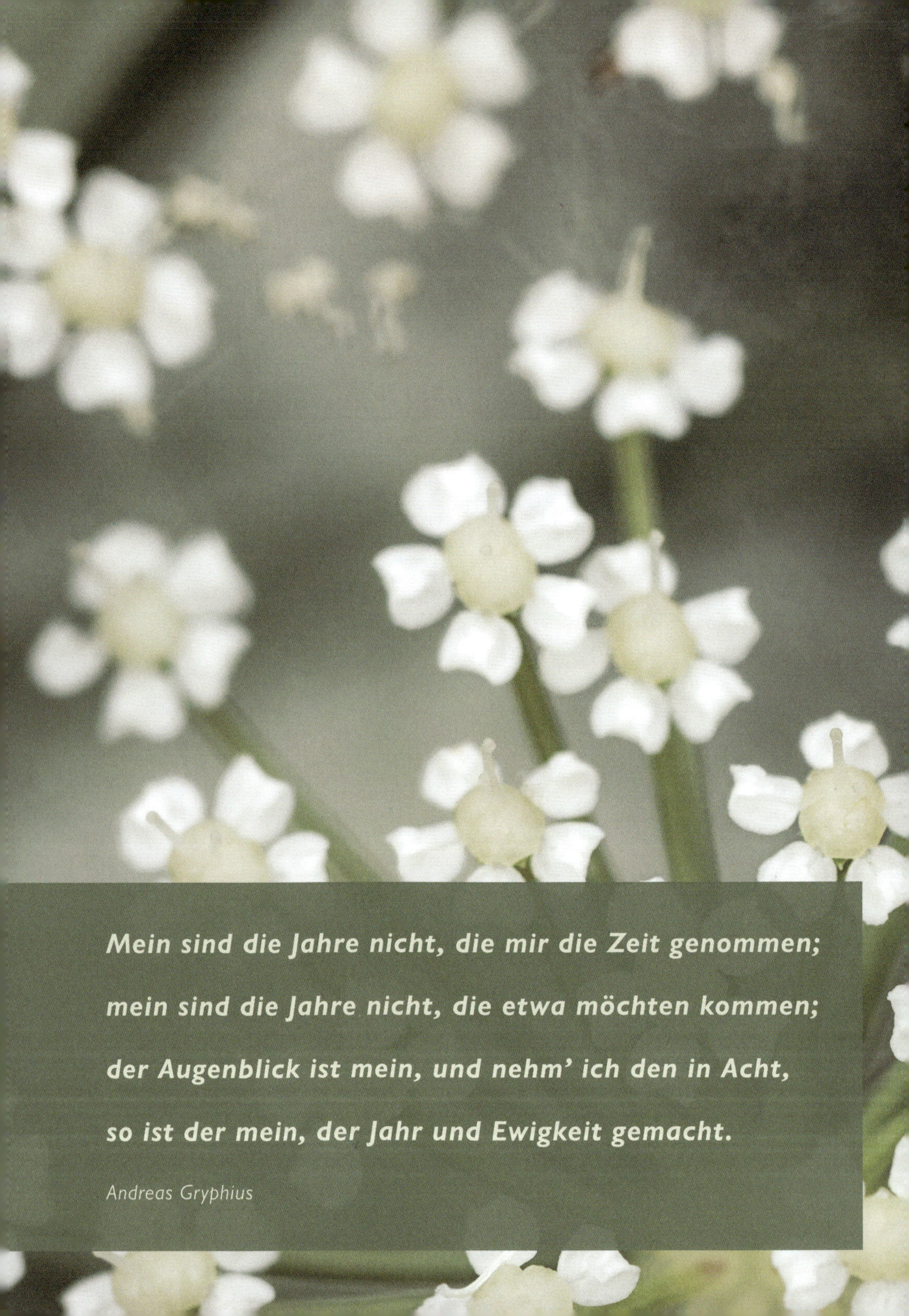

Mein sind die Jahre nicht, die mir die Zeit genommen;
mein sind die Jahre nicht, die etwa möchten kommen;
der Augenblick ist mein, und nehm' ich den in Acht,
so ist der mein, der Jahr und Ewigkeit gemacht.

Andreas Gryphius

Aufmerksamkeit und Wirklichkeit

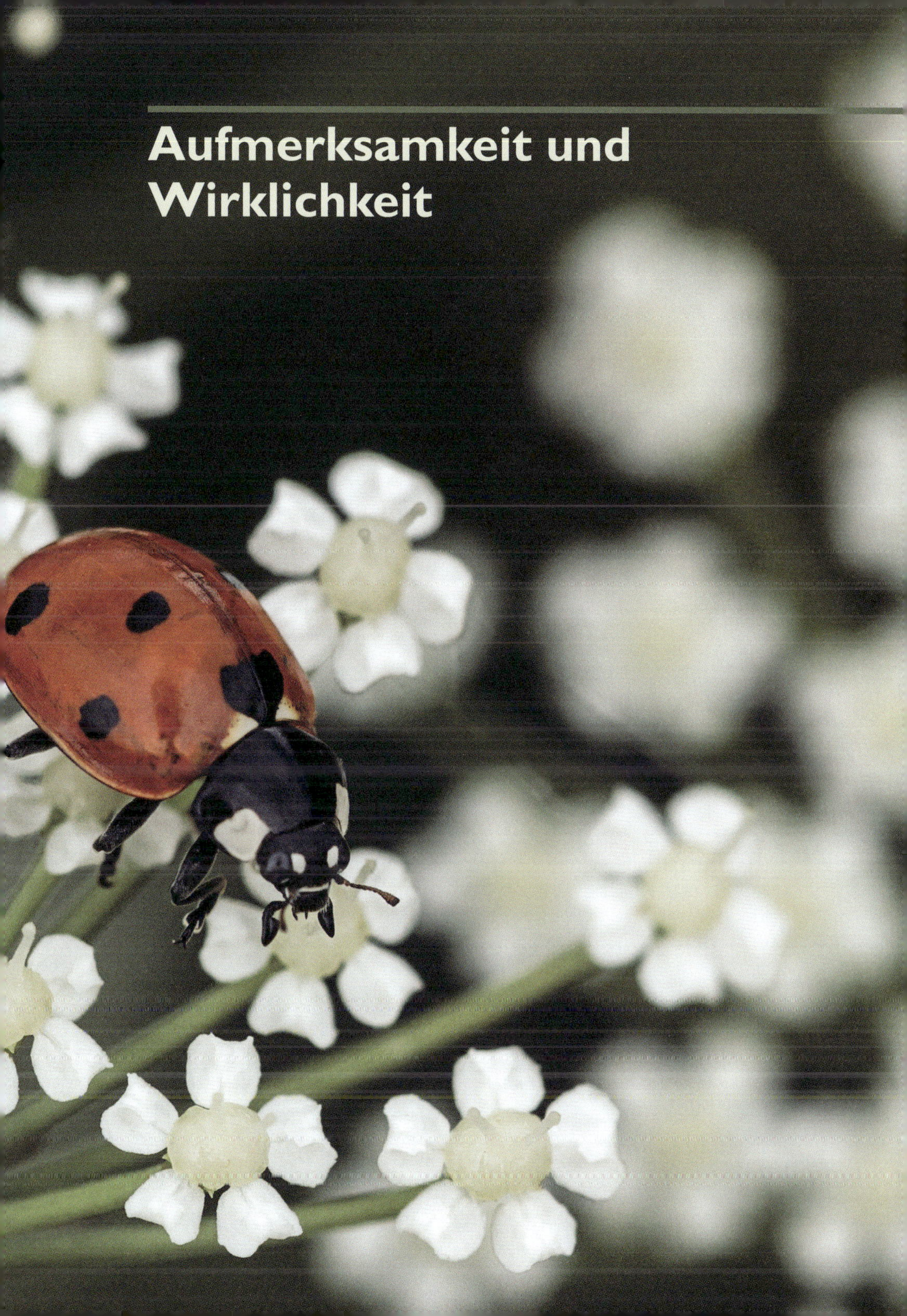

Was hat es mit dem Kämpfen auf sich? Können Sie spontan – sofern Sie keinen Widerwillen fühlen – einen Satz bilden, der mit den zwei Worten: »Ich kämpfe ...« beginnt?

- Bitte nehmen Sie sich einen Augenblick Zeit, um den Satz »Ich kämpfe ...« zu bilden. Schreiben Sie sich bitte diesen Satz auf Papier oder in der Vorstellung auf Ihre Hand auf.
- Wie ging Ihr Satz nach den ersten beiden Worten weiter? Folgt nach dem Wort »kämpfen« ein »Für« oder ein »Gegen«?

für oder gegen etwas kämpfen

Der eine kämpft *gegen* etwas, der andere *für* etwas, was macht da den Unterschied? Und warum zieht es mancher vor, nicht zu kämpfen?

»Ich kämpfe, ich muss kämpfen! Ich gebe mich nicht auf!«, so in etwa mag für viele von einer schweren Krankheit betroffene Menschen das innere Leitmotiv klingen. Spannend wäre es, wenn wir in die Gedanken, die sich auf der inneren Leinwand abspielen, noch mehr hineinschauen könnten. Was für Gedanken und Bilder gäbe es da wohl noch zu sehen? Und was für Gedanken stehen im Vordergrund? Wie spiegelt sich in ihnen unter anderem auch Mut und Vertrauen, oder hat das Kämpfen die Oberhand gewonnen?

enorme Anstrengung

Jeder Mensch ist ein Individuum, eine eigene Persönlichkeit, und so kann es durchaus sein, dass die eine Bewältigungsstrategie für den einen hilfreich, für den anderen hingegen sehr unangebracht und gar nicht hilfreich ist. Unbestritten dürfte jedoch sein, dass das Kämpfen mit enormer Anstrengung verbunden ist. Es verlangt viel Kraft von uns.

Könnte es sein, dass wir unsere Kraft vielleicht für etwas anderes als das Kämpfen einsetzen möchten? Und eine nicht minder spannende Frage ist es, ob wir unsere Kraft gegen oder für etwas fokussieren. Wenn Ihr Motto das Kämpfen ist, können Sie sich also die Frage stellen, ob hinter dem Wort »kämpfen« für Sie ein »Für« oder ein »Gegen« lebt. Es ist meiner Meinung nach sehr wichtig, ob wir mit einem »Ich kämpfe für ...« oder einem »Ich kämpfe gegen ...« unterwegs sind. Es breitet sich jeweils etwas ganz anderes in unserem Bewusstsein aus.

Die Konsequenz können wir in politischen Entwicklungen oder Umstürzen erleben, wo nur ein *Gegen* und kein *Für* lebt. Nach dem Umsturz folgt das Chaos. Die Vision, die sich auf das *Gegen* erschöpfte, hat keine gestaltende Zukunftskraft in sich.

Worauf sich unsere Aufmerksamkeit richtet, das vergrößert sich in uns.

So lautet eine asiatische Lebensweisheit. Also sollten wir uns immer wieder fragen, inwieweit wir unser Bewusstsein auf die Krankheit und inwieweit wir es auf die Gesundheit in uns lenken. Mancher, der gerne kämpfen möchte, sagt sich dann: »Ich kämpfe für meine Gesundheit.«

das Bewusstsein lenken

Viele erleben in dieser Formulierung viel Druck, und auf Druck können sie eigentlich, mit all dem, was sie sowieso schon zu bewältigen haben, verzichten. Mit dem Kämpfen kann auch eine Verengung einhergehen, eine Fixierung auf das Ergebnis, was nicht unbedingt als zielführend erlebt wird. Viele haben deshalb das Wort »kämpfen« als für sich nicht hilfreich erkannt und sagen schlicht: »Ich sorge für meine Gesundheit!«

Noch konkreter könnte es dann so lauten: »Ich gehe achtsam, sanft und liebevoll mit mir um!« Doch das will erst einmal gelernt, geübt und gepflegt werden. Häufig haben wir uns in unserem Alltagsverhalten ja gerade diese innere Achtsamkeit für uns selbst abgewöhnt.

Mit der Diagnose einer schweren Erkrankung kann für viele Patienten zu der möglichen Unausgeglichenheit ihrer »Lebenswaage« von liebevoller Selbststeuerung und Fremdsteuerung (was liegt auf den Waagschalen?) noch ein Schock hinzukommen. Wie in einer schweren, dunklen Wolke kann sich der Betroffene erleben. Ihm erscheint es dann so, als wäre diese dunkle Wolke, aus der er nicht hinausschauen kann, die ganze Welt, als gäbe es kein Licht mehr im Leben, als wäre alles verloren. In dieser dunklen Wolke können sich Verzweiflung und Hoffnungslosigkeit ausbreiten.

Krankheit als Schockerlebnis

Stellen Sie sich einen Bergsteiger vor, der in der schweren, dunklen Wolke steckt. Die Wolke erstreckt sich aber nicht über die ganze Welt! Und alle wissen wir, dass über den Wolken endlose Fernsicht und Sonne sind. Wir können erkennen, dass im Leben immer alles gleichzeitig anwesend ist.

In uns leben Krankheit und Gesundheit zugleich, Licht und Schatten, Glaube, Zuversicht und Zweifel. Wer hat Einfluss auf die Balance? Ich selbst!
Je größer das Licht, desto intensiver ist der Schatten. Und gleichzeitig gibt es keine Dunkelheit, ohne dass darin Licht lebt.

Eine Teilnehmerin meines Seminars erzählte uns von der Situation, als sie ein schlechtes Untersuchungsergebnis mitgeteilt bekommen hatte. Sofort fingen alle möglichen Gedanken im ihrem Kopf herumzuspringen an. Die Krankenschwester, die bei ihr war und dies bemerkte, sagte daraufhin ganz direkt zu ihr: »Fange den Geist wieder ein!«

Wie konnte sie diese Empfehlung dann in die Tat umsetzen? »Ich habe dann meine Aufmerksamkeit auf meinen Atem gerichtet. Und es hat mir gutgetan, ich bin wieder zur Ruhe gekommen.«

Eine andere Teilnehmerin meines Seminars berichtete, ihr Arzt, der ihr einen Tag vor ihrem Geburtstag eine ernsthafte Diagnose mitteilte, habe ihr gesagt, sie solle ihre Geburtstagsfeier vergessen und sich auf die Krankheit konzentrieren. Sie hat sich aber von der Aussage des Arztes nicht beeindrucken lassen und ihren Geburtstag mit Freunden und Freude gefeiert. Als sie dies erzählte, war in unserer Runde überall ein zustimmendes Nicken zu sehen. Die Entscheidung, den Geburtstag zu feiern, wurde als stimmig erlebt.

Konzentration auf das Defizit oder auf das Positive

Meine Frau betreute einmal zwei schwerstkranke Kinder und besuchte sie jeweils in ihrem Elternhaus. Sie berichtete mir, dass in dem einen Haus alles schwer und dunkel war, wogegen im anderen Haus mit denselben Umständen, demselben Schicksal, regelrecht die Sonne schien. Die eine Familie hatte sich auf den Mangel, das Defizit, die Krankheit konzentriert, die andere Familie erfreute sich an dem sonnigen Gemüt, dem liebevollen Wesen ihres Kindes.

Von einer bewundernswerten Positivität und der Fähigkeit, auch im »Nachteiligen« etwas Gutes entdecken zu können, erzählt auch die folgende Geschichte: Es war einmal eine alte Frau, die hatte zwei große Schüsseln, welche von den Enden einer Stange herabhingen, die sie über den Schultern trug. Eine Schüssel hatte einen Sprung, während die andere makellos war und stets eine volle Portion Wasser fasste. Am Ende des langen Weges vom Fluss zum Haus der Frau war die andere Schüssel immer nur noch halb voll. Die makellose Schüssel war sehr stolz auf ihre Leistung, aber die Schüssel mit dem Sprung schämte sich wegen ihrer Mängel.

Nach zwei Jahren, die ihr wie ein endloses Versagen vorkamen, sprach die Schüssel zu der alten Frau: »Ich schäme mich so wegen meines Sprungs, aus dem auf dem ganzen Weg zu deinem Haus Wasser herausläuft!«

im Nachteiligen Gutes entdecken

Die Frau lächelte und erwiderte: »Ist dir aufgefallen, dass auf deiner Seite des Weges Blumen blühen, aber auf der anderen Seite nicht? Ich habe auf deiner Seite des Pfades Blumen gesät, weil ich mir deines Fehlers bewusst war. Nun gießt du sie jeden Tag, wenn wir nach Hause laufen.«

Ist das nicht wunderbar, dass wir die Freiheit besitzen, selbst zu entscheiden, worauf wir unsere Aufmerksamkeit richten wollen? Und wir haben nicht nur die Freiheit, sondern auch die Kraft, um wahrzunehmen, was in unserem Geist lebt und wie es auf uns wirkt. Vielleicht können wir unseren Kopf mit einem Radio vergleichen. Das Radio ist bekanntermaßen »nur« ein Empfänger und empfängt nur die Wellenlänge, den Sender, dasjenige Programm, das wir auswählen.

Freiheit der Entscheidung

Ich selbst bin also derjenige, der entscheidet, welchen Sender ich empfangen möchte, was für Seiten in der Zeitung ich zuerst lese, welche Bücher ich studieren möchte. Ich selbst bin es, der entscheidet, womit mein Geist erfüllt sein soll.

Dasjenige, worauf wir unsere Aufmerksamkeit konzentrieren, wächst in uns.

Gehen wir noch einmal zurück zu dem Bild mit der Wolke: Der Pessimist sitzt darunter und weint, während der Optimist darüber sitzt und sich freut. Zu jeder Zeit, sogar wenn wir in der dunklen Wolke sitzen, können in uns Glaube, Hoffnung und Liebe anwesend sein. Wie können wir diese Kräfte in unserem Inneren wieder erwecken und stärken?

Selbst wenn wir dies nicht aus eigener Kraft vermögen, gibt es Hilfe von vielen Seiten. Wir müssen es nicht alleine schaffen. Jedoch liegt es an mir, ob ich um Hilfe bitte und mich für Hilfe öffne und sie annehme.

Hilfe von vielen Seiten

Der Neinengel

Das muss ein starker Engel sein,
der uns den Mut macht für ein Nein.

Ein Kämpferengel, der gerade geht,
der sicher auf beiden Füßen steht.
Ein trotziger Engel hell wie der Tag.
Einer, der offene Worte mag.

Das muss ein starker Engel sein,
der uns den Mut macht für ein Nein.

Ein Nein, das heißt ja etwas wagen.
Das nicht zu tun, was alle sagen,
ist schwer, viel schwerer als zu nicken,
sich einzufügen und zu schicken.

Das muss ein starker Engel sein,
der uns den Mut macht für ein Nein.

Jutta Richter

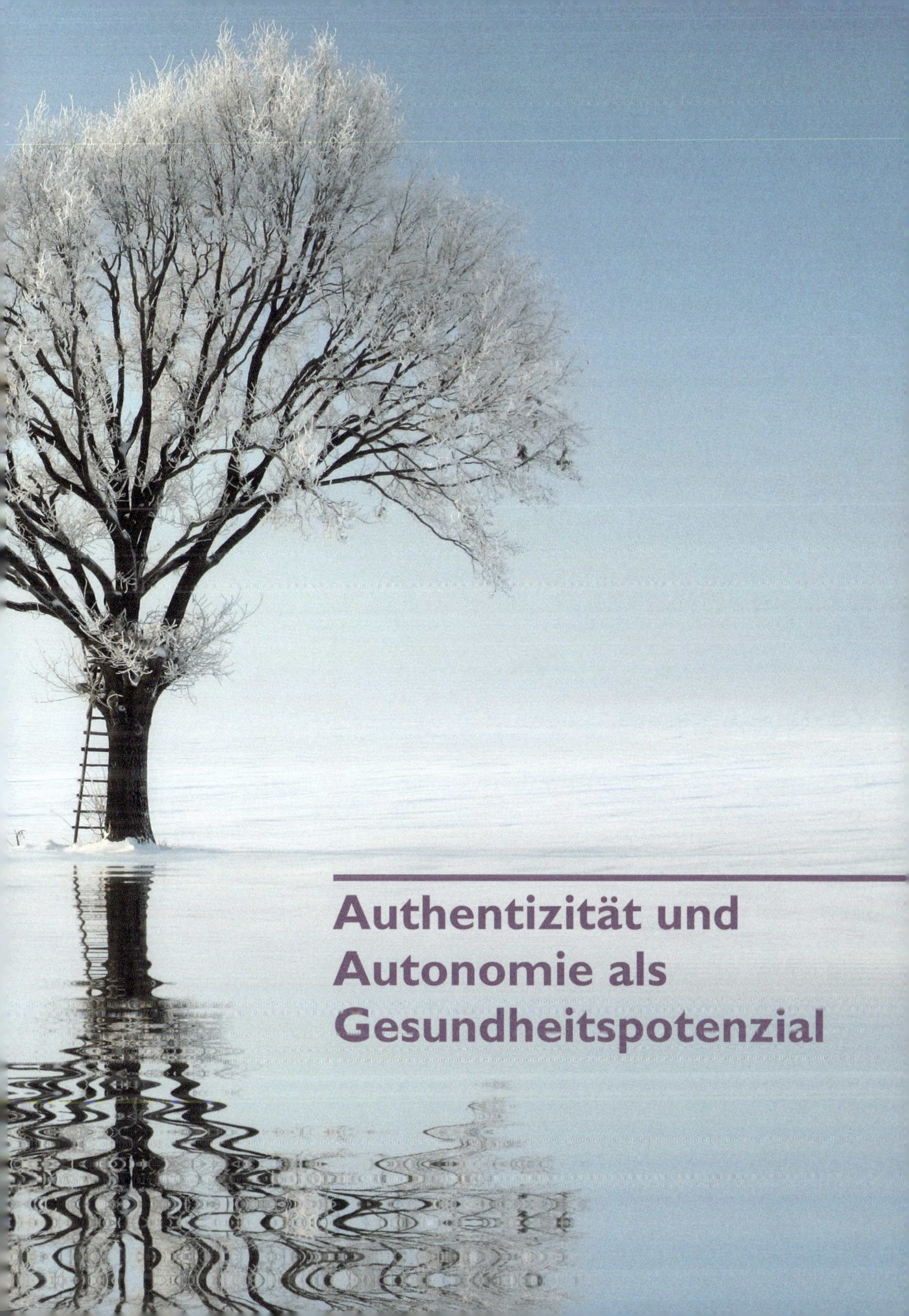

Authentizität und Autonomie als Gesundheitspotenzial

Immer wieder geschieht es, dass wir aus falsch verstandener Liebe in einen »Film« oder sogar in einen »Lebensfilm« einsteigen, in dem wir eigentlich ganz und gar nicht mitspielen wollen. Und was dann? Warum tue ich Dinge, die ich nicht will, und wie kann ich das ändern?

Diese Frage ist den meisten Menschen nicht unbekannt. Wer hat sich nicht schon einmal dabei »ertappt«, wie er Dinge tut, die er eigentlich nicht will?

»neben sich stehen«

»Das bin gar nicht ich, wenn ich das tue. Dann stehe ich wie neben mir und weiß gar nicht, warum ich das mache!«, so berichtet uns eine Seminarteilnehmerin.

In solchen Situationen verlangt das Leben von uns, dass wir ein ganz bestimmtes Wörtchen auspacken. Es ist ein Wörtchen, das manche Teilnehmer meines Gesundheitsseminars, so sagen sie, gar nicht mehr in ihrem Wortschatz hatten. Es ist das Wörtchen, das wir benötigen, wenn wir uns liebevoll selbst wahrnehmen. Es ist das Wörtchen, das wir benötigen, wenn wir unsere eigenen Grenzen anerkennen wollen. Und die Anerkennung der eigenen Grenzen ist eine der Grundvoraussetzungen, wenn wir unsere Gesundheit stärken möchten.

das Wort »Nein«

Sie wissen sicherlich längst, von welchem Wörtchen hier die Rede ist. Es ist das Wörtchen: »Nein!«

Falls wir mit diesem Wörtchen Probleme haben sollten, sind wir alle eingeladen, uns als Detektive zu betätigen. Wir sind eingeladen, gerade diese Momente zu studieren, in denen das Leben mit einer Frage auf uns zukommt.

Vielleicht können Sie sich an eine derartige Situation erinnern, in der das Leben mit einer Frage auf Sie zugekommen ist und Sie glasklar, eindeutig und ohne jeden Zweifel eine Antwort in sich gefühlt haben, und zwar die Antwort: »Nein!«
Doch dann öffnet sich der Mund und Sie hören sich ein »Ja« sagen.
Gerade das ist der beste Moment, um unsere detektivischen Fähigkeiten auszupacken.
Was hat mein glasklar gefühltes »Nein« in ein »Ja« verdreht?

Es lohnt sich, diese Forschungen zu betreiben. Sie werden dabei mit Ihren Weltbildern, mit Ihren Vorstellungen und Gedanken, die sich in Ihnen mehr oder weniger unterbewusst ausgebreitet haben, Bekanntschaft machen können. Und dann haben Sie in diesem Moment die große Chance, sich zu fragen, ob diese Vorstellung, die Sie dazu veranlasst, aus dem Nein ein Ja zu machen, ob diese Gedanken lebensfördernd sind.
Ich vermute, dass in den allermeisten Fällen die Gedanken, die Vorstellungen, die uns aus einem Nein ein Ja machen lassen, ungesund sind.

Nun mögen Sie den »Trumpf« ziehen und den »Killersatz« sagen: »Um des lieben Friedens willen habe ich dann doch Ja gesagt.«

Jetzt ist es höchste Zeit, das Rumpelstilzchen, das mir alles Mögliche vorgaukelt und in meinen Gedanken tanzt, beim Namen zu nennen. Das Rumpelstilzchen sagte: »Um des lieben Friedens willen!«

Aber da ist gar kein Friede in mir anwesend, wenn ich meine innere Stimme, meine innere Wahrheit ignoriere! »Um des lieben Friedens willen« ist eine große Täuschung, ein Phantom, das uns auf der Nase herumtanzt.

Ganz im Gegenteil, wenn wir den Mut und das Vertrauen aufbringen, zu dem zu stehen, was wir als Wahrhaftigkeit, als Wahrheit in unserem Herzen ohne jeden Zweifel fühlen, dann können wir und auch unsere Umgebung sich in einer gesunden Weise entwickeln. *Wahrhaftigkeit*

Einige sagen: »Wenn ich die Erwartungen der anderen nicht erfülle, werde ich nicht mehr geliebt!« Eine Teilnehmerin unseres Gesundheitsseminars warf auf diese Äußerung sofort ein: »Das ist dann aber gar keine Liebe, wenn ich nur mit Bedingungen geliebt werde!«

»Wenn ich Nein sage, dann enttäusche ich den anderen!«, meint eine andere Seminarteilnehmerin. Wir könnten noch viel mehr Phantomsätze, die sich in unsere Gedanken eingeschlichen haben, entlarven. *andere enttäuschen*

Stimmen diese Vorstellungen denn überhaupt mit der Wirklichkeit überein? Oder sind es Täuschungen, denen wir auf den Leim gehen? Ist vielleicht das, was ich da glaube, gar keine Tatsache, sondern eine Einbildung? Kann der andere nicht gerade dann, wenn ich zu mir stehe und mir treu bin, wenn ich also mitteile, was ich fühle, kann mich der andere nicht gerade dann viel besser verstehen, als wenn ich ein Trugbild, eine Täuschung aufrechterhalte?

Die Geschichte von der 45-jährigen Karin kann uns dabei helfen, eine andere, lebensfreundlichere Beziehung zu dem Begriff der »Enttäuschung« zu entwickeln. Karin hatte gerade eine heftige Brustkrebsoperation überstanden. Sie lebte mit ihrer 70-jährigen Mutter in einem Haus mit Garten. Als sie endlich geschwächt, aber glücklich vom Krankenhaus nach Hause kam, freute sich ihre Mutter sehr und wollte sofort etwas mit ihr unternehmen: »So, jetzt gehen wir in den Garten und schneiden die Brombeeren!«, war der erste »Programmpunkt« der Mutter.

Was für ein Gefühl war Ihrer Meinung nach in Karin anwesend?

Karin war sehr überrascht, sie fühlte sich unverstanden, überfordert, nicht wahrgenommen. Was meinen Sie, welche Antwort ist unmittelbar in ihr aufgestiegen? Welche Antwort würden Sie Karin gegenüber ihrer Mutter wünschen? Ist Ihnen bewusst geworden, in was für einer Täuschung die Mutter lebte? Würden Sie es für lebensfreundlich halten, einen Menschen in so einer Täuschung verweilen zu lassen? Oder würden Sie es als lebensdienlich und heilsam ansehen, die Täuschung aufzulösen und die »Ent-Täuschung« herbeizuführen?

Täuschung und »Ent-Täuschung«

»Ich kann meine Mutter doch nicht enttäuschen« – solche Gedanken führen oft dazu, dem innerlich gefühlten Nein ein äußerlich gesprochenes Ja folgen zu lassen.

Wollen wir denn in der Täuschung leben? Vermutlich ja, denn wenn wir etwas nicht wahrhaben wollen, weil es nicht unseren Wünschen entspricht oder weil wir glauben, wir wären nicht imstande, eine Lösung zu finden, dann versuchen wir so gut es geht die Wirklichkeit, die »Wahrheit« – meistens wohl unbewusst – zu verdrängen. Aber eigentlich wissen wir im Inneren klar und ohne jeden Zweifel, dass es wünschenswert und für die Entwicklung des Lebens heilsam wäre, wenn wir nicht in der Täuschung verweilen würden.

die Wahrheit verdrängen

Die Fähigkeit, anzuerkennen, was ist, und dementsprechend adäquat zu handeln, will von uns immer wieder neu geübt werden. Damit geht ein Vertrauen in die Entwicklungs- und Lernfähigkeit von jedem Menschen einher.

Auch unser Körper, unser Immunsystem benötigt die Aufhebung der Täuschung, das Ende der Täuschung, um immer wieder neu die Gesundheit aufzubauen. Das Immunsystem braucht die Fähigkeit, die Täuschung zu erkennen. Um Gesundheit immer wieder neu aufzubauen muss es zwischen Körpereigenem und Fremdem, zwischen dem gesund Geformten oder einer Abweichung davon unterscheiden können.

»Ent-Täuschung« und Immunsystem

Der angeführte Aspekt der Enttäuschung steht im Zusammenhang mit der Ignoranz der eigenen Grenzen, mit der fehlenden Empathie für sich selbst und für andere. Natürlich hat der Begriff der Enttäuschung auch andere Aspekte.

Wir können täglich üben, in liebevoller Weise Nein zu sagen. Erinnern Sie sich an eine Situation, in der Sie Ihr innerlich gefühltes »Nein!« übergangen und »Ja« gesagt haben. Nun stellen Sie sich vor, wie Sie – letztendlich zum Segen für sich selbst und auch für die anderen, auch wenn es zunächst unvorstellbar erscheint – Ihre Herzensstimme anerkennen und auf liebevolle Art das »Nein« aussprechen.

Herzensstimme anerkennen

Ist es denn verwunderlich, dass es in dem physischen Raum dieser Herzenswahrheit, in unserem Herzen, so gut wie keine Tumore gibt? Vielleicht können Sie schon erahnen, dass das Herz und die Herzenskräfte eine zentrale Rolle bei der Stärkung der Heilungskräfte in uns spielen.

Hilfen zum Nein-Sagen:

- Versuchen Sie, »Nein-Situationen« vorauszudenken, und stellen Sie sich darauf ein.
- Legen Sie sich »Nein-Sätze« bereit, die Sie dann in einer entsprechenden Situation anwenden können.
- Sprechen Sie Ihren Nein-Satz klar und deutlich aus und halten Sie dabei den Blickkontakt zu Ihrem Gegenüber.
- Sagen Sie Nein, ohne sich dafür zu entschuldigen.
- Eine Begründung genügt.
- Bleiben Sie bei Ihrem Nein.[66]

Manche erleben, dass eine Krankheit ein Wegweiser sein kann, ein Entwicklungshelfer auf dem Weg zurück zu sich selbst.

Als mein Vater 1978 erneut mit einer Tumor-Erkrankung zu tun hatte – er war gerade 56 Jahre alt –, sagte er mir während eines Spaziergangs: »Ich will mich jetzt mehr auf das Wesentliche konzentrieren!«

auf das Wesentliche konzentrieren

Inzwischen habe ich erfahren, dass dieser Gedanke in vielen Menschen anwesend ist. Der Gedanke, der Wunsch nach Verwesentlichung ist uns, so scheint es, in die Wiege gelegt. Häufig ist dieses Streben im Laufe des Lebens aber von anderen Prioritäten verdrängt worden.

In Fjodor Dostojewskis Roman *Die Brüder Karamasow* heißt es: »Sehnsüchtig schaut der, der ich bin, auf den, der ich sein könnte.«[67]

Auf dem Weg, der zu werden, der ich sein könnte, der ich im tiefsten Inneren meines Herzens bin, ist es wünschenswert, dass wir von vielen Seiten

Unterstützung und Hilfe erfahren dürfen und dass wir sie zulassen, anerkennen und annehmen können. Sie können sicher sein, dass Sie auf Ihrem Weg nicht allein sind (siehe Seite 79 ff. und 236f.).

dem eigenen Stern folgen

Wer eine Krankheit als Weckruf erlebt, sieht sich vor die Fragen gestellt: Was möchte ich üben, schulen, entwickeln, wozu möchte ich mich erziehen? Wie kann ich mir selbst gleichzeitig Lehrmeister und Schüler sein? *Wie kann ich der werden, der ich bin? Wie kann ich nach meiner Melodie mein Leben führen, wie kann ich meinem Stern folgen? Wie kann ich das »vor mir stehende Bild dessen, was ich werden soll«, zu malen lernen* (siehe Seite 109)?

Die Erkenntnis, wie wichtig es ist, sich nicht fremdbestimmen zu lassen, hat auch der schwer kranke Steve Jobs an die Studenten weitergegeben, die seine legendäre Stanford-Rede miterlebten: »Ihre Zeit ist begrenzt, also vergeuden Sie sie nicht, indem Sie ein fremdbestimmtes Leben führen. Hüten Sie sich vor Dogmen, denn das heißt nichts anderes, als sein Leben an den Ansichten anderer Leute auszurichten. Sehen Sie zu, dass der Lärm fremder Meinungen nicht Ihre innere Stimme übertönt. Und vor allem: Haben Sie den Mut, Ihrem Herzen und Ihrer Intuition zu folgen. Die beiden wissen schon, was Sie wirklich werden wollen. Alles andere ist sekundär.«[68]

innere Unabhängigkeit

Das Gefühl, wirklich den eigenen Weg zu gehen, wird Sie in vielerlei Hinsicht »unangreifbarer« werden lassen. Bei meiner Arbeit durfte ich viele Menschen mit schweren Erkrankungen wahrnehmen, die eine solche Konzentration auf ihr Innerstes, auf ihr Eigentliches, auf ihr Wesen erfahren haben. Bei manchen hat diese »innere Unabhängigkeit« zu einem solchen »inneren Frieden« geführt, dass sie sagen konnten: »Selbst wenn ich sterbe, ich bin geheilt!«

für sich selbst einstehen

Eine erste Aufforderung, sich auf das zu besinnen, was dem eigenen Lebensweg entspricht, erfahren viele Patienten bereits zu Beginn ihrer Erkrankung. »Es ist gar nicht so einfach, sich gegenüber Medizinern mit seinem ›inneren Arzt‹ verständlich zu machen! Sie nehmen nur meine Krankheit, aber nicht mich wahr!« Dies ist eine Erfahrung, die viele von einer schweren Erkrankung betroffene Menschen teilen. Sie stehen vor der Herausforderung, für sich selbst einzustehen.

Wie geht man damit um, wenn das innere Stimmigkeitserleben mit dem Behandlungs- bzw. Leitlinienvorschlag des Arztes, mit den Leitlinien, die oft als Richtlinien missverstanden werden, nicht zusammenklingt? (Nebenbei bemerkt: Es läuft etwas gewaltig schief, wenn aus den von dem Ideal der

Leitlinienkommission konzipierten Leitlinien, die ursprünglich als Orientierungshilfen gedacht sind, immer häufiger in gerichtlichen Auseinandersetzungen Richtlinien werden!)

Etliche betroffene Patienten haben die Kraft gefunden, dem Arzt klar ihr Bedürfnis und ihr Erleben mitzuteilen. Andere sind ihrer inneren Stimme gefolgt und haben sich einen anderen Arzt gesucht, mit dem sie eine Dialogfähigkeit erleben konnten.

die Autonomie stärken

Gerade im Umgang mit einer lebensbedrohlichen Erkrankung ist der Mensch ganz besonders eingeladen, sich selbst sanft und liebevoll wahrzunehmen und sich mit Menschen zu verbinden, die ihn in seiner Autonomie stärken.

Eigentlich sollte folgende Lebensweisheit den meisten Menschen klar sein: dass diejenigen Menschen, die sich selbst wahrnehmen und fühlen und für sich selbst einzustehen vermögen, für sich selbst zu sorgen vermögen, anders präsent sind als diejenigen, die alles mit sich geschehen lassen. Häufig weisen gerade diese Menschen, auch wenn sie oftmals unbequeme Patienten sind, die besseren Krankheitsverläufe auf.

die eigenen Grenzen aufrechterhalten

Wir wissen, dass gerade die Fähigkeit, Autonomie zu entwickeln und zu pflegen, in inniger Verbindung steht mit der Fähigkeit des Körpers, seine eigenen Grenzen aufrechtzuerhalten. Bis hinein in die zelluläre Ebene benötigen wir die Fähigkeit der Autonomie. Auch dort ist die Autonomie ein wesentlicher Aspekt unseres Gesundseins.

Der frühere Heidelberger Professor Ronald Grossarth-Maticek hat in Studien mit mehreren Tausend Patienten den Zusammenhang von Autonomie und Krankheitsverlauf deutlich nachgewiesen. Er fand heraus, dass die Fähigkeit eines Menschen, seine Autonomie zu bewahren, in direkter Beziehung steht zu dem Krankheitsverlauf.[69]

Kohärenzgefühl

Aaron Antonovsky, der Begründer der Salutogenese, die der Frage nachgeht, wie Gesundheit entsteht, hat dieses Phänomen mit den Begriffen der Verstehbarkeit, der Gestaltbarkeit und der Sinnhaftigkeit erfasst. Auch er kommt zu dem Schluss, dass es einen wesentlichen Unterschied macht, ob sich der Mensch als ein Opfer oder als ein Gestalter erlebt. Gesundheit hängt nach Aaron Antonovsky wesentlich davon ab, ob man die Welt um sich herum als verstehbar erlebt, ob man spürt, dass man Einfluss auf seine Situation hat, sie gestalten kann, und ob man einen Sinn in seiner Situation erkennen kann. Dann kann man ein »Kohärenzgefühl« entwickeln, man empfindet sich als einen Teil eines sinnvollen Ganzen, einer sinnerfüllten Welt. Die drei Aspekte der Verstehbarkeit, der Gestaltbarkeit und der Sinnhaftigkeit haben einen entscheidenden Einfluss darauf, wie wir bestimmte Situationen erleben und wie sich unsere Abwehrkräfte dementsprechend kräftigen oder abschwächen.[70]

Selbstgestaltung bei Zellen

Im Bereich der Zellbiologie kann man beobachten, dass beispielsweise eine Tumorzelle die normalerweise im Körper anwesende differenzierende, autonome Entwicklungsform nicht erfahren hat. Ihre Form und Gestaltung ist nicht von dem dort üblichen Gesetz der Selbstgestaltung durchdrungen. Sie bleibt in einer gewissen Weise unterentwickelt, embryonal. Und trotzdem hat unser Körper die Weisheit und das Potenzial, dieser »unterentwickelten« Tumorzelle zur gesunden Ausdifferenzierung zu verhelfen oder sie wieder aufzulösen.

Der Hämatologe und Onkologe Professor Gerd Nagel, der eine praktisch unheilbare Leukämie überwunden hat, sagt: »Nach meinem Dafürhalten ist das Potenzial der inneren Heilkräfte, im Krankheitsfall eine Krankheit zu überwinden, zum Beispiel auch eine Krebskrankheit, das ist sehr, sehr groß und von uns weit unterschätzt. Die Schwierigkeit liegt darin, eigentlich herauszufinden, welches Potenzial hat denn nun jetzt genau dieser Mensch, der vor mir steht. Denn wir können das nicht verallgemeinern, die Schulmedizin und ihr Tun sind hochgradig schematisiert. Da geht man nach gewissen Schemata vor. Aber wenn es darum geht, die Ressourcen, die Heilungskräfte eines Menschen nun einzubringen in diesen Heilungsprozess, muss man die erst einmal entdecken. Und darin liegt eigentlich die Schwierigkeit, herauszufinden, welches Potenzial hat nun dieser individuelle Mensch. [...] Es ist ganz sicher wichtig, frühzeitig darauf hinzuweisen, dass die inneren Heilkräfte ein Potenzial sind, eine Chance sind, die man nutzen sollte. Aber auch keine Garantie, keine Garantie, dass das, was man sich dann erträumt, auch wirklich passiert.

das individuelle Potenzial entdecken

Ich bin jetzt relativ scharf in dieser Sache, aber man muss das hinausposaunen, dass das im Grunde genommen ein Skandal ist, wie wenig sich das Gesundheitswesen um den kompetenten Patienten kümmert. Es wird alles finanziert, was die Krankheitstherapie anbelangt, aber was die Patientenkompetenz fördert, was den Patienten zurück in den Alltag bringt, wird außerhalb, sagen wir mal der Rehabilitationsmedizin, nicht gefördert. Und diese Form der Beratungen, das ist sicher eine Zukunftsleistung im Gesundheitswesen.«[71]

Patientenkompetenz

Der Neurobiologe Professor Gerald Hüther berichtet von folgender Erfahrung: »Im vergangenen Jahr [2013] habe ich an meiner Universität versucht, eine Vorlesungsreihe für Medizinstudenten zum Thema »Salutogenese und Selbstheilung« anzubieten. Die für die Genehmigung solcher Lehrangebote zuständige Kommission bat mich um Geduld. Das Problem: Der Lernzielkatalog für das Medizinstudium beschreibt zwar über hundert Lernziele – sie reichen vom sachgemäßen Anlegen eines Wundverbands bis zum Ausfüllen des Totenscheins –, aber Begriffe wie ›Salutogenese‹ oder gar ›Selbstheilung‹ sucht man dort vergebens. Der Erwerb von Kenntnissen über das, was einen Menschen gesund erhält, und über die im Verlauf eines Heilungsprozesses im Körper ablaufenden Reorganisationsprozesse ist als Lernziel für künftige Ärzte nicht vorgesehen.

Salutogenese als Lernziel für Mediziner

Noch ist in den Gehirnen der meisten Mediziner, offenbar auch derjenigen, die unsere künftigen Ärzte ausbilden, die Überzeugung fest verankert, dass Menschen deshalb krank werden, weil etwas in ihrem Körper nicht ordnungsgemäß funktioniert, und dass es ihre Aufgabe sei, diesen Defekt ausfindig zu machen, zu reparieren und den Erkrankten auf diese Weise zu heilen. Wer so denkt, kann freilich mit den Erkenntnissen über Salutogenese und Selbstheilung wenig anfangen.«[72]

Er fährt fort: »Alle lebenden Systeme, also jedes Ökosystem, jedes soziale System, jeder Organismus als körperliches System und nicht zuletzt unser eigenes Nervensystem, formen sich selbst, gestalten sich selbst und entwickeln ihre jeweiligen strukturellen und funktionellen Merkmale durch fortwährende Anpassung der Beziehungen ihrer jeweiligen Subsysteme an die Erfordernisse der sich ständig verändernden äußeren Lebenswelt. [...] Und wer das verstanden hat, versteht dann auch ganz von allein, dass niemand einen anderen Menschen heilen kann, dass jede Heilung Ausdruck des gleichen, sich selbst organisierenden Prozesses, nur jetzt unter günstigeren Rahmenbedingungen, ist. So, dass es wieder ›heilen‹ kann.

Und diesen Selbstheilungsprozess möglichst kompetent zu begleiten und unter Zuhilfenahme all dessen zu ermöglichen, was die medizinische Wissenschaft und die Medizintechnik an dazu geeigneten Verfahren und Instrumenten entwickelt haben, ist höchste ärztliche Kunst und zentrale Aufgabe einer zukünftigen Medizin.«[73]

Aufgabe einer zukünftigen Medizin

Es ist ganz wichtig, dass wir unsere Bewusstseinskraft in der Weise bemühen, dass uns klar wird: Auch wenn die Medizin kein Heilmittel zur Verfügung hat, das – statistisch nachgewiesen – heilen kann, gibt es trotzdem eine Fülle von Möglichkeiten, um die selbstregulierenden, die neu organisierenden, die heilenden Kräfte in unserem Sein zu stärken.

»Ich entscheide selbst, was ich will und welchen Weg ich gehe.«

Ein Mensch entscheidet sich dann für einen Weg, wenn er eine Idee oder eine Vorstellung von dem Ziel hat. Ohne die Vorstellung oder die Vision machen wir uns nicht auf den Weg. Deutlich ist, je klarer wir diese Vision vor unserem inneren Auge haben, umso stärker wird sie uns ein Kraftquell für den Weg. So ist es für den Kranken wichtig, dass er in sich Bilder und Visionen vom Gesundsein immer wieder auf seine ganz eigene Weise und möglichst lebendig und sinnhaft gestalten kann.

Visionen vom Gesundsein

Ohne diesen Glauben, ohne die Vision, dass Gesundheit möglich sein kann, auch wenn die Ärzte kein heilendes Medikament zur Verfügung haben, wird sich wohl kaum ein Patient auf den Weg begeben. Ehe er sich dann jedoch auf den Weg begibt, hat er eine ganz klare Entscheidung getroffen: »Ich will gesund sein! Ich stärke die Gesundheit in mir.«

Mit dem Satz »Ich will gesund sein« verhält es sich oft so, dass der Mensch die Gesundheit, die er schon hat, nicht anerkennt und der Schritt vom Wollen in die Tat ausbleibt.

tun, was mir hilft

Wenn wir aber diesen Entschluss in eine praktische Handlung umsetzen, so könnte man sagen: »Ich tue das, von dem ich fühle, glaube, weiß, dass es mir zur Gesundung hilft.« Dr. Carl Simonton hat zu Beginn seiner Seminare die Teilnehmer einzeln zum folgender Übung eingeladen.

Sagen Sie sich den folgenden Satz vor und spüren Sie nach, wie er sich für Sie anfühlt:

»Ich habe mich entschlossen, das zu tun, von dem ich fühle, glaube, weiß, dass es mir zur Gesundung hilft.«

Manch einer kann diesen Satz mit voller Überzeugung und Kraft sagen. Andere können ihn nur mit Zögern oder Zweifel aussprechen. Und manch einer erlebt, dass er im Moment eine völlige Blockade in sich trägt, diesen Satz zu sprechen. Da wird deutlich, dass sie sich im Moment innerlich noch nicht an einem Ort befinden, an dem sie sich selbst als Gestalter erleben und von dem aus sie selbstbestimmt ihr Leben in die Hand nehmen können. Das kann dann ein Wegweiser sein für die Schritte, die noch getan werden müssen.

Wir ahnen womöglich, wie existenziell die Kraft der Autonomie in unserem Organismus benötigt wird. Der schwer kranke Regisseur Christoph Schlingensief fasste die Bedeutung der Autonomie einmal in folgende Worte: »Ich will nur die Autonomie bewahren. Das finde ich bei Kranken so wichtig, dass sie wissen, sie sind autonom, nicht der Arzt, nicht die Krankheit. All diese Sachen müssen einfach in Grenzen gewiesen werden, weil der Mensch sich selber verliert in der Krankheit.«[74]

Einmaligkeit jedes Menschen

Jeder Mensch, wenn er zu einer gewissen inneren Ruhe findet, ahnt wohl im tiefsten Inneren seines Herzens, dass er ein einmaliges, ganz besonderes Geschöpf ist, das sich entwickeln möchte.

Um uns der so wichtigen Frage zu nähern, wie wir dieses individuelle Geschöpf »freilegen« oder wie eine Skulptur aus dem Stein »herausmeißeln« können, damit es in seiner ganzen Schönheit zum Vorschein kommt, müssen wir uns vielleicht erst noch mit einer anderen Frage befassen.

Gibt es seit meiner Erkrankung Veränderungen, für die ich dankbar bin?

positive Veränderungen

»Was für eine ungewohnte, ja sogar unverschämte Frage!« So könnte wohl manch einer denken. Drängen sich doch mit dem Auftreten der Krankheit die Angst, der Schock, die Verunsicherung, der Zweifel, die Wut, die Enttäuschung, der Schmerz, der Verlust von Fähigkeiten in unser Bewusstsein. Gibt es da überhaupt noch Platz für andere Erfahrungen?

Ja, im Laufe der Zeit erleben viele Patienten, dass auch andere Erfahrungen auftreten können.

Die Teilnehmer meines Gesundheitsseminars waren eingeladen, einzeln ihre Erfahrungen aufzuschreiben. Viele von ihnen schämten sich fast, so etwas aufzuschreiben und auszusprechen. Normalerweise werden diese Dinge wie ein intimes Geheimnis tief im Herzen gehütet. Und trotzdem haben wir in unserer Gruppe das Vertrauen aufgebracht, diese Schatzkammer zu öffnen. Was war das Erstaunliche, das zutage trat?

Zur Überraschung aller sind bei vielen genau die gleichen Erfahrungen aufgetreten.

»Ich hatte plötzlich wieder Zeit für mich. Zeit zum Denken und Zeit zum Fühlen.«

andere Dimension der Zeit

Durch das Auftreten der Krankheit sind die Betroffenen aus dem Lebensalltag, aus der Lebensroutine, der »Alltagstaktung« herauskatapultiert worden. Plötzlich fanden sie sich in einer fremden neuen Welt wieder. Plötzlich schien die Zeit eine andere Dimension bekommen zu haben.

»Mein ›Bewusst-Sein‹ hat sich verändert.«

Wie kann sich das Bewusstsein verändern, könnte mancher spontan fragen? Gibt es durch die Krankheit eine Veränderung, die zu einem mehr träumenden oder einem wacheren Bewusstsein geführt hat?

sich seiner selbst bewusster sein

»Ich bin mir meiner selbst viel bewusster als vor der Erkrankung«, berichten viele.

Was meinen sie damit?

»Ich bin mir meiner Grenzen bewusster!« – »Ich lebe bewusster!« – »Ich weiß jetzt klarer, was mir eigentlich wichtig und wesentlich ist!« – »Ich beschäftige mich mit dem Sinn, den mein Leben haben soll!« – »Ich bin viel bewusster in den Beziehungen zu anderen Menschen!« – »Ich habe festgestellt, dass es Menschen gibt, mit denen ich mehr, und andere, mit denen ich weniger Zeit verbringen will.«

Anerkennung des eigenen Fühlens

Eine Folge des veränderten Bewusstseins ist die Wahrnehmung des eigenen Fühlens. »Ich habe meine Gefühle früher immer völlig zurückgedrängt! Ich war ganz auf die Erfüllung der Ansprüche und Erwartungen der anderen eingestellt! Das hatte Priorität. Ich konnte nie ›Nein‹ sagen.« Diese und eine große Fülle von ähnlichen Sätzen habe ich von vielen Betroffenen gehört.

Gefühle nicht mehr verdrängen

»Plötzlich habe ich mir erlaubt, wieder zu fühlen, ich konnte es nicht mehr abspalten und wegdrängen, dazu war das Gefühl zu kräftig geworden. Ich habe gefühlt: Jetzt geht es um mich. Ich habe auch eine Verantwortung für mich. Ich darf und soll meine Grenzen anerkennen.«

Aber bin ich dann nicht egozentrisch, oder noch schlimmer, egoistisch? Sofort taucht ein großes »Ja, aber« auf. Die alten inneren Auftraggeber stehen wieder auf dem Plan und versuchen das Fühlen, die innere Gewissheit, dass diese Veränderung notwendig ist, zu verwässern.

»Stopp! Um wen geht es hier in der Herausforderung mit der Krankheit eigentlich? Es geht um mich! Um mich selbst, um meine Selbstwerdung!«

Als Paula in ihrem Inneren ohne jeden Zweifel erkannt hatte, dass es bestimmte Lebensveränderungen gibt, die für sie überlebensnotwendig sind, da hat sie ihre Zweifel und Ängste, was wohl die anderen dazu sagen werden, über Bord geworfen.

Veränderungen im Handeln

»Ich habe meine Grenzen anerkannt und Dinge getan, die ich früher nicht gewagt hätte zu tun. Ich habe gesagt, dass ich jetzt Zeit für mich brauche. Das gab es früher nicht.« – »Ich habe begonnen, jeden Tag ein bisschen zu laufen, ich habe mich mit einer alten Freundin getroffen, die ich schon längst wieder sehen wollte, ich habe angefangen, in einen Chor zu gehen und wieder zu singen. Ich habe bestimmte Aufgaben abgegeben, was mir überhaupt nicht leichtgefallen ist und vor der Krankheit undenkbar für mich gewesen wäre. Ich habe mich wieder mehr mit meiner Spiritualität und dem Sinn meines Lebens beschäftigt ...«

eigene Bedürfnisse beachten

Das ist nur ein kleiner Ausschnitt aus der Fülle an Veränderungen, von denen die Menschen berichten. Vielleicht könnte man zusammenfassend sagen, dass das Ja zu dem anderen, das zugleich ein Nein zu mir selbst war, geschrumpft ist. Und zugleich, dass das Ja zu sich selbst wie eine kleine Pflanze aufgekeimt ist und im Laufe der Zeit immer kraftvoller geworden ist. Dazu hat sicherlich beigetragen, was Petra formuliert hat: »Ich habe gelernt, eigene Entscheidungen zu treffen und bewusst dahinterzustehen!«

eigene Entscheidungen treffen

Sich öffnen für Hilfe und Unterstützung

Wer kennt sie nicht, die Gedanken, die einem einreden, keine Schwächen zeigen zu dürfen, alles alleine meistern zu müssen? Doch die Krankheit kann diese scheinbaren Dogmen, die manche mit sich herumtragen, diese scheinbaren inneren Gesetzestafeln porös machen und auflösen.

schwach sein dürfen

»Ich habe gelernt, um Hilfe und Unterstützung zu bitten, Hilfe anzunehmen, mich für die Hilfe zu öffnen«, sagt Gabriele.

Weitere Aussagen waren: »Ich muss mich nicht mehr beweisen, ich darf so sein, wie ich bin, ich akzeptiere mich!« –»Ich kann Wesentliches von Unwesentlichem unterscheiden.« – »Ich kann Verantwortung abgeben!« – »Ich habe mehr Vertrauen in andere.« – »Ich habe mehr Kontakt, mehr Nähe zur Natur, zum Leben, zum Sterben und zum Tod.« – »Es ist in mir mehr Dankbarkeit und Liebe anwesend!«

Dankbarkeit und Liebe

Viele erleben also eine Veränderung durch die Erkrankung. Nicht nur durch die Operation oder die Therapie, sondern auf einer ganz anderen inneren Ebene, in ihrem innersten Wesen. Das Denken, Fühlen und Handeln hat sich verändert. Viele sagen: »Ich bin jetzt viel achtsamer geworden, dankbarer und

im Augenblick präsent sein

wertschätzender. Früher hat mich die Sorge um die Zukunft bestimmt. Heute habe ich gelernt, im Augenblick, im Jetzt mehr präsent zu sein.«

Könnten nicht all diese Veränderungen, die die Krankheit hervorgebracht hat, bei einigen auch dazu geführt haben, dass sie liebevoller im Leben anwesend sind?

sich selbst näherkommen

Nun stelle ich die Frage in die Runde: »Haben denn all diese Veränderungen dazu geführt, dass Sie sich selbst nähergekommen sind, oder haben sie dazu geführt, dass Sie sich weiter von sich entfernt haben?«

Nach kurzer Überlegung ertönt eine einstimmige Antwort. Die Erkenntnis, die Herzenseinsicht lautet: »Ich bin näher bei *mir!* Ich bin jetzt mehr ich selbst. Ich bin jetzt mehr der, der ich eigentlich bin.«

Sinn einer Krankheit

Diese Erkenntnis kann uns die Tür zum Sinn der Krankheit öffnen. Menschen, die einen Sinn in ihrer Situation entdecken können, haben viel mehr Kraft, diese Situation zu meistern. Manche konnten entdecken, dass ihnen die Krankheit dabei geholfen hat, wieder zu sich selbst, zu ihrem inneren Weg zu finden.

Aus der Traumaforschung gibt es die entsprechende Erkenntnis, dass traumatisierte Menschen zwar häufig unter posttraumatischen Belastungsstörungen leidern, dass es aber auch Menschen gibt, die posttraumatisch erstaunliche Entwicklungen oder sogar Kräftigungen erleben. Es sind Menschen, die in ihren Erlebnissen eine Sinnhaftigkeit entdecken konnten.

Lebensenergie

Bei all dem muss der Aspekt der Lebensenergie beachtet werden, denn er hat einen entscheidenden Einfluss auf den Therapie- und Krankheitsverlauf. Wenn wir über längere Zeit mit enormen Außenanforderungen zu tun haben, ohne zeitgleich Zugang zu unseren Kraftquellen im Leben zu haben, dann kann dies zu einer Dysbalance führen. Mit der Krankheit ist uns die Aufgabe gestellt, uns selbst liebevoll und achtsam wahrzunehmen und unsere eigenen Grenzen anzuerkennen und zu respektieren. Das beinhaltet natürlich auch, unsere Sorgen und Ängste zu erkennen und anzuerkennen, wahrzunehmen und mit dem Partner zu teilen.

»liebevolle Härte«

Immer wieder stehen wir vor der Aufgabe, mit uns selbst und den anderen sanft und liebevoll umzugehen. Dieser Umgang kann manchmal auch eine gewisse liebevolle, konsequente Härte von uns erfordern, die vielen ungewohnt ist.

Um unsere Energiequellen neu zum Sprudeln zu bringen, stehen wir auch vor der Aufgabe, uns selbst bewusst zu machen, was uns im tiefsten Inneren mit Begeisterung erfüllt und was sich dem in den Weg stellt (siehe auch Seite 59 und 209 ff.). Wir benötigen alle »unsere« Luft zum Leben. In diesem Sinne ist die Krankheit eine Einladung zur liebevollen Selbstbesinnung: der zu sein, der ich bin. Dabei kann professionelle Hilfe sehr unterstützend sein und erstaunliche Veränderungen bewirken.

liebevolle Selbstbesinnung

Alles, was dem Menschen hilft, mit seinen Sorgen, Ängsten und Nöten besser umzugehen, und was ihm selbst Handlungsmöglichkeiten gibt, was ihm hilft, zu verstehen, und Sinnhaftigkeit eröffnet, das hat einen signifikanten Einfluss auf den Krankheitsverlauf und auf die Lebensqualität.

All diese Veränderungen, gehen sie nicht mit einer enormen Stressreduktion einher? Könnte es nicht sein, dass einer der Hauptstressfaktoren, unter dem zahllose Menschen leiden, letztlich in uns selbst liegt? Wenn wir eine bestimmte Rolle zu erfüllen versuchen, die nicht die unsrige ist, wenn wir versuchen, jemand anderes zu sein, als der, der wir sind, so könnte das im tiefsten Inneren großen Stress verursachen.

Immer ist die wichtigste Stunde die gegenwärtige; immer ist der wichtigste Mensch, der dir gerade gegenübersteht; immer ist die wichtigste Tat die Liebe.

Meister Eckhart

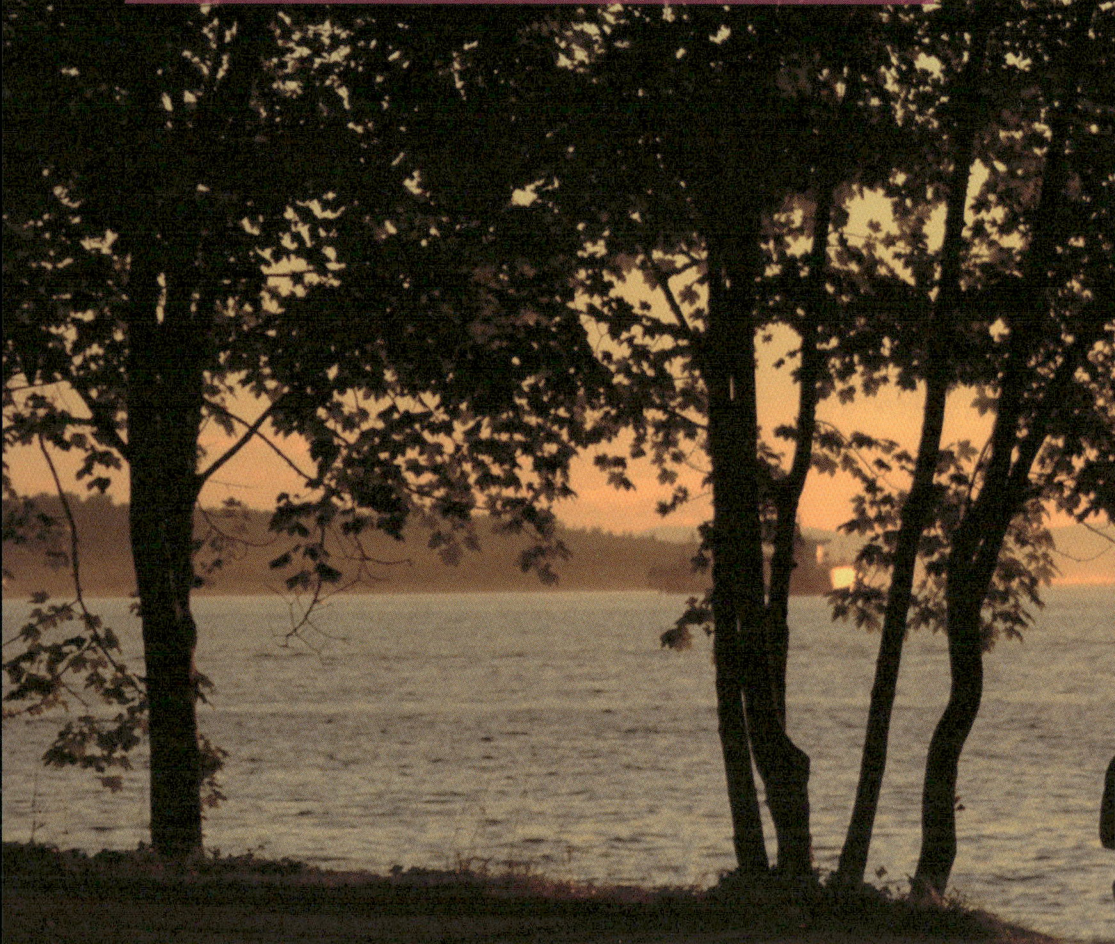

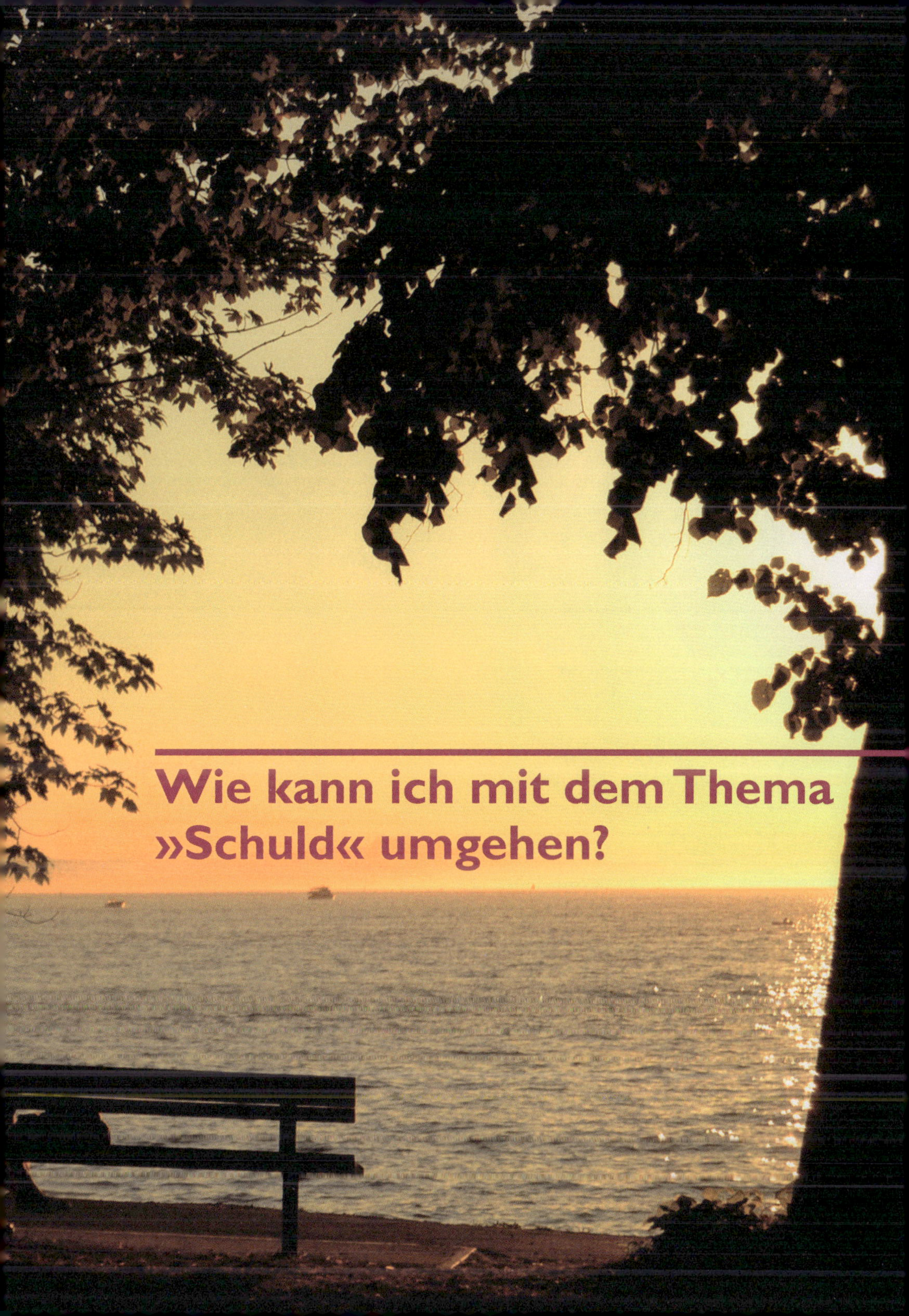

Wie kann ich mit dem Thema »Schuld« umgehen?

Stehen wir am Morgen am Strand und blicken auf die vielen Hölzer und das andere Strandgut, das über Nacht angespült wurde, so wissen wir, dass die Nacht stürmisch war. Von dem Aussehen des Strandes können wir auf die Verfassung des Meeres in der Nacht zurückschließen.

Manch einer sieht die Krankheit als ein Symptom für eine Dynamik, für ein Geschehen, als den Ausdruck einer Krankheitsursache.

Wir fragen uns, was unter einem Symptom zu verstehen sei. »Es ist ein Signal für etwas. Es ist ein Veränderungssignal!«

Symptom als Veränderungssignal

Stellen Sie sich vor, in Ihrem Auto ist der Ölstandanzeiger ganz nach unten gefallen. Da könnte ein Schlaumeier sich sagen: »Das haben wir gleich behoben«, den Zeiger wieder nach oben biegen und ihn dort mit einem Kleber fixieren. Das Symptom ist behoben.

Es ist wichtig, dass wir zwischen Ursache und Symptom unterscheiden.

Ursache und Symptom

Keiner wird den platten Reifen, in dem eine Reißzwecke steckt, allein mit der Luftpumpe zu beheben versuchen. Die Ursache für den Platten will erkannt und behoben werden.

Dementsprechend könnte es also wichtig sein, was für eine Vorstellung, was für ein Bild wir von einer Erkrankung haben. Ist beispielsweise ein Tumor eine Ursache der Erkrankung oder ein Symptom, das Symptom für einen Prozess, der stattgefunden hat? Lebt in uns das Bild, dass der Tumor die Ursache der Krebskrankheit ist, dass er kein Symptom für einen Prozess ist, dann wird sich die Vorstellung dazugesellen: Mit der Tumorbeseitigung sind alle Probleme gelöst, ist die Krankheit geheilt. Oft hören das die Patienten von dem Chirurgen.

Manfred, ein Teilnehmer meines Gesundheitsseminars, fühlt sich mit dieser Sichtweise nicht wohl. Er erlebt: Die Krankheit, das geht mich etwas an. »Es meint mich! Und mit der Operation hat der Chirurg etwas getan, aber ich noch gar nichts.«

persönliche Herausforderung

»Ich bin meinem Operateur sehr dankbar, dass er so eine supertolle Arbeit geleistet hat und alles so gut entfernen konnte!«, stellt Anna spontan daneben. Das geht Manfred nicht anders, und trotzdem fühlt er, dass er mit der Tumorerkrankung ganz persönlich herausgefordert ist.

»Der Tumor«, meint Evelyn, »ist für mich ein Veränderungssignal. Ich habe eine Aufgabe. Ich soll wörtlich genommen etwas aufgeben.«

Der Tumor oder eine andere Erkrankung ist für manche eine Herausforderung, die sie mit ihrer Art und Weise, im Leben zu stehen, verbunden sehen. Evelyns Gefühl oder vielleicht auch klares Wissen ist, dass der Umgang mit dieser Herausforderung einen Einfluss auf die Therapie und den Krankheitsverlauf haben könnte.

Art und Weise, im Leben zu stehen

Gleichwohl gibt es genauso Menschen, die für das Auftreten der Krankheit keinerlei Erklärung finden können. Könnte es sein, dass die Krankheitsursache gar nicht aus der Vergangenheit abzuleiten sein muss? Was würde das bedeuten?

Dazu meint Siegfried ganz ruhig und klar: »In unserer Denkgewohnheit stellen wir uns vor, dass sich ein Ereignis C aus den Vorbedingungen A und B entwickelt hat. Wenn aber C in unserer Biografie stattfinden soll, könnte es dann nicht sein, dass A und B aus C hervorgehen?«

Manch einer mag sich fragen: »Was soll denn dieses Philosophieren über mögliche Sichtweisen auf die Erkrankung? Mich interessiert es nun mal nicht, ob ein Tumor ein Symptom oder eine Ursache ist, das ist doch völlig egal, Hauptsache, er kann aus dem Körper entfernt werden.«

Ist der Tumor eine Ursache, dann könnte mit der Entfernung des Tumors das Problem bewältigt sein. Ist er hingegen ein Symptom für etwas, so ist mit der Entfernung des Symptoms, also des Tumors, die Ursache für seine Entstehung noch nicht gelöst.

Nicht allen ist bewusst, dass mit der Herausforderung einer schweren Krankheit zwei Ziele gleichzeitig angegangen werden wollen. Das eine Ziel ist die Behandlung der Symptome, im Falle einer Krebserkrankung die Beseitigung des Tumors. Das andere Ziel ist die Stärkung der Gesundheit in uns. Im Falle einer Tumorerkrankung bedeutet dies die Stärkung der Leibesorganisationskraft, sodass die Zellteilung und Zellreorganisation wieder in gesunder Weise stattfinden können.

zwei Ziele auf dem Heilungsweg

Mit der Beseitigung des Tumors ist nicht automatisch die gesunde Reorganisationsfähigkeit wieder vorhanden. Manch einer fühlt das in sich, selbst dann, wenn er vom Chirurgen nach einer erfolgreichen Operation zu hören bekommt, dass er nun gesund sei.

Für viele Betroffene, die zum ersten Mal in ihrer Biografie mit der Herausforderung einer schweren Erkrankung konfrontiert sind, ist die Vorstellung, dass sie selbst neben der medizinischen Unterstützung einen entscheidenden Beitrag zur Krankheitsbewältigung leisten können, noch völlig ungreifbar. Neu und fremd ist die Situation, und häufig existieren in ihren

Vorstellungen einzig die standardisierten und etablierten Behandlungswege. Manchen öffnen sich erst nach längerem Umgang mit der Krankheit und der Sammlung verschiedener Erfahrungen Türen zu neuen Perspektiven. Einige haben dann die Gewissheit, bei dem Projekt ihrer Heilung selbst der Hauptakteur zu sein.

der Patient als Hauptakteur

> *Wir sind nicht nur das Produkt der Gene* und der Umstände! Wir sind nicht nur Opfer, sondern zugleich Gestalter!

Wenn aber eine schwere Erkrankung Symptom eines vorangegangenen Prozesses ist, den ich hätte beeinflussen können, weil er mit meiner Art, im Leben zu stehen, zusammenhängt, wenn sich die Erkrankung nicht allein auf Gene und die Umstände meines Daseins zurückführen lässt, wenn ich nicht nur Opfer, sondern auch Gestalter bin, trage ich dann vielleicht auch eine Mitschuld an meiner Erkrankung? – Diese Frage macht vielen Patienten die Situation noch unerträglicher, ebenso wie die Frage: »Warum? Warum ich?«

Mitschuld an der Erkrankung

Manche Patienten begeben sich nach der Diagnose auf einen Weg der Selbsterforschung. Die Frage stellt sich, wie einerseits die Krankheit verstehbar und begreifbar werden kann und andererseits die Gesundheitsförderung mit gestaltbar wird.

Mit der Frage der möglichen Krankheitsursache gehen die Menschen sehr individuell um. Manch einer verbietet sich diese Frage, weil er an der jetzigen Verfassung nicht »mit beteiligt« sein möchte. Andere Menschen hingegen richten große Aufmerksamkeit darauf, herauszuspüren, wo, wie und wann etwas in ihrem Leben aus der Balance gekommen sein könnte.

In der »klassischen Psychoonkologie«, wenn ich diesen Begriff überhaupt so verwenden darf, ist man sich einig, dass der Patient nicht auch noch mit möglichen Schuldvorwürfen konfrontiert werden sollte. Das kann leider zu der Konsequenz führen, dass viele Betroffene und Unterstützer das Auftreten der Krankheit völlig von dem Leben, den Lebensumständen, den Lebensbedingungen des Menschen abtrennen. Und es hat somit eine doppelte Konsequenz. Der Betroffene wird dadurch entlastet, da er ja keine Verantwortung für das Gewordene trägt. *Zugleich wird er aber auch entmachtet.* Denn wenn er nicht mit beteiligt ist, dann gibt es auch keine Korrekturmöglichkeit.

Entlastung und Entmachtung

Es kann vielleicht sein, dass es sich im ersten Augenblick einfacher leben lässt, wenn ich mir sage: »Das, was jetzt ist, das hat nichts mit mir zu tun!«

Natürlich kann es nicht darum gehen, einem Kranken die Schuld für seine

Situation »in die Schuhe zu schieben«. Ob ich aber mit der unreflektierten Ausblendung der Frage nach einer eigenen Beteiligung der Wirklichkeit des Lebens näherkomme, wage ich zu bezweifeln.

Im Zusammenhang mit schweren Erkrankungen will das Thema der Schuld besonders sensibel aufgegriffen werden. Die Einstellung mancher Onkologen, ein Patient mit einer Tumorerkrankung habe möglicherweise eine dreifache Traumatisierung zu verarbeiten, ist gut nachvollziehbar. Zum einen müssen sie die Diagnose verkraften, wobei ich von meinen Patienten immer wieder höre, wie sehr die innere Resonanz darauf von Zeit, Ort und Art der Mitteilung der Diagnose abhängig ist. Neben der Diagnose können aber auch eine Operation und bestimmte Therapieformen eine Traumatisierung mit sich bringen. So wird verständlich, dass ein Mensch, der mit dieser dreifachen Traumatisierung fertig werden muss, nicht noch mit dem Thema Schuld konfrontiert werden soll. Die Konsequenz daraus, dass die biochemischen Vorgänge der Krankheit ohne Entwicklungsprozess, abgekoppelt von den Lebensumständen und den inneren Erfahrungen des Patienten betrachtet werden, kann den Betroffenen aber in einen Zustand der Hilflosigkeit und Ohnmacht führen.

dreifache Traumatisierung

Das Thema Schuld wird von den Patienten sehr unterschiedlich aufgegriffen. Die einen bringen es in einen alttestamentarischen Kontext, und zugleich erscheinen Begriffe wie Versagen oder sogar Bestrafung. Dann trifft man Gedanken wie zum Beispiel »Hätte ich doch nur ...« oder »Ich hab's dir doch schon immer gesagt ...« an.

Es gibt aber auch Patienten, die überhaupt nicht in diesen Bildern zu Hause sind und die losgelöst von moralisierender Verurteilung sofort Begriffe wie Verantwortung, Erkenntnis und Verhaltensänderung in ihrem Bewusstsein erleben.

Die erste Gruppe verweilt oftmals in der Selbstbeschuldigung und Anklage. Die zweite sieht die Tatsache, ein nicht lebensförderndes Verhalten erkannt zu haben, als Ermächtigung, einen neuen Weg einzuschlagen, alte Selbstbilder und Verhaltensweisen hinter sich zu lassen und neue Ziele in den Blick zu nehmen.

Anklage und Ermächtigung

Der Umgang mit dem Begriff Schuld, so scheint mir, ist innig mit den jeweiligen biografischen Erfahrungen und Glaubensüberzeugungen verknüpft. So kann er bei dem einen zur Lähmung, Selbstanklage und Erniedrigung führen, bei dem anderen kann er den Weg zur inneren Klarheit und Neugestaltung öffnen.

Eine nicht abstreitbare Tatsache ist: Unsere Taten haben Konsequenzen. So sind wir Mitgestalter unseres Schicksals. Doch das Wort »Schuld« ist nicht immer der richtige Begriff, wenn wir bestimmten Auswirkungen unserer Taten begegnen.

Überblick über die Folgen unseres Handelns

Unser Verhalten, unser Denken, Fühlen und Handeln wirkt sich auf das Leben gestaltend aus. Oftmals sind uns im Moment der Handlungen die Konsequenzen, die Folgen nicht bewusst. Die Auswirkungen können unser Bewusstsein übersteigen, und wenn wir sie dann erleben, sind wir überrascht. Das Erlebte, die innere Gewissheit nicht zur Kenntnis zu nehmen, weil daraus eine Verantwortung entstehen könnte, das wäre nicht unbedingt zu empfehlen. Wir haben eben oftmals kein so weitreichendes Bewusstsein, um all die Folgen unserer Handlungen zu überblicken, deshalb sprechen viele bei Entwicklungsprozessen von Nachbesserungen, von Nachjustierungen oder von den Feinabstimmungen, die erst aus der Wahrnehmung der Folgen vorgenommen werden können. So können wir uns von der Entwicklung des Lebens belehren lassen, und diese Erkenntnisse ermöglichen es uns dann, das Leben heilsamer zu gestalten.

Was haben wir für ein Menschenbild verinnerlicht, was für eine Fehlerkultur pflegen wir, dass wir so häufig in Mustern von Schuld und Anklage denken? Vielleicht sind es unter anderem auch manchmal perfektionistische, lebensfremde, entwicklungsfeindliche Bilder, denen wir uns unterwerfen.

Begriff der Schuld

Kehren wir nochmals zurück zu der Frage, was für eine Beziehung wir zu dem Begriff der Schuld entwickelt haben. Zweifelsohne tragen wir in Deutschland eine Schuld, wir sind im Zweiten Weltkrieg schuldig geworden. Und wir tragen Schuld an der Ausbeutung der Erde, wir tragen Schuld an der Vergiftung der Natur, wir tragen Schuld, wenn wir der These des ewigen äußeren wirtschaftlichen Wachstums verhaftet sind. Wir tragen Schuld an der Art, wie wir mit Menschen an ihren Arbeitsplätzen umgehen, wie wir in den Schulen mit Kindern umgehen, wie wir mit uns selbst umgehen. Könnte es da nicht naheliegen, dass wir an der Entwicklung der seelischen, geistigen und biochemischen Prozesse in unserem Körper ebenfalls mit beteiligt sind, dass wir mit beteiligt sind an unserer Gesundheit und Krankheit?

All unseren Verhaltensweisen liegen Gedanken, Konzepte, Glaubenshaltungen zugrunde. Doch wer ist verantwortlich für unsere, für meine Art zu denken? Ich selbst!

Aus diesen Gedanken kann die naheliegende Schlussfolgerung gezogen werden, ich sei durch meine Art des Denkens mit beteiligt an dem, was ich erlebe. Diese Weisheit findet sich im Talmud wieder: »Achte auf deine Gedanken, denn sie werden Worte. Achte auf deine Worte, denn sie werden Handlungen. Achte auf deine Handlungen, denn sie werden Gewohnheiten. Achte auf deine Gewohnheiten, denn sie werden dein Charakter. Achte auf deinen Charakter, denn er wird dein Schicksal.«

Denken und Schicksal

Doch zugleich sollten wir die Mitbeteiligung nicht als absolute und alleinige Gestaltungskraft sehen.

Vielleicht können bei der Frage nach der Schuld auch folgende Gedanken hilfreich sein: »In Dänemark sind alle Gendaten der Bürger bekannt. So hat man tausend Adoptivkinder, die direkt nach der Geburt von den Eltern abgegeben wurden, beforscht. Man hat überprüft, ob einer der leiblichen Eltern vor dem 50. Lebensjahr an Krebs verstorben ist und ob sich dadurch die Krebserkrankungsrate bei ihren zur Adoption weggegebenen leiblichen Kindern erhöht hat. Das Ergebnis war null Prozent Erhöhung der Krebsrate bei den Kindern. Starb jedoch ein Adoptivelternteil vor dem 50. Lebensjahr an Krebs, so hat sich die Häufigkeit, an Krebs zu erkranken, bei den Adoptivkindern um das Fünffache erhöht.«[75] Diese Tatsache stellt die Lebensumstände, die Lebensbedingungen klar über die Kraft der Gene.

Als Cordula diesen Bericht während einer Sitzung meines Gesundheitsseminars hört, treten ihr langsam Tränen in die Augen, und sie stellt die Frage: »Bin ich denn schuld an meiner Krankheit?«

Uta sagt: »Mich hat diese Geschichte ermutigt. Sie hat mir gesagt, es sind nicht die Gene, die zu meiner Krankheit führen, die Umstände, die Lebensbedingungen sind es. Aber darauf habe ich einen Einfluss, also kann ich zu meiner Gesundheit mit beitragen!«

Einfluss der Lebensbedingungen

Doch Cordula ist noch irritiert. Wie hat sie das wohl gemeint, was erlebt sie an der Studie aus Dänemark?

Auf die Nachfrage hin, ob sie denn meint, dass die Adoptivkinder eine Schuld daran tragen, dass sie in dieser Umgebung aufgewachsen sind, sagt sie: »Nein, es wäre absurd, sie zu beschuldigen.«

Von vielen Müttern mit älteren Kindern wird immer wieder berichtet, dass sie aus ihrer heutigen Sicht ihre Kinder ganz anders erziehen würden. Sie sehen, dass sie viele Fehler gemacht haben, die sie heute nicht mehr machen würden. Sind die Frauen dann schuldig, dass sie ihre Kinder so erzogen haben?

Cordula sagt: »Natürlich nicht!«

Aber warum nicht?

»Weil sie es so gut gemacht haben, wie sie es konnten, entsprechend ihres damaligen Bewusstseins!«

Handeln nach dem Wissensstand

Wir entwickeln uns im Bewusstsein oftmals aus Fehlern und aus Schmerz. Haben wir aber entsprechend unseres damaligen Wissensstandes, unseres Bewusstseins gehandelt, dann sollten wir den Begriff der Schuld nochmals überdenken.

> *Unsere Taten oder unsere nicht ausgeführten Taten,* alles hat immer Konsequenzen, und somit sind wir Mitgestalter an der Wirklichkeit, die wir erleben. Ob oder wann der Begriff der Schuld dabei angebracht ist, wann wir wirklich schuldig geworden sind, könnte damit zusammenhängen, ob die Triebfeder der Handlung Gier oder eine andere Sucht war. Es könnte damit zusammenhängen, ob wir bewusst entgegen unserer inneren Stimme, entgegen unserer eigenen Überzeugung gehandelt haben.
> Ganz wichtig ist es, dass wir mit dem Begriff Schuld sehr, sehr vorsichtig umgehen sollten. Und wir sollten uns bewusst machen, dass wir ihn nicht einsetzen sollten, wenn wir wirklich aus unserem Herzen heraus entsprechend unseres momentanen Vermögens gehandelt haben.

Könnten wir anstelle des Begriffs »Schuld« eine andere Formulierung einsetzen? Beispielsweise: Wir sind verantwortlich für unser Denken und die Konsequenzen unserer Handlungen.

Im Erleben der Konsequenzen können wir erkennen, wie sich unser Denken auf das Leben auswirkt. Vorher konnten wir gar nicht alles überschauen, aber jetzt, im Blick auf das Gewordene, können wir aus Einsicht und Erkenntnis unser Denken und Handeln verändern.

Einfluss der Gedankenkonzepte

Sobald wir uns dem Begriff der Schuld stellen, wird deutlich, dass unsere Gedankenkonzepte, die wir verinnerlicht haben, mit entscheidend sind für den heilsamen oder unheilsamen Umgang mit der Tatsache, dass unser Verhalten immer Konsequenzen mit sich bringt. Leider sind sehr viele Menschen mit religiösen und spirituellen Konzepten, mit Gottesbildern aufgewachsen, die einen strafenden Gott präsentieren. Diese Konzepte haben viele Menschen dazu veranlasst, ihre Religiosität hinter sich zu lassen. Andere wiederum haben sich gerade deshalb ganz bewusst für eine andere, für eine von Liebe geprägte Sichtweise geöffnet.

Schuld und Bestrafung

Wichtig scheint mir zu sein, dass es uns gelingt, den Begriff der Schuld aus einem Kontext der Bestrafung zu lösen. Wir können überprüfen, worauf sich die Handlungsweise, die zu der jetzt erlebbaren Konsequenz geführt hat, gründet. Gründet sie auf dem damaligen Wissensstand, oder habe ich entgegen meinem Wissen und Gewissen gehandelt?

veränderte Prioritäten

Viele Patienten berichten gleichsam wie die Mütter, dass sie jetzt, nachdem sie ihren Erfahrungsschatz vergrößert haben, manche Prioritäten verändert haben. Und viele Patienten lassen wissen, dass sie eigentlich entgegen ihrem Wissen und Gewissen gehandelt haben, da sie ganz bestimmten Gedanken den Vorrang gaben und so zu einer Priorität in ihrem Handeln gekommen sind, die ihre Natur überfordert habe.

Eine auf Onkologie spezialisierte Krankenschwester berichtete mir, dass sie gar nicht die Zeit dafür habe, Menschen, die mit der Schuldfrage ringen, dabei zu begleiten. Bei diesen Patienten bestehe die Gefahr, dass sie sich mit ihrer Eigendynamik in eine nicht hilfreiche seelische Verfassung brächten. Also müssten sie zu vermeiden versuchen, dass die Patienten mit dieser Frage umgehen, und das gelinge, wenn die Wirklichkeit der Biochemie von Seele und Geist abgetrennt würde.

Einfluss von Seele und Geist auf die Biochemie

Das Absprechen der Selbstwirksamkeit hat zur Konsequenz, dass sich die Therapiemöglichkeiten zum Beispiel bei einer Krebserkrankung primär auf die etablierten Therapieformen reduzieren. Das steht völlig im Gegensatz zu der Wirklichkeit, die uns heute dank der Entwicklung der bildgebenden Verfahren und der Neurobiologie sichtbar geworden ist. Hier können wir den Wirksamkeitsnachweis von Seele, Geist und Bewusstsein auf die Biochemie immer klarer miterleben.

Eine weitere Konsequenz besteht darin, dass sich viele Patienten als passiver Empfänger oder als ausgeliefertes, ohnmächtiges Opfer erleben und nicht als Mitgestalter an ihrem Heilungsprozess.

Um brachliegende Entwicklungspotenziale entfalten zu können, benötigen wir einen konstruktiven, entwicklungsfördernden Umgang mit dem Thema Schuld. Schließen wir diese Thematik aus, könnte es sein, dass die Potenziale der Selbstverantwortung, der Entwicklung, der Selbstgestaltung außen vor bleiben. Sie sind aber zentrale Themen, wenn es um die Entfaltung der Heilungspotenziale geht.

Der Begriff der Schuld befindet sich immer in einem persönlichen biografisch bedingten Zusammenhang, umgeben von ganz individuellen Glaubenssätzen. Manchmal bewegt er sich in einer nicht wirklichkeitsgemäßen, sehr einseitigen monokausalen »Wenn Dann Kette«. Dabei gerät die Vielschichtigkeit der

Parameter, die das Leben beeinflussen, aus dem Bewusstsein. Verbieten wir uns die Wahrnehmung, um nicht mit dem Schuldthema in Konflikt zu kommen, verbauen wir uns wichtige Lern- und Entwicklungsmöglichkeiten.

Selbstvorwürfe

Es scheint mir notwendig zu sein, eine nicht verurteilende, nicht beschuldigende Blickweise zu entwickeln. Erst dann sind wir imstande, Selbstvorwürfe und Anklagen wie zum Beispiel: »Ich bin selbst schuld an meiner Situation, ich habe es falsch gemacht« loszulassen. Wie kann ich auf mein Leben ohne Selbstbeschuldigung zurückschauen?

Die Selbsterkenntnis muss nicht automatisch auf der Selbstanklagebank enden. Die Erkenntnis von »Fehlverhalten«, das oft auf einem Mangel an Vermögen oder Erkenntnis gründet, kann zu einer Weiterentwicklung und Verhaltensveränderung führen. Es gibt andere Wege, mit unserer Vergangenheit umzugehen, als dass wir uns zum Richter und Ankläger über uns selbst erheben. Selbstvorwürfe, Selbstanklagen und Selbstverurteilungen sprechen nicht für das Menschenbild eines sich entwickelnden Menschen.

Viele Patienten sagen: »So wie vorher werde ich auf keinen Fall weitermachen.« Zu wünschen wäre dann, dass sie eine gesündere Lebensführung und Lebensform vor Augen haben, die sie Schritt für Schritt für sich entwickeln wollen, weil sie in ihrem Herzen ohne jeden Zweifel wissen, dass es für sie gesundend ist.

Aber diese Haltung trifft eben nicht auf alle Menschen zu, und es gibt viele, die sich sagen: »Ich wünsche mir sehnlichst, dass alles so bald wie möglich wieder so wie früher ist!«

Wir sind als Menschen sehr individuell. Diejenigen, die in sich einen Verlust von Balance erleben, die die Krankheit in Verbindung mit ihrem Leben bringen, müssen nicht auf dem Platz des Versagers landen. Sie müssen sich nicht automatisch auf der Schuld- und Büßerbank wiederfinden.

Einladung zum »Neu-Ausbalancieren«

Wichtig und hilfreich kann es für viele Betroffene sein, wenn sie feststellen, dass etwas in ihrem Leben aus der Balance geraten ist, dass sie dies als eine Einladung zu einem »Neu-Ausbalancieren« auffassen. Selbstvorwürfe und Selbstbeschuldigungen sind aus meiner Sicht nur sehr selten sachgemäß.

Mir kommt ein Gedanke von Dr. Hans Werner, einem Mitbegründer der Klinik Öschelbronn, sehr entgegen. Er sprach in einem Vortrag davon, dass er den Begriff der Schuld gerne mit dem Begriff des Vermögens austauschen würde.

Was für ein Sinn ergibt sich, wenn wir sagen, dass ein Mensch entsprechend seines Vermögens, seines Bewusstseins mit seiner Lebenssituation umgegangen ist?
Es ergibt sich daraus, dass wir anerkennen, dass jeder Mensch immer nur entsprechend seines momentanen Vermögens fähig ist, eine bestimmte Situation zu gestalten.
Und wie können wir hinzulernen, wie reifen wir? Indem wir uns immer wieder weiterentwickeln dürfen. Indem wir immer wieder durch den Tod gehen, uns erkennen und neu ausrichten. Die Gedanken von Schicksal und Reinkarnation können uns viele sinngebende Türen öffnen.

Schicksal und Reinkarnation

Wir müssen lernen, die Situation, so wie sie ist, wahrzunehmen und anzuerkennen. Wir müssen lernen, Verurteilungen loszulassen. Und wir können ständig mehr Bewusstsein und mehr Fähigkeiten entwickeln. Oftmals lernen wir aus Fehlern und aus Schmerz. Wir sollten aber den Begriff »Schuld« auf keinen Fall einsetzen, wenn wir wirklich aus unserem Herzen, entsprechend unserem momentanen Vermögen gehandelt haben.

aus Fehlern und Schmerz lernen

Könnte es nicht sein, dass wir in dem Maße, in dem wir anerkennen, dass jeder Mensch lebenslänglich die Möglichkeit hat, neue Erfahrungen zu machen und dazuzulernen, mehr Achtung und Respekt füreinander entwickeln?
Lassen wir aber die Vorwurfs- und Beschuldigungshaltung los, dann können wir die Situation unvoreingenommen wahrnehmen. Wir können dann eher erkennen und anerkennen, dass unser Verhalten mit zu der Situation beigetragen hat, dass wir damit aber keineswegs schuld an unserer Krankheit sind.

Fürchte dich nicht!
Jede Krankheit ist eine Gabe des
Schicksals zur Selbstbesinnung.
Nütze die Zeit und fürchte dich nicht.
Bedenke,
tüchtig ist, wer sich der Grenzen
seines Könnens bewusst ist,
aber innerhalb dieser Grenzen
seine Kräfte mit königlicher Geste
verausgabt.
Und wisse:
Mit der Selbstbeschränkung
erstarken die Grenzen und weiten sich.
Sonst zerreißen sie
und Schwäche dringt ein
und verzehrt die Lebenskraft.
Nutze die Zeit und fürchte dich nicht!

Verfasser unbekannt

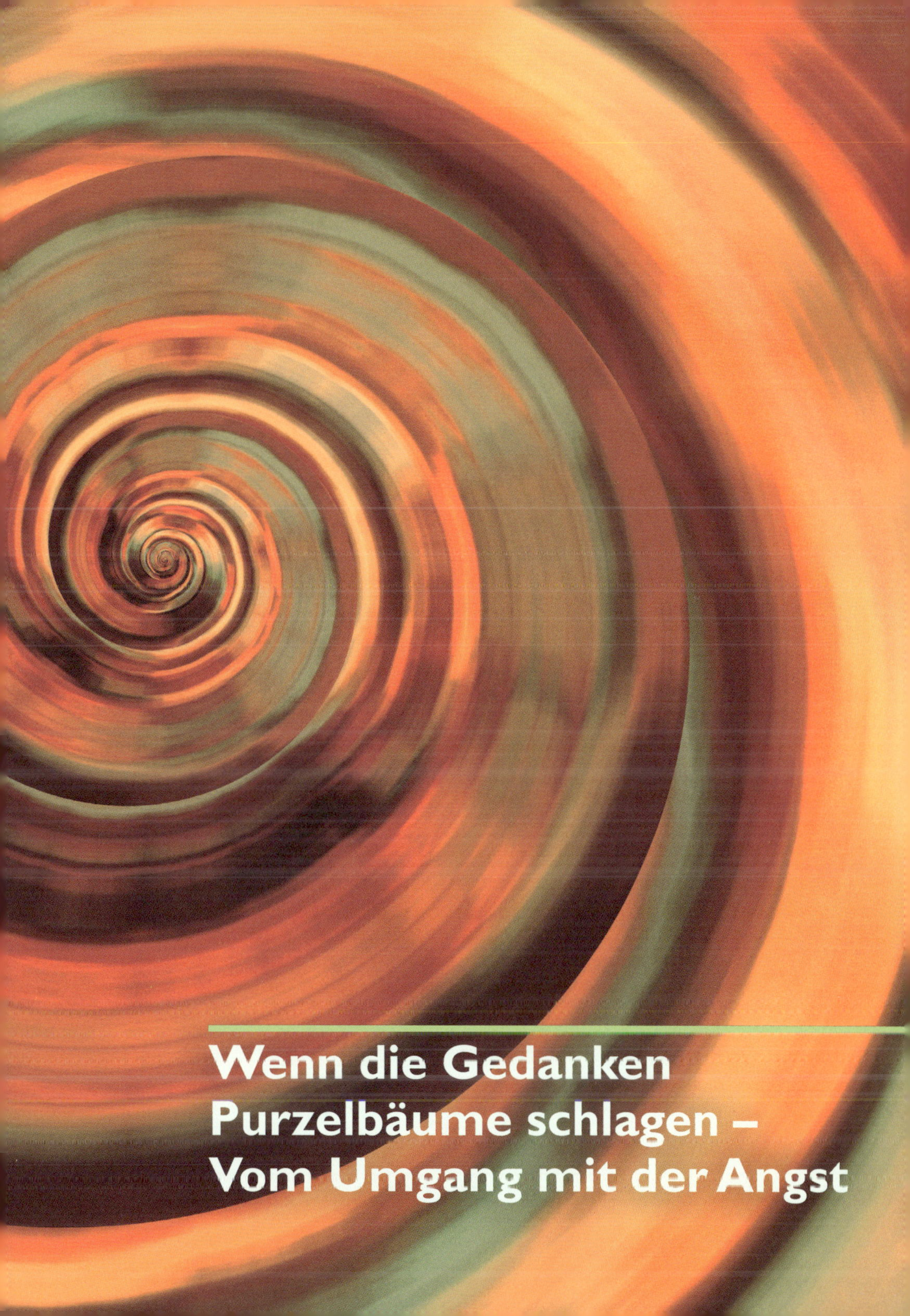

Wenn die Gedanken Purzelbäume schlagen – Vom Umgang mit der Angst

Jeder kennt Situationen der Ungewissheit, jeder hat Erfahrungen gemacht, die ihm mehr als erwünscht unter die Haut gegangen sind. Vergangenes und Zukünftiges, beides ruft in uns Resonanz hervor. Ärger, Wut und ungelöste Probleme wollen von uns genauso bearbeitet werden wie dasjenige, was aus der Zukunft in all seiner Ungewissheit als Sorgen und Ängste in uns lebt, alles will bearbeitet und »verdaut« werden. Unsere Gedanken der Angst gehen immer in die Zukunft.

zwei Seiten der Angst

Die Angst hat zwei Seiten. Die eine Seite der Angst kann mir das Leben retten, indem sie mir die Kraft dazu verleiht, lebensnotwendige Handlungen und entscheidende, wünschenswerte Veränderungen zu vollbringen.

Die andere Seite der Angst ist die, die mich lähmt und mich davon abhält, im entsprechenden Augenblick Geistesgegenwart zu entfalten. Dieser Angst soll ich mich stellen, ich soll ihr begegnen. Sie verlangt von mir, wenn ich Herr über sie werden möchten, dass ich sie nicht ignoriere oder verdränge, sondern dass ich ihr begegne und sie anschaue.

Flucht vor der Angst

Normalerweise fliehen wir vor der Angst, versuchen sie abzuschütteln und lenken uns ab. Wenn aber die gleichen Gedanken immer wieder vor unserem inneren Auge erscheinen und uns den Schlaf rauben oder die Qualität unseres Lebens beeinflussen, dann sollten wir versuchen, andere Werkzeuge zum Umgang mit der Angst zu nutzen. Es gibt viele verschiedene Werkzeuge. Oft berichten Patienten von Aktivitäten, die sie im Moment der Angst erst einmal ergreifen. – Selbstverständlich nutzt jeder immer das bestmögliche Werkzeug, das er zur Lösung eines Problems zur Verfügung hat, was aber auf die Dauer nicht immer optimal sein muss.

Ein Teilnehmer meines Gesundheitsseminars erzählte, wenn er nachts von Angstgedanken geplagt würde, so fange er immer zu lesen an. Sonst würde er in den Zuständen der Angst immer an die Zukunft denken. Da seien dann Bilder vor seinem inneren Auge, die Angst erzeugen.

Auseinandersetzung mit der Angst

Solche »Ablenkungsmanöver« können sicherlich hilfreich sein, den ersten Moment der Angst zu überwinden. Dann aber sollte eine Auseinandersetzung mit dem, was mir Angst macht, einsetzen.

Es macht keinen Sinn, wenn wir auf der Straße stehen und ein Lastwagen auf uns zukommt, die Angst vor dem Überfahrenwerden zu verdrängen.

Die Angst will erkannt, will wahrgenommen werden!

Wir sollen hinsehen, ob die Angst uns auf etwas Lebenswichtiges aufmerksam macht oder ob sie unser Leben lähmt, weil sie uns etwas als gegeben vortäuscht. Um dies herauszufinden, will die Angst angeschaut werden. Zum Glück haben wir die Angst vor dem Überfahrenwerden, da sie uns dazu verhilft, unsere Lage zu verändern.

verschiedene Arten der Wahrnehmung

Wenn wir die Gedanken wahrzunehmen versuchen, die uns Angst einflößen und uns lähmen, müssen wir bedenken, dass es verschiedene Arten von Wahrnehmung gibt. Das eine Mal erleben wir in der äußeren Realität eine Begebenheit, das andere Mal nehmen wir Vorstellungen als ein inneres Bild, als einen im Innern laufenden Film wahr. Es können Bilder der Sorge, der Angst oder des Vertrauens in uns auftauchen.

Meist mischen sich in die Wahrnehmung zugleich Interpretationen, Bedeutungen, Diagnosen und Bewertungen, die wir den Dingen geben, und somit verzerren wir die Wahrnehmung.

Erst nachdem wir ausführlich und unvoreingenommen »wahr-genommen« haben, erst dann sollten wir uns unsere Gedanken über diese Wahrnehmung machen und den Dingen ihre Bedeutung geben. Je nachdem, wie wir den Dingen ihre Bedeutung geben, wie wir sie interpretieren oder analysieren, je nachdem, wie wir spekulieren, entstehen dann Gefühle. Diese wiederum sind mitbestimmend für unsere Entscheidungen und Handlungen.

äußere Realität und innere Vorstellung

Ob wir etwas als Realität in der äußeren Welt wahrnehmen oder ob wir etwas als Vorstellung in unserer inneren Welt wahrnehmen, beides hat in unserem Inneren einen Realitätscharakter. Äußere Realität und innere Vorstellungen, beide sind in uns, wörtlich genommen, eine Wirklichkeit. Es macht keinen Unterschied, ob diese innere Realität auf einer Erfahrung oder auf einer Vorstellung beruht.

Eine immer wieder gestellte Frage ist, ob wir nur Opfer der Bilder sind, die uns Angst machen, und diesen inneren Bildern ohnmächtig ausgeliefert sind, oder ob wir die Drehbuchschreiber der inneren Filme werden können.

Tatsache ist, dass wir mithilfe unserer Ich Kraft, mithilfe unserer bewusst gelenkten Aufmerksamkeit einzelne »Verdauungsprozesse«, »Verarbeitungsprozesse« beobachten können: Die genaue Wahrnehmung will kultiviert werden.

Oftmals sind Gedanken anwesend wie zum Beispiel: »Ich kann nicht mehr!« Oder: »Es gibt keine Hilfe mehr für mich!« Oder: »Ich bin alleine!«

Im Moment der Angst sind also ganz bestimmte Vorstellungen in mir lebendig. Diese Vorstellungen erschaffen Bilder oder sogar Filme in mir, die dann wie im Kino, in diesem Falle in meinem Kopfkino, in mir ablaufen.

Jeder Film hat ein Drehbuch, und das Drehbuch für die Angst sind meine vorgestellten, hypothetischen Gedanken.

scheinbare Wirklichkeit

Im Zustand der Angst erscheinen diese Gedanken jedoch nicht als Vorstellungen und Hypothesen, sondern sie sind verkleidet, maskiert und wollen mir weismachen, sie wären die Wirklichkeit, die vor mir abläuft.

Die Bilder der Angst erscheinen mir als absolut, als einzige mögliche Perspektive der Wirklichkeit. Diese Gedanken, wir beschreiben sie oft als negative Gedanken, gaukeln mir vor, erscheinen mir so, als wären sie das ganze Spektrum der Entfaltungsmöglichkeiten des Lebens.

Aussagekraft von Statistiken

Eine typische Situation, in der wir oft die Realität aus den Augen verlieren, ist der Moment, in dem uns der Arzt nach der Diagnose auch eine Prognose gibt. Was für eine Antwort gibt Ihnen Ihr gesunder Menschenverstand bezüglich des Aussagewertes einer Prognose für eine Individualität? Wer ist denn bitte hellsichtig? »Eine Prognose ist eine statistische Erhebung, die unter ganz bestimmten Umständen stattgefunden hat. Diese Statistik hat deshalb keinerlei Aussagekraft für den einzelnen Menschen.« So formulierte es Paul, ein Statistiker, der bei unserem Seminar als Patient teilnahm.

Wenn beispielsweise in einem Raum zehn Frauen sitzen und eine davon ist schwanger, so sind die Frauen – statistisch gesehen – zu 10 % schwanger. Welche Aussagekraft hat diese Statistik für jede einzelne der zehn Frauen? Der gesunde Menschenverstand sagt uns sofort: Sie hat keine Aussagekraft! Warum? Es geht nicht, dass eine Frau 10 % schwanger ist! Entweder ist sie 100 % schwanger oder 100 % nicht.

das Wort »unheilbar«

1995 traf sich in Heidelberg auf Einladung der Deutschen Krebshilfe eine Ärztegruppe aus mehreren Ländern. Ziel dieser Arbeitsgruppe war es, Menschen zu studieren, die aus medizinischer Sicht keine Heilungschancen hatten, aber trotz dieser falschen Prognose gesund wurden. Die Ärzte kamen nach dem Kongress zu der Einsicht, dass eigentlich ein Wort aus der Medizin zu streichen sei. Haben Sie eine Ahnung, wie dieses Wort wohl lauten könnte? Es ist das Wort »unheilbar«. Nach dem Kongress formulierte Professor Walter M. Gallmeier: »Wer nicht sieht, was da ist und was jeder sehen kann, oder ein

Phänomen nicht sehen will, weil es derzeit unerklärbar ist, der entfernt sich von dem Boden der Wissenschaftlichkeit. Auch wissenschaftlich orientierte Ärzte dürfen staunen, dürfen Fragen stellen.«

Vieles, was wir noch nicht begreifen und verstehen, ist zwischen Himmel und Erde möglich. Trotz der bisherigen Unerklärbarkeit sollten wir eine wunderbare, unerklärliche Heilung achtungsvoll anerkennen und wahrnehmen. So sollten wir respektieren und wertschätzen, dass wir als Menschen große schöpferische Kräfte in uns tragen.

Erfahrungswerte und individueller Verlauf

Ist eine sehr ernsthafte Erkrankung aufgetreten, so kann kein Mensch den individuellen Krankheitsverlauf vorhersagen. Natürlich gibt es allgemeine Erfahrungswerte, die auf Entwicklungstendenzen hindeuten, damit ist aber die individuelle Entwicklung nicht vorprogrammiert. Wir wissen, dass eine Krankheit lebensbedrohlich sein kann, aber wir wissen auch, dass trotzdem Heilung möglich sein kann.

Bilder der Angst bewusst anschauen

Ein wichtiger Schritt ist also, die Bilder, die meine Angst hervorbringen, bewusst anzuschauen. Ich muss diese Gedanken mit Besonnenheit auf ihren Wirklichkeitsgehalt hin überprüfen. In diesem Moment werde ich vom Opfer, das ausgeliefert und hilflos von der Angst ergriffen ist, zum Erforscher, zum Entdecker. Ich kann der Angst gegenüberstehen. Dann kann ich sehen, wie meine Zukunftsgedanken die Angst hervorbringen.

> *Es gibt ein sehr hilfreiches Werkzeug,* um die Gedanken der Angst anzuerkennen und zu bearbeiten: Schreiben Sie die Gedanken, die Angst erzeugen, auf. Damit begeben Sie sich aus der Rolle des Opfers in die Position des Forschers.

Nun bin ich aufgerufen, meine Lichtkräfte, mein Bewusstsein einzusetzen und mich zu besinnen. Dann könnte es sein, dass ich erkenne, dass diese Gedanken nur einen winzigen Aspekt der Möglichkeiten der Entfaltung des Lebens wiedergeben.

Mithilfe meiner Lichtkraft im Denken ist es meine Aufgabe, mir das ganze Spektrum des Lebens wieder auszumalen, wieder bewusst zu machen.

Als meine Frau in Indien unterwegs war, hatten wir zu einem bestimmten Zeitpunkt einen Telefonanruf vereinbart. Sie wollte mich anrufen. Ich konnte sie nicht anrufen, da sie kein Handy und keine Festnetznummer zur Verfügung hatte. Der Zeitpunkt war gekommen, doch ihr Anruf blieb aus. Das war ein für die Beobachtung meiner Gedanken hervorragend geeigneter Moment. Sofort, ohne jegliche Anstrengung, tauchten in meinen Vorstellungen alle möglichen Katastrophen auf. Überfall- und Unfallszenarien begannen sich wie von alleine auf meine innere Leinwand zu drängen. Was konnte ich tun?

Beobachtung der Gedanken

Ich konnte diese »Filme« als nicht wünschenswerte Filme erkennen. Und dann begann ich zu üben, mir meine Frau in ganz wünschenswerten Lebensumständen vorzustellen. In mir kehrte Ruhe ein. Doch immer wieder schlichen sich die Katastrophenbilder ein. Jedes Mal war ich aufgerufen, mir ganz bewusst erneut die wünschenswerten Lebensumstände vorzustellen.

die Vorstellung lenken

Im Moment der Angst und Ungewissheit ist es meine Aufgabe, solange ich keine andere Nachricht habe, mir immer wieder den wünschenswerten Verlauf der Dinge lebendig vor Augen zu halten und von ihm auszugehen.
Ein Seiltänzer, der sich nicht mehr auf sein Seil und den Weg nach vorne konzentriert, sondern der die Tiefe unter dem Seil vor Augen hat, kann sehr schnell abstürzen.

Dieser wünschenswerte Verlauf der Dinge will ganz bewusst von uns vorgestellt werden, da die Vorstellung sonst oftmals wie von selbst von den weniger wünschenswerten Verläufen erfüllt ist. Damit soll auf keinen Fall gemeint sein, dass wir kopflos und ohne Rücksicht auf unsere Erfahrungen all unsere Sorgen ausblenden und abspalten. Die Sorgen oder Ängste können uns ja gerade auch Helfer und Unterstützer sein, um notwendige Vorkehrungen zu treffen und auf weniger wünschenswerte Entwicklungen im Leben gut vorbereitet zu sein.

Mancher begibt sich in Situationen der Ungewissheit daran, Informationen, Wissen zu sammeln. Dieses Wissen kann uns in einigen Fällen die Ungewissheit verringern. In vielen Fällen aber ist es nicht möglich, mit Wissen der Ungewissheit entgegenzuwirken. Dann sind wir in der Kraft unseres Vertrauens gefordert.

Informationen sammeln gegen Ungewissheit

Susanne hat erlebt, wie sie vor einer entscheidenden Situation die innere Gewissheit fand, dass sie in sich, in ihrer Seele einen Raum hat, in dem sie

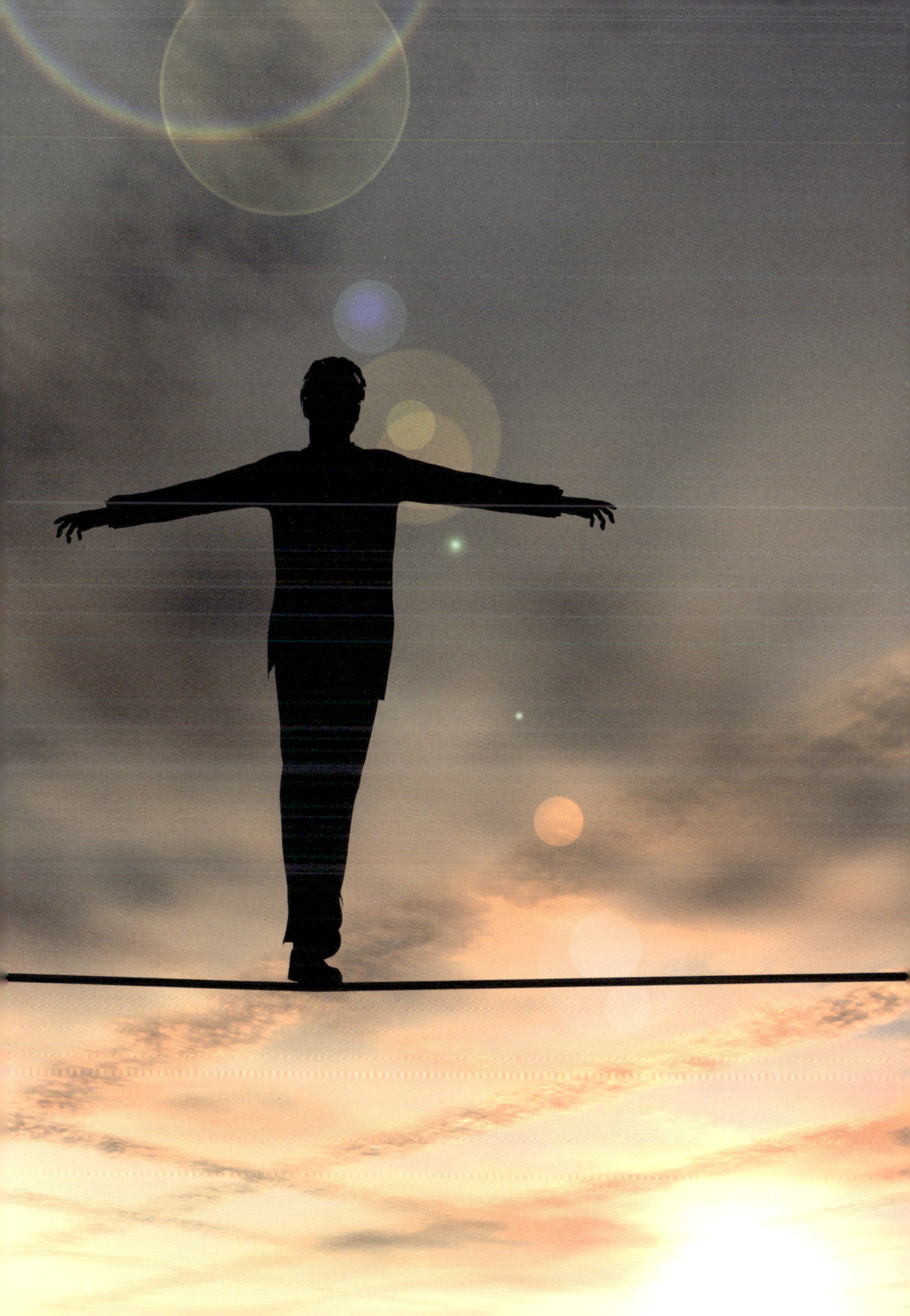

sicher und geschützt ist. Wie können wir diesen Schutzraum in uns bilden, wie können wir uns einen »geistigen Schutzmantel stricken«?

»geistiger Schutzmantel«

Für viele Menschen sind es bestimmte Gebete, die sie sprechen, Rituale, die sie pflegen. Für manche sind es Texte, die ihnen Kraft geben können. Rudolf Steiner hat einer Patientin einen Meditationsspruch gegeben, der vermittelt, dass wir die Ruhe in uns tragen, dass wir in uns die Kräfte tragen, die uns stärken (siehe Seite 92).[76] Diese Gedanken wollen immer wieder neu in uns verlebendigt werden. Womöglich finden wir dann die Gewissheit, dass uns letztlich nichts geschehen kann.

Falls Sie Zugang zu dem Text auf Seite 92 finden, möchte ich Ihnen eine Anregung aus einem Seminar mit dem Neurologen Dr. Christian Schopper weitergeben: Sie können in dreifacher Weise mit dem Meditationsspruch arbeiten. Am leichtesten gelingt dies, wenn Sie diese Übung zu zweit oder in einer Gruppe durchführen, Sie können sie aber auch für sich machen.

- Lesen Sie den Text bzw. lesen Sie ihn den anderen vor, eventuell auch zweimal hintereinander, und versuchen Sie, den Inhalt zu erfassen.
- Lesen Sie den Text anschließend erneut zweimal und lauschen Sie auf die Melodie, ohne das Bemühen, den Inhalt zu erfassen.
- Versuchen Sie als dritten Schritt, den Text beim erneuten zweimaligen Vorlesen in sich aufzunehmen und zu fühlen, was er im Innern bewirkt.

Entscheidend ist nicht die Ungewissheit, sondern entscheidend sind die Gedanken, die sich in der Ungewissheit in uns breitmachen. Die Ungewissheit bietet mir unter anderem die Übungsmöglichkeit, in mir, ganz bewusst, die Gedanken der wünschenswerten Entwicklung aufzubauen.

positive Gedanken

Darauf, was für Gedanken sich in mir ausbreiten, darauf habe ich einen Einfluss. Anfangs tauchen oft Gedanken der Angst und der Sorge auf. Den Gedanken der Angst gilt es aber, solange es keine äußeren Fakten gibt, ganz bewusst Gedanken der Zuversicht entgegenzustellen.

Ganz bewusst können wir in uns Gedanken der wünschenswerten Entwicklung aufbauen. Welche Gedanken wir pflegen sollten, darüber dürfte es eigentlich keinen Zweifel geben.

Es kann natürlich auch sein, dass uns die Gedanken der Angst darauf aufmerksam machen, dass wir auf etwas noch nicht vorbereitet sind oder dass wir etwas äußerlich oder innerlich verändern sollen. Wenn wir dann die Angst nicht wahrnehmen, wenn wir die Veränderung nicht vornehmen, dann wird sich die Angst wohl so lange vergrößern, bis wir sie anerkennen.

Stellen Sie sich Bergsteiger vor, die im Oktober eine mehrtägige Bergtour planen. Natürlich wünschen sie sich bestmögliches Wetter, klare Sicht und keinen Wintereinbruch auf ihrer Tour. Aber die Gewissheit, dass das erwünschte Wetter auch eintreffen wird, die kann ihnen keiner geben. Wären wir die Bergsteiger, so würden wir uns in einer so ungewissen Wetterlage hoffentlich auf jedes Wetter vorbereiten. Was heißt das? Wir würden den Rucksack so packen, dass wir eine Ausrüstung auch für den Wintereinbruch in unserem Rucksack haben und nicht nur für den Sonnenschein.

auf alles vorbereitet sein

Versuchen Sie, dieses Bild auf das Leben zu übertragen, auf den Umgang mit der Krankheit, auf den Umgang mit einer bevorstehenden Untersuchung. Was für Konsequenzen ergeben sich daraus? Das würde bedeuten, auf das Wünschenswerte hinzuarbeiten, aber auch auf das weniger Wünschenswerte vorbereitet zu sein. Das heißt bei einer bevorstehenden Untersuchung, dass ich mich auf ein gutes Ergebnis hin orientiere und zugleich weiß, wie ich mit einem nicht erwünschten Ergebnis umgehen und wo ich Unterstützung und Hilfe erhalten kann. Die Angst ruft uns dazu auf, sowohl auf das Erwünschte wie auch auf das weniger Erwünschte vorbereitet zu sein.

Ganz konkret bedeutet dies, dass es meine Aufgabe ist, sowohl auf das Leben wie auf das Sterben vorbereitet zu sein. Die Angst verlangt von mir klare Antworten und entsprechende Handlungen. Beispielsweise stellt sie mich vor die Frage: Warum willst du gesund sein, wozu willst du auf der Erde sein und leben? Und wie kannst du dich auf Sterben und Tod vorbereiten? In welcher inneren Verfassung möchtest du sein, wenn du diese Ebene des Lebens wieder verlässt?

Der konkrete Anfang meiner Auseinandersetzung mit Sterben und Tod kann sein, dass ich mir bewusst mache, was für Gedanken und Vorstellungen über Leben und Tod in mir anwesend sind. Sind das Gedanken und Bilder, die mir Mut und Vertrauen schenken? Wenn nicht, dann ist es meine Aufgabe, meine ungesunden Vorstellungen und Gedanken über Sterben und Tod zu verändern (siehe das Kapitel »Der Tod ist ein Helfer des Lebens«, Seite 97ff.).

Auseinandersetzung mit Sterben und Tod

Wenn nun eine Untersuchung bevorsteht, kann natürlich die Ungewissheit über die Entwicklung der Krankheit anwesend sein. Mancher sagt dann: »Du musst immer optimistisch denken!« Sicherlich ist eine optimistische Grundhaltung anzustreben, aber es wäre fatal, wenn uns das optimistische

Denken dazu verleiten würde, die unerwünschten Entwicklungsmöglichkeiten des Lebens ganz außer Acht zu lassen und dann völlig unvorbereitet zu sein. Gleichwohl ist es wichtig, solange es keine äußere Notwendigkeit gibt, die dagegenspricht, sich immer wieder möglichst lebendig den wünschenswerten Ausgang einer Situation vor Augen zu halten. Dieser Weg, sich auf einen positiven Verlauf einzustellen und trotzdem darauf vorbereitet zu sein, dass sich die Dinge auch anders entwickeln können, ist ein hilfreicher Schritt, damit die Angst uns nicht dominiert, das heißt, dass ich die Angst habe und nicht sie mich hat.

nicht von Angst dominiert werden

Die Art und Weise, wie ich meinen dreifachen Dialog – mit mir selbst, mit meinem Gegenüber und mit den »Kräften über mir« führe (siehe Seite 30 ff. und 231 ff.), wird einen großen Einfluss darauf haben, wie ich mit der Angst umgehen kann.

Ein guter Freund erzählte auf einem Kongress die Geschichte einer Patientin. Sie hatte einen weit fortgeschrittenen Brustkrebs, der nicht mehr zu operieren war. Die Patientin wollte keine Chemotherapie, da sie überzeugt war, dass sie ihr mehr schaden als nutzen würde. So schlug ihr Arzt dann andere Therapiemöglichkeiten vor. Das Besondere dieser Patientin war, dass sie sagte, sie wisse, warum sie erkrankt sei. Und zweitens: Sie habe keine Angst vor der Krankheit. »Seit vielen Jahren habe ich immer versucht, meinem Mann alles recht zu machen. Doch das tut mir nicht gut, und darum höre ich damit jetzt auf. Ich weiß auch, dass die Krankheit nicht gegen mich ist, und ich habe keine Angst. Ich weiß, dass mir nicht mehr auferlegt wird, als ich tragen kann!«

Es ist das Vertrauen, das die Angst heilt.

In der Aussage dieser Patientin steckt die Heilkraft des Vertrauens. Sie hatte, so darf man wohl sagen, ein unerschütterliches, gesundes Gottvertrauen. Als der Arzt diese Krankengeschichte berichtete, waren etwa zehn Jahre seit diesem Arztbesuch vergangen. Er berichtete uns, dass es der Frau gut ginge und dass sie gesund sei.

Vertrauen

Pablo Picasso hat einmal gesagt: »Ich suche nicht, ich finde.«[77] Und auch folgende Gedanken sollen von ihm stammen: »Suchen ist, wenn man von alten Dingen ausgeht und im Neuen das bereits Bekannte wiederfindet. Finden ist etwas völlig Neues, neu auch in der Bewegung. Alle Wege sind offen, und was gefunden wird, ist unbekannt. Es ist ein Wagnis, ein heiliges Abenteuer. Die Ungewissheit solcher Wagnisse können nur jene auf sich nehmen, die im

Ungeborgenen sich geborgen wissen, die in die Ungewissheit, in die Führerlosigkeit geführt werden, die sich im Dunkeln einem unsichtbaren Stern überlassen, die sich vom Ziel ziehen lassen und nicht menschlich beschränkt und eingeengt das Ziel bestimmen. Das Offensein für jede neue Erkenntnis, für jedes neue Erlebnis im Außen und Innen, das ist das Wesenhafte des modernen Menschen, der in aller Angst des Loslassens noch die Gnade des Gehaltenseins im Offenbarwerden neuer Möglichkeiten zulässt.«

Möglichkeiten des Umgangs mit der Angst

- Im Moment der Angst erleben es viele als Hilfe, erst mal wieder tief durchzuatmen.
- Eine Frau berichtete, dass es ihr helfe, die Angst zuzulassen, sie nicht wegzuschieben, sie anzuerkennen. Die Angst vor der Angst hatte ihr oft mehr Sorgen bereitet als die Angst selbst. Seit sie sich erlaube, Angst zu haben und die Angst anerkenne und zulasse, das heißt in sie »hineingehe« und sie anschaue, komme sie viel besser mit der Angst zurecht.
- Manche haben Texte, die ihnen in diesen Momenten helfen. In diesem Buch finden Sie jeweils bei den Kapitelanfängen Texte, die sich dafür eignen.
- Andere haben Rituale entwickelt, die sie kräftigen. Viele beginnen zu beten, erleben dabei eine Kräftigung und kommen wieder zur Ruhe. Karin sagte vor einigen Monaten im Gesundheitsseminar, dass sie sich verbiete, mit Gedanken der Angst einzuschlafen. Sie habe sich angewöhnt, ganz bewusst darauf zu achten, welche Gedanken sie in sich tragen und kultivieren möchte. So habe sie das Ritual entwickelt, sich jeden Abend vor dem Einschlafen ganz bewusst den vergangenen Tag vor das innere Auge zu stellen und sich bewusst zu machen, wofür sie heute dankbar sein möchte. Mit dieser Dankbarkeit trete sie dann in die Nacht ein.
- Machen Sie sich bewusst, was mit Ihnen in sogenannten aussichtslosen Situationen geschehen ist. Wie sind Sie da wieder herausgekommen, durch diese hindurchgekommen? Viele Menschen berichten, dass sie gerade in den Momenten der größten Not und Verzweiflung Erfahrungen von Hilfe und Unterstützung gemacht haben.

Sobald du dir vertraust,

sobald weißt du zu leben.

Johann Wolfgang von Goethe

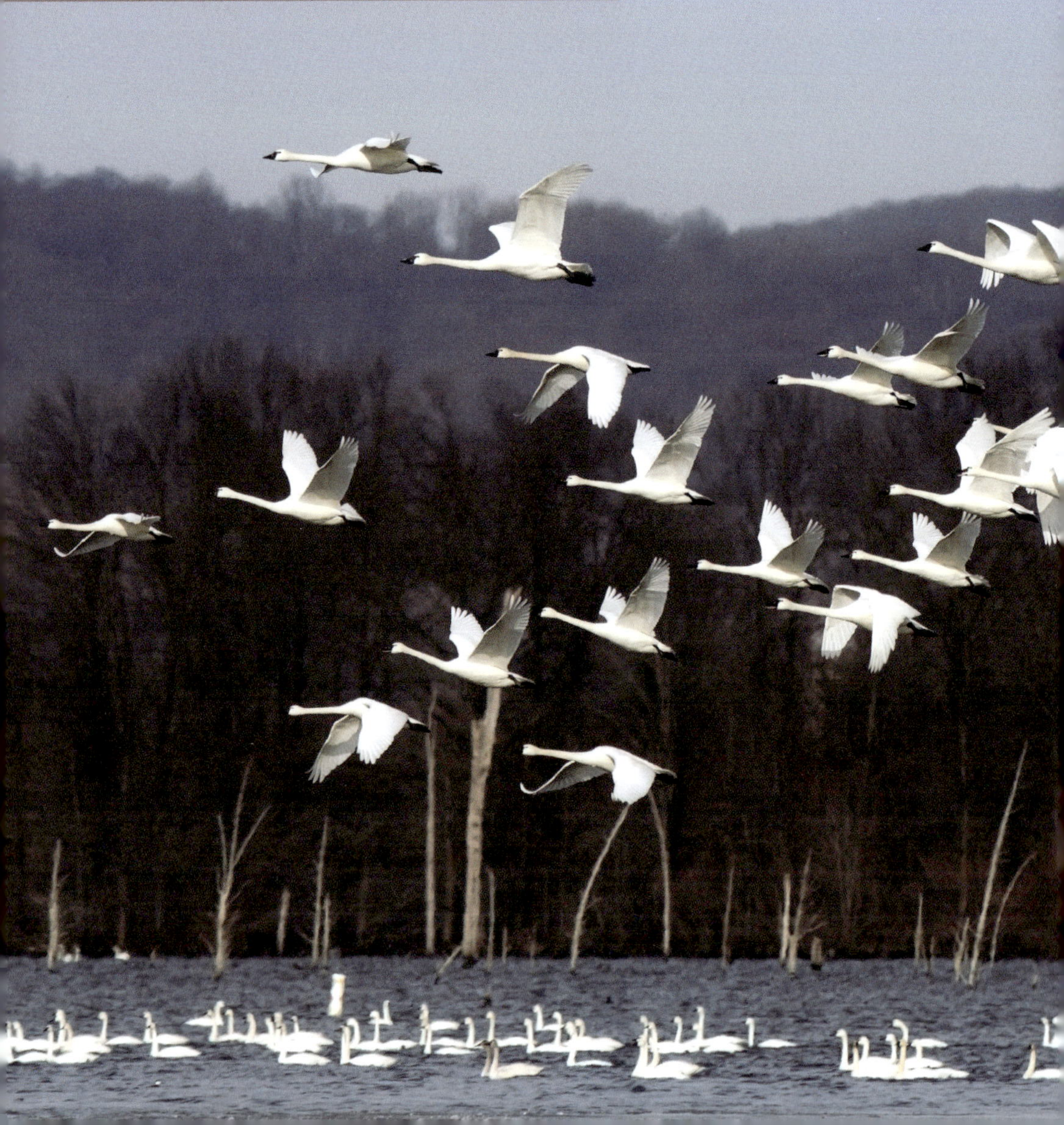

Vertrauen fassen

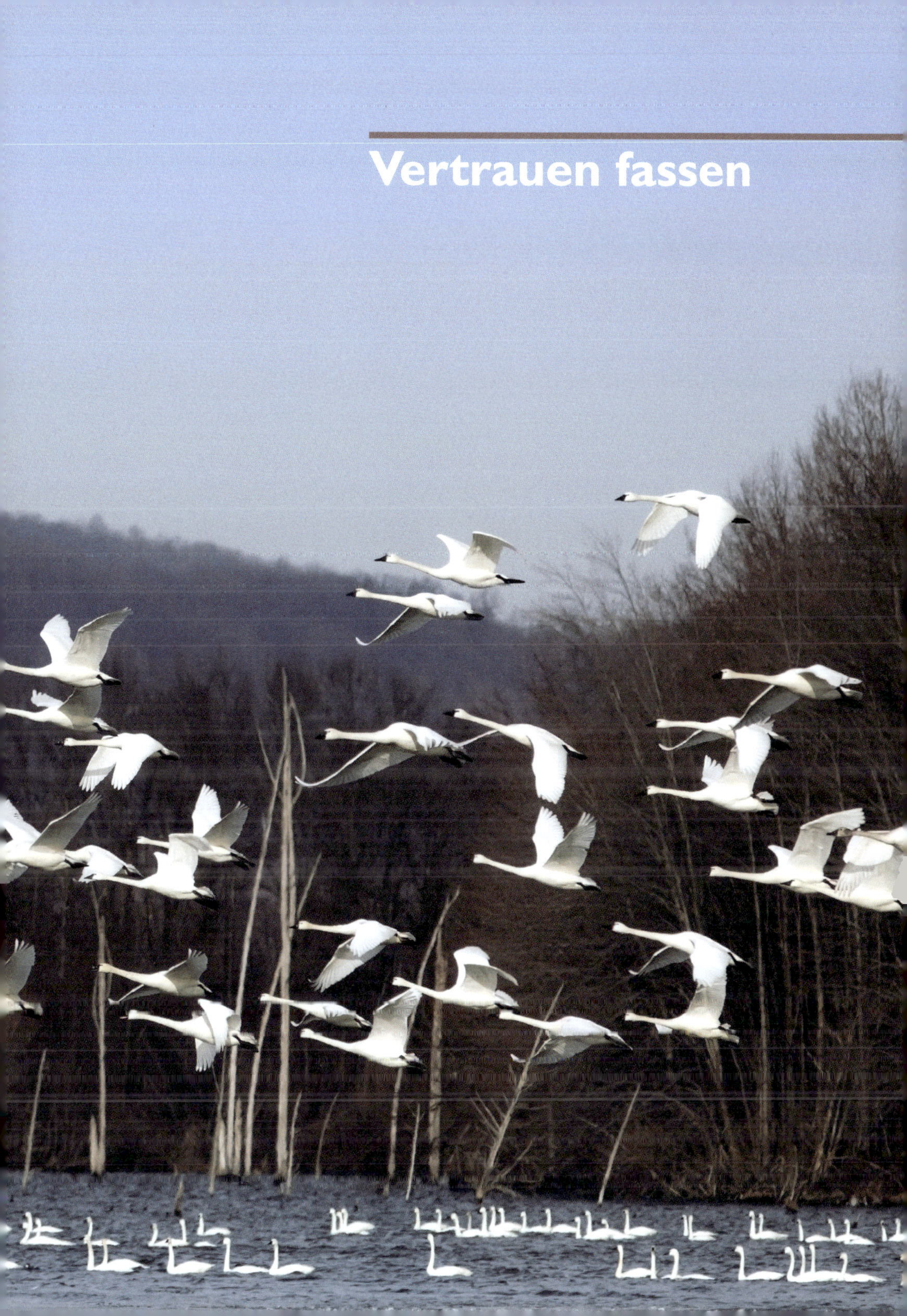

»Wie bist du gestimmt? Wie ist deine Stimmung?« Diese Frage werden wir nicht so oft zu hören bekommen, da der Fragesteller doch sehr schnell bemerkt, wie unsere Stimmung ist. Doch wie wir gestimmt sind, ist nicht unbedeutend für den Körper, in dem wir zu Hause sind. Ein Arzt sagte einmal: »Eine Depression besteht nicht aus Luft. Wenn wir lange in einer Depression stecken, so wirkt sich das auch auf unseren Körper aus.« Wie die Angst im Körper wirkt, ist inzwischen durch die neuen Möglichkeiten der bildschaffenden Methoden in der Hirnforschung deutlich geworden.

Doch wie entsteht unsere Stimmung? Spontan würden wir sagen: Weil ich das und das erlebt, gesehen, gehört habe, deshalb fühle ich mich so.

innere Verfassung

Das ist sicher die eine Seite der Medaille, die andere Seite jedoch ist, worauf dasjenige, was wir gerade gesehen, gehört haben, auftrifft. Es ist unsere innere Verfassung.

Nicht jeder reagiert gleich, nicht jeder entwickelt die gleichen Gefühle bei bestimmten Nachrichten. Die innere Verfassung, auf welche die Nachricht trifft, ist ja bei jedem Menschen verschieden. Die innere Verfassung spielt also eine zentrale Rolle dabei, welche Stimmung durch ein Ereignis in uns auftaucht und was für eine Reaktion daraus entsteht.

Prinzipiell sprechen wir davon, dass wir entweder mehr positiv oder mehr negativ gestimmt sein können.

Wie können wir an einer wünschenswerten Gestimmtheit arbeiten? Wie können wir sie entwickeln? Das ist eine ganz besondere Herausforderung, vor allem, wenn wir mit ernsthaften Erkrankungen zu tun haben.

Die positive Gestimmtheit wird sicherlich auch davon beeinflusst, inwieweit es uns gelungen ist, ein vielfältiges Vertrauen entwickelt zu haben.

drei Richtungen von Vertrauen

Das Vertrauen in den Arzt, das Vertrauen zu Gott, das Vertrauen in sich selbst, diese drei »Richtungen« von Vertrauen tragen wir zusammen.

In meinem Gesundheitsseminar gab Ursula mit dem Bericht von einer Freundin ein Beispiel dafür, was mit dem Vertrauen in sich selbst gemeint sein könnte. Ihre Freundin leidet an einem schweren Gehirntumor. Laut Prognose sollte sie schon seit zwei Jahren nicht mehr auf der Erde leben. Doch sie hat trotz der Krankheit eine solche Lebensfreude entwickelt, dass sie, so erlebt es Ursula, voller Energie ist. Auf diese Weise verkraftet sie auch all die Therapien. Vielleicht lebt in der Freundin das Vertrauen und die Erfahrung, trotz schwerer Krankheit, trotz herausfordernder Therapie immer wieder neu Lebensfreude und damit auch Lebenswillen finden zu können.

Eigentlich, so scheint es, muss es gar nicht so schwer sein, wieder Lebensfreude zu finden. Schon ein Spaziergang oder eine Wanderung, die wir bewusst erleben, kann große Lebensfreude bringen, so die Erfahrung von Jörg. Fritz ist ganz begeistert von seinen zwei Figuren, die er plastiziert hat. Die Freude sprudelt förmlich aus ihm heraus. »Mit etwas in einer liebevollen Verbindung sein, das ist wunderbar!« – So in etwa könnte aus den beiden letzten Beispielen heraus die Basis der Lebensfreude benannt werden. Das Potenzial für eine liebevolle Verbindung liegt in uns allen.

Lebensfreude finden

Mit dem Wort »Verbindung« klingt wieder die Dreierbeziehung an, die zu Beginn des Buches schon angesprochen wurde (siehe Seite 30 ff.). Wenn von einer liebevollen Verbindung die Rede ist, dann bezieht sich das oft auf Dinge aus unserer Umwelt. Doch auch die Beziehung zu mir selbst ist wesentlich für meine Stimmung, dafür, wie ich auf Ereignisse reagieren kann.

liebevolle Verbundenheit

Und die dritte Beziehung, die für mich von existenzieller Bedeutung ist, diejenige zur unsichtbaren Welt, oder ... (wie immer Sie es auch nennen möchten)?

Mit all der Unsicherheit, mit all der Ungewissheit der Zukunft wird sich wohl ein jeder eine gewisse Portion Vertrauen und Verbundenheit mit all den guten Geistern wünschen. Der Volksmund sagt, wenn ein Mensch mit einer unbegreiflichen Handlung Schaden verursacht: »Der ist wohl von allen guten Geistern verlassen!« Im Alltag können wir aber viel häufiger das Gegenteil erleben. Wir werden von allen guten Geistern unterstützt, obwohl uns das meistens überhaupt nicht bewusst ist.

Horchen Sie einmal auf Ihre innere Stimme. Könnte es nicht sein, dass Sie in Ihrem Leben in vielen Situationen Hilfe und Unterstützung empfangen haben, obwohl Ihnen das damals gar nicht bewusst war?

Eine bedrohliche Situation kann sich tragisch anfühlen, wenn man sich von allen guten Geistern verlassen fühlt. Vielleicht haben wir alle die Erfahrung, wie völlig unterschiedlich einzelne Menschen auf bestimmte Situationen im Leben reagieren können. Wie kann es sein, dass sich der eine Mensch in der gleichen Situation, zum Beispiel beim Auftreten einer schweren Krankheit, voller Angst erlebt, der andere Mensch aber in der gleichen Situation Zuversicht und Hoffnung empfindet? Dieselben unterschiedlichen Verfassungen können auch in den letzten Stunden unseres Lebens anwesend sein.

unterschiedliche Reaktionen

Entscheidend ist also nicht nur die objektive äußere Tatsache, es ist vor allem mit entscheidend, welche Wege wir finden, um mit der Situation umgehen zu können. Es ist die Frage, auf welche innere Verfassung diese äußere Situation in uns trifft. Dabei spielt eine zentrale Rolle, in welcher Weise in uns Vertrauen lebt.

was ist Vertrauen?

Was ist Vertrauen? – Dass wir an jemanden oder an etwas glauben. Dr. Carl Simonton hat es in einem Vortrag so formuliert: »Vertrauen wird definiert als das Ruhenlassen des Geistes auf etwas. Vertrauen ist, an etwas zu glauben. Es ist immer besser, an etwas zu glauben, als an nichts zu glauben. Natürlich ist es gut, dass wir das, woran wir glauben, dass wir das prüfen und sehen, ob es der Prüfung der Zeit standhält. Solange ich noch auf der Suche bin nach einem Glauben, der auch der Prüfung der Zeit standhält, ist es besser, an irgendetwas vorübergehend zu glauben, das mir helfen könnte, selbst wenn es nicht das Ultimative sein sollte.«

»Selbstvertrauen«

In meinem Gesundheitsseminar sagte Werner ganz unmittelbar: »Ich vertraue mir selber!« Doch gerade das Vertrauen in sich selbst ist manchem abhandengekommen.

Wie kann dieses Vertrauen in sich selbst wieder erinnert oder wieder gefördert werden?

Gisela sagt: »Das verlangt eine eigene Aktivität!«

Wie können wir aktiv werden, damit wir unser Vertrauen in uns selbst wieder erfahren können? Haben Sie die Erfahrung, dass Sie sich selbst vertrauen können? Eigentlich sollte jeder im Rückblick auf sein Leben eine Fülle an Erfahrungen gesammelt haben können, die ihm sagen: Ich kann mir selbst vertrauen! Erfahrungen, die Ihnen die Gewissheit vermitteln: Ich kann etwas in einem gewünschten Sinne bewirken.

Erfahrung der Selbstwirksamkeit

Professor Gerald Hüther, Neurobiologe an der Universität Göttingen, spricht in diesem Zusammenhang von der Erfahrung der Selbstwirksamkeit. Die Erfahrung der Selbstwirksamkeit können wir ganz direkt und unmittelbar im Gesang haben. Dort können wir erleben, wie laut oder leise, wie hoch oder tief ein Ton ist und wie der von mir hervorgebrachte Ton damit übereinstimmt oder eben nicht. Dann können wir unmittelbar neu ansetzen und uns dem Ideal annähern.

Dieses Potenzial der Wahrnehmung, des Fühlens, des Erkennens, des Entscheidens und Neugestaltens liegt in jedem von uns.

Wenn wir auf unser Leben zurückblicken, dann können wir sicherlich viele Situationen entdecken, in denen wir diese Schritte, ohne dass sie uns bewusst geworden sind, gemacht haben. Dann erleben wir, wie es uns gelungen ist, ein Projekt zu verwirklichen oder eine angestrebte Entwicklung hervorzubringen.

Wenn wir also wieder Anschluss finden können an die Schatzkiste unserer Erinnerungen, dann sollten wir viele Erfahrungen der Selbstwirksamkeit und des Selbstvertrauens antreffen.

Könnte es nicht sein, wenn ich meine Aufmerksamkeit nicht nur auf die Mängel und Defizite richte, sondern auch auf das Gelungene, auf dasjenige, wofür ich dankbar bin, dass dies mein Vertrauen in mich und das Leben und die Welt stärkt?

Gleichzeitig wissen wir, dass wir alle Grenzen haben und mit unserem »Latein« am Ende sein und manchmal nur noch schwarzsehen können. Besonders dann ist es wichtig, dass wir um Hilfe bitten, dass wir das Vertrauen nicht nur uns selbst, sondern auch den anderen schenken.

um Hilfe bitten

Viele Menschen sagen: »Ich bin so oft enttäuscht worden. Jetzt kann ich niemandem mehr vertrauen!« Das ist eine sehr traurige Verfassung, die sich wohl gewiss kein Mensch wünscht.

Keiner von uns ist fähig, das Leben ganz allein zu bewältigen. Seit unserer Geburt erhalten wir auf unterschiedlichste Weise von allen Seiten Unterstützung und Hilfe. Nur machen wir uns das oftmals nicht bewusst. Wünschenswert wäre es, dass wir diese Unterstützung und Hilfe, die wir von allen guten Geistern erhalten, achten, anerkennen und wertschätzen.

Sicherlich hat jeder von uns schon einmal eine Situation erlebt, in der er sich sagen musste: »Das hätte aber schiefgehen können, da habe ich aber einen Schutzengel gehabt!« In diesen Momenten hebt sich die Trennung zwischen irdischer und geistiger Welt auf. Der Vorstellung von zwei getrennten Welten, dem Himmel dort und der Erde hier, wird durch das Erleben widersprochen. Durch dieses Erleben wird klar, dass das Dort der Engel und des Himmels auch im Hier der Erde und der Menschen anwesend ist. Es unser Kopf, der uns von der Erfahrung unseres Herzens, von der Verbundenheit trennt.

Schutzengel

Neben dem Vertrauen in mich selbst und in den anderen ist das Vertrauen in den Himmel, in Gott, das Universum für viele Menschen zentrale Lebenskraft. Wenn wir die Gesundungskräfte in uns stärken wollen, so sind wir eingeladen, trotz möglicher Enttäuschungen und gescheiterter Versuche die Kraft des Vertrauens in uns selbst, in die Mitmenschen und in den Himmel immer wieder neu zu suchen und zu kultivieren.

Vertrauen als zentrale Lebenskraft

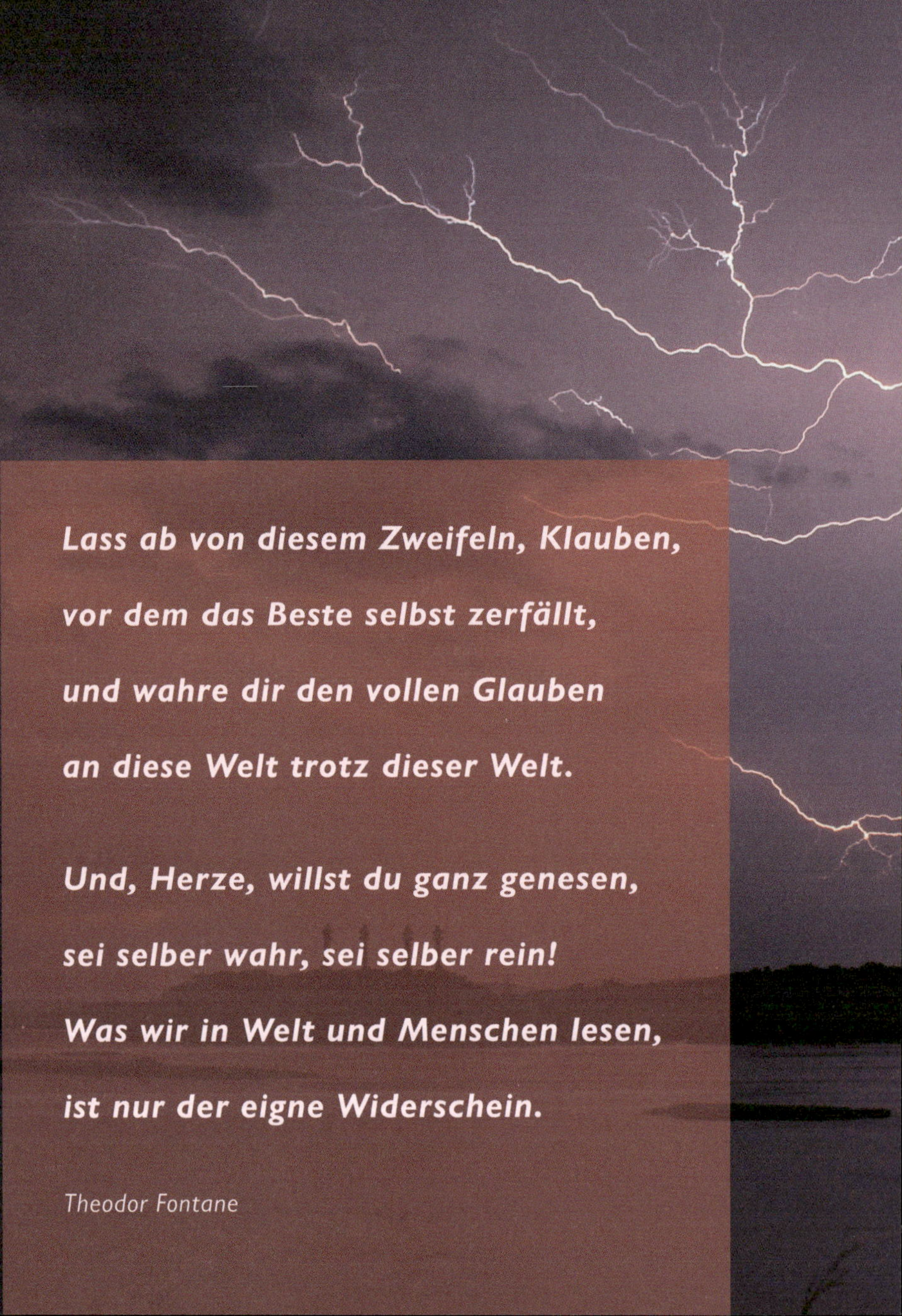

Lass ab von diesem Zweifeln, Klauben,
vor dem das Beste selbst zerfällt,
und wahre dir den vollen Glauben
an diese Welt trotz dieser Welt.

Und, Herze, willst du ganz genesen,
sei selber wahr, sei selber rein!
Was wir in Welt und Menschen lesen,
ist nur der eigne Widerschein.

Theodor Fontane

Groll, Wut, Hass – und wie wir damit umgehen können

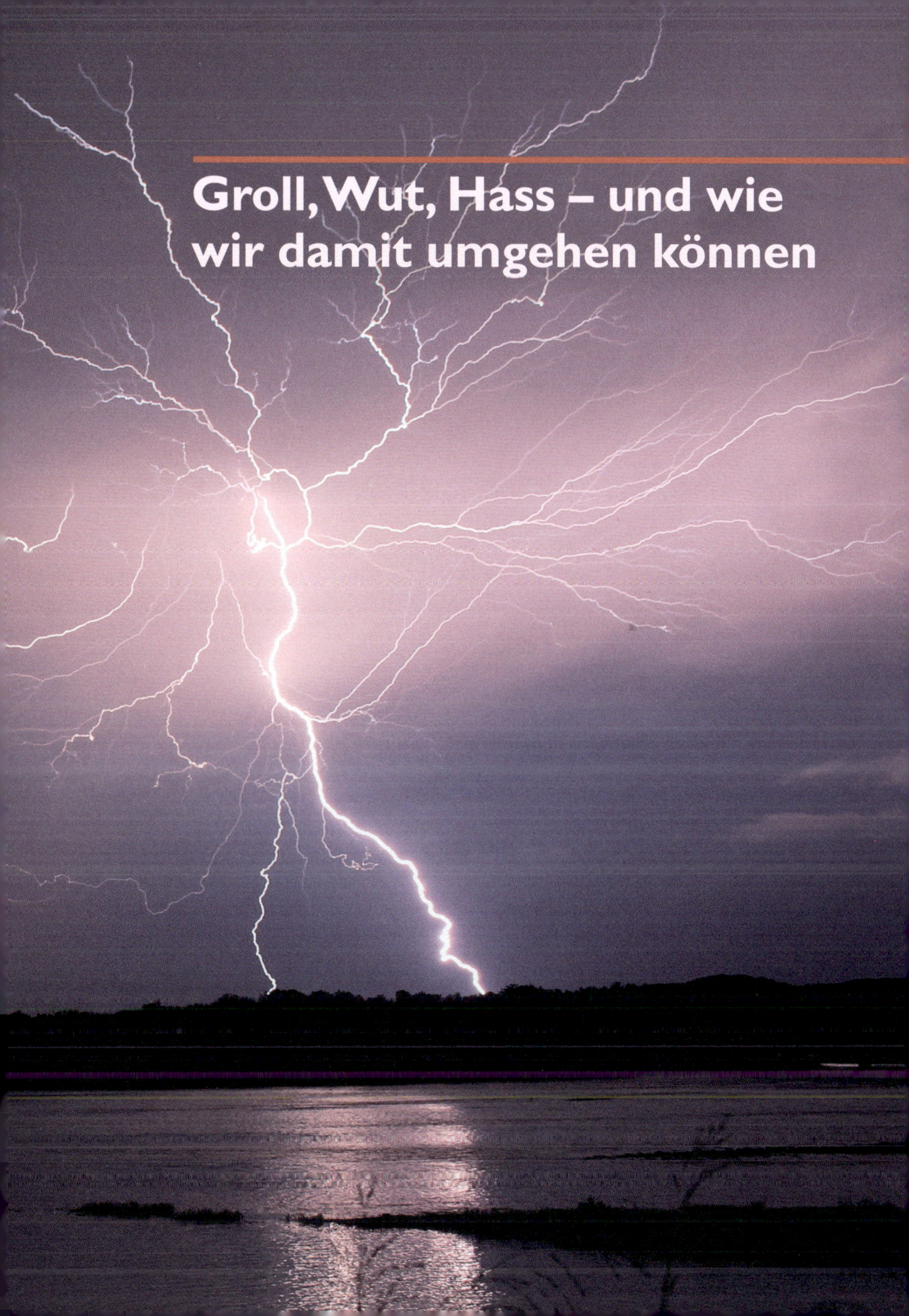

Positivität, innere Ruhe, Liebe, Authentizität, Vertrauen – all diese Ziele, von denen bereits die Rede war, lassen sich nur schwer verwirklichen, wenn wir in unserem Inneren keinen Frieden schließen können, mit uns, mit unseren Mitmenschen, mit unserer Situation, mit den himmlischen Kräften. Was aber können wir tun, wenn immer wieder ganz andere Gefühle in uns aufsteigen?

Vergangenheit, Gegenwart und Zukunft

Wir stehen alle in der Zeitachse zwischen dem, was bereits war, der Vergangenheit, dem, was jetzt ist, der Gegenwart, und dem, was einmal sein wird, der Zukunft. Ganz unterschiedlich mögen diese Zeiträume in jedem Einzelnen lebendig sein. Der eine hängt an der Vergangenheit, trauert den vergangenen guten alten Zeiten nach. Oder er hängt fest, weil er Dinge erlebt und erfahren hat, die er nicht verarbeiten konnte. Er kann nicht begreifen, wie jemand das oder jenes machen konnte, oder er kann nicht begreifen, warum jemand etwas nicht gemacht hat, was er doch hätte machen sollen. Auch ihn selbst kann dies betreffen.

Manchmal kann es so weit gehen, dass uns der Groll, die Wut und der Hass in der Vergangenheit festbinden. Und nicht nur das, sie schränken uns auch in der Gegenwart enorm ein.

Wenn wir in Groll, Wut oder Hass stecken, wo befinden wir uns dann mit unserer Aufmerksamkeit? Wohin zieht es unsere Gedanken, zu uns oder weg von uns? Wir sind dann »außer Haus«! Das kann sich so steigern, dass wir »aus dem Häuschen geraten«, in einen Zustand, in dem wir keinen klaren Gedanken mehr fassen können.

Können wir uns für Hilfe und Unterstützung öffnen, dann kann das dazu dienen, diese oftmals zerstörerischen Kräfte in uns zu bearbeiten. Diese Dynamiken, die schwächend und kränkend sein können, wollen gelöst und geheilt werden.

verzeihen und verarbeiten

Zuallererst, so haben es mir viele Patienten berichtet, müssen wir lernen zu verzeihen. Zugleich ist deutlich, dass das Verzeihen noch nicht gleichzeitig eine Verarbeitung des Problems bedeutet. Dasjenige, was zu der Seelenverfassung von Hass oder Groll geführt hat, bedarf der Verarbeitung.

Wenn wir »nur« verzeihen, das Geschehen aber unverarbeitet lassen, hat es in mir keine Erlösung gefunden und kann im Leib weiter gärend und mitgestaltend anwesend sein.

Heute gibt es viele alte Menschen, deren Traumatisierungen der Kriegsjahre jetzt aufbrechen. Dabei zeigt sich, dass das Wegschieben oder Verdrängen zunächst oftmals lebensrettend sein kann. Wir wissen aber, dass wir auf die Dauer gesehen andere Lösungswege finden sollten. Und dass es hilfreich ist anzuerkennen, dass wir nicht alles alleine lösen können, und uns für Unterstützung und Hilfe öffnen sollten.

verdrängen

Immer wieder mag manch einer aus seinem Umfeld zu hören bekommen: »Du musst den alten Ballast abwerfen! Lass doch endlich los!« Aber wie geht das? Und mit dem Blick in die Zukunft gerichtet dürfte wohl auch gefragt werden: Wie kommt denn der Ballast überhaupt auf meine Schultern? Wie kann ich vermeiden, dass ich mir nicht immer wieder die gleichen Probleme auflade? Auch diese Frage will von uns ins Bewusstsein genommen werden. Haben Sie für sich schon Antworten gefunden?

Blicken wir zuerst auf das Verarbeiten. Ein Aspekt des Verarbeitens kann sein, die Dinge auszusprechen, das heißt genau zu benennen, was Sie gesehen und gehört, was Sie erlebt haben. Diese Übung ist gar nicht so einfach, da wir häufig die Beobachtungen mit Analysen und Interpretationen vermischen und quasi einen »Gedankeneintopf« in uns tragen. Gelingt es uns, das Gesprochene oder Gesehene, das Erlebte objektiv wiederzugeben, das heißt wie es eine Kamera oder ein Tonband aufgenommen hätte, so ist das eine gute Grundlage. Erst dann sollten wir uns bewusst werden, was da für ein Gefühl in uns war, in dem Moment, als dieses bestimmte Geschehen vor sich ging. Und vielleicht werden Sie sich bewusst, was für ein Grundbedürfnis in diesem Moment verletzt oder übergangen wurde.[78]

die Dinge benennen

Heute gibt es hervorragende Traumatherapeuten, die »Werkzeuge« haben, um solche tief in uns versunkene, rumorende und kontinuierlich kränkende Geschehnisse zu bearbeiten und zu verwandeln. Diese professionelle Hilfe ist jedem traumatisierten Menschen zu wünschen. Dazu ist es notwendig, dass ich mir nicht mehr einbilde, alles alleine lösen zu müssen. Ich sollte anerkennen, dass es Hilfe gibt. Und ich weiß: Ich kann um Hilfe bitten und sie annehmen.

Ich kann den Groll nähren, und ich kann die Quelle des Grolls auch trockenlegen.

Wie mache ich das, den Groll, die Wut, den Hass in mir nähren? Und wenn ich diese Seite in mir nähre, die meine Lebensenergie bindet, kann ich dann nicht auch die Seite in mir nähren, die meine Lebensenergie stärkt?

den Groll nähren

Ja, wie nähren wir den Groll? Haben Sie eine Antwort? Normalerweise würden wir doch sagen: »Der oder die ist dran schuld! Er oder sie hat dies gemacht oder nicht gemacht! Das war unmöglich! Unverschämt! Tief verletzend! Deshalb hege ich den Groll, weil er oder sie das gemacht oder auch nicht gemacht hat.« Indem ich in mir immer wieder die Situation, die zu dem Groll geführt hat, erneut aufbaue, nähre ich den Groll. Indem ich immer wieder sage: »Wie konnte er / sie / ich nur das tun bzw. nicht tun?« oder: »Das hätte er / sie / ich nicht tun dürfen, oder das hätte unbedingt getan werden müssen, wurde aber nicht getan!« und indem ich an diesen Bildern kleben bleibe, nähre ich den Groll, die Wut in mir.

Daraus könnte eigentlich schon ein Gedanke entstehen, wie wir dem Groll, der Wut das Wasser abgraben können.

aus alten Bildern heraustreten

Haben Sie eine Idee, wie wir diese Quelle austrocknen können? Ein Weg könnte es sein, dass wir uns erlauben, aus dem alten Bild herauszutreten, das heißt, dass wir den anderen oder uns selbst nicht in dem Defizit festnageln, in dem Fehler, sondern anerkennen, dass wir ja alle unterwegs sind in der Entwicklung.

Meinem Eindruck nach sind wir oftmals mehr darin geübt, die Defizite festzuhalten. Wenn wir so mit unseren Gedanken unterwegs sind, sind wir meistens ganz »schön« aktiv in unseren Bewertungen und in den Be- und Verurteilungen. Wir halten mit unseren Bewertungen und Verurteilungen das Geschehen in nicht erbaulicher Weise in uns lebendig.

jeder macht Fehler

Manchmal stelle ich die Frage: »Wer hat noch keinen Fehler gemacht?« – Jeder Mensch macht Fehler. Jeder ist unterwegs und kann lebenslänglich lernen. Als wir den Fehler gemacht haben, war es da unsere Absicht, diesen Fehler zu machen? In der Regel würden wir da Nein sagen.

Unser seelisches Vermögen oder Unvermögen ist nicht so klar sichtbar wie eine physische Behinderung. Stellen Sie sich vor, Sie hätten nach einem Unfall beide Arme in Gips. Kommt nun ein Besucher und streckt Ihnen zur Begrüßung die Hand entgegen, so können Sie dies nicht wie gewohnt erwidern. Aufgrund Ihrer Verfassung, Ihrer Gipsarme können Sie sie nicht strecken. Ihr Unvermögen ist für den Besucher unmittelbar nachvollziehbar. Auf keinen Fall sind Sie deshalb ein unhöflicher Mensch, weil Sie Ihre Arme dem Besucher nicht entgegenstrecken können. Der Besucher wird nicht auf die Idee kommen, Sie als Stoffel zu bezeichnen.

unsichtbare »Gipsmanschetten«

Und nun die Einladung zum Gedankensprung. Können Sie sich vorstellen, dass jeder von uns alle möglichen unsichtbaren Gipsmanschetten trägt? Können Sie sich vorstellen, dass wir durch unser Bewusstsein oder durch unser nicht vorhandenes Bewusstsein eben Fehler machen?

Wir handeln vermutlich fast immer entsprechend unserer Möglichkeiten.

Trotzdem kann es sich später erweisen, dass wir Fehler gemacht haben. Dafür haben wir Verantwortung zu tragen. Doch wir sollten sehr vorsichtig sein mit Verurteilungen und Schuldzuweisungen.

Oftmals wäre es eine Hilfe, wenn wir sowohl uns selbst wie auch den anderen eingestehen könnten, dass wir so gehandelt haben, wie wir im Moment fähig waren zu handeln. Es war sicher nicht immer das Wünschenswerte, was dabei herauskam, aber es war das, was im Moment möglich war.

»Es ist was es ist sagt die Liebe«, so formuliert Erich Fried in einem Gedicht (siehe Seite 202).[79] Es ist ein großes Geschenk, wenn wir Menschen um uns haben, die uns liebevoll mitteilen, ohne uns zu verurteilen oder klein zu machen, wie unsere Handlung oder unser Verhalten auf sie gewirkt hat. Das ist eine Hilfe, sich seiner selbst und der Folgen seiner Handlung bewusst zu werden. Wie sollen wir sonst lernen und uns weiterentwickeln, ohne diese Einsicht, ohne dieses Bewusstsein zur Verfügung zu haben?

liebevoller offener Austausch

Jeder von uns hat sicher noch viele Dinge, die er verbessern und weiterentwickeln kann. Wenn wir anstatt des Bildes der Schuld das Bild des Vermögens, dessen, was der Mensch vermochte, in uns tragen, dann ist das eine Hilfe, um mit Groll umzugehen.

Jeder kennt die Situation, dass sich in einer Familie, in einer Gemeinschaft oder am Arbeitsplatz etwas Überraschendes ereignet. Jeder geht damit anders um. Es ist also nicht nur das Ereignis von Bedeutung, sondern entscheidend ist es, wie wir Wege finden, mit dem Ereignis umzugehen.

Wie wir die Welt sehen, wie wir die Dinge interpretieren, wie wir über die Dinge denken, das entscheidet über unsere innere Biografie. Einer meiner Lehrer, Bernard C. J. Lievegoed (1905–1992), hat uns Studenten mit Eindrücklichkeit darauf hingewiesen: *Nicht die äußere Biografie, sondern die innere Biografie ist entscheidend für unser Leben.*

äußere und innere Biografie

Nicht was wir erleben, sondern wie wir das Erlebte verarbeiten ist entscheidend. Und wie wir über Menschen denken, wirkt mit hinein in unser Leben.

Uta berichtet uns von einem Experiment, das sie – angeregt durch die Lektüre eines Buches – durchgeführt hat. In Gedanken hat sie gute Wünsche an ganz viele Menschen, an die Natur und an die Welt geschickt. Sie erlebte, dass ihr diese Aktivität sehr gutgetan hat. Es mag womöglich vermessen klingen, sogar an Menschen, auf die wir eine Wut haben, in Gedanken gute Wünsche zu schicken. Zumal sich in unseren Gedanken oftmals gerade die entgegengesetzte, verurteilende, richtende Dynamik breitgemacht hat. Die verurteilenden, richtenden Gedanken hintenan zu stellen und ehrliche gute Wünsche

»gute Wünsche«

bildhaft in sich lebendig aufzubauen, das verlangt eine große innere Kraft, die uns aber als Potenzial zur Verfügung steht.

Herr(in) über die Gedanken sein

Gerade in einem solchen Moment sind wir eingeladen, Herr oder Herrin über unsere Gedanken zu sein und ganz bewusst Gedanken mit einer liebevollen Qualität gegenüber dem Menschen, auf den wir eine Wut haben, in uns zu kultivieren.

Ich möchte Sie dazu einladen, diese Übung auszuprobieren, falls Sie sie als sinnhaft erleben.

- Senden Sie in Gedanken liebevolle Wünsche an Ihre Mitmenschen, auch und gerade, wenn Sie mit ihnen nicht im Reinen sind.
- Versuchen Sie offen zu sein für das, was geschieht, was sich aus diesen liebevollen Gedanken entwickelt.

Eine andere Übung besteht darin, sich ganz bewusst innerlich »auf den Stuhl des anderen« zu begeben – dort zu sitzen und zu erleben, wie sich das anfühlt.

vom Groll zum Mitgefühl

Ilka hat mit dieser Übung sehr gute Erfahrungen gemacht. Sie konnte entdecken, dass sie bei sich selbst die gleichen Tendenzen wie bei »dem anderen« erlebt hat. Das hat ihr dazu verholfen, keinen Groll, sondern eher Mitgefühl zu entwickeln.

Es folgen nun drei Beispiele aus dem Leben, in denen Menschen, obwohl sie alle sehr großes Leid erfahren haben, nicht in Wut, Hass oder Rachegedanken hängen geblieben sind. Die Beispiele zeigen mir, dass wir in uns große positive Potenziale haben und dass wir nicht automatisch und in gleicher Weise auf bestimmte Begebenheiten reagieren müssen. Die Beispiele zeigen mir, dass die erste Reaktion mithilfe der Lichtkraft in uns, mit einer gewissen Besonnenheit überwunden werden kann.

Beispiel 1

Liebe und Lebensfreude

Da ist eine junge afrikanische Frau, die ich in einem Radiointerview höre. Als Mädchen wurde sie über viele Jahre von ihrem Vater und anderen vergewaltigt. Sie berichtet, dass sie allen vergeben und verzeihen konnte. In ihrer kräftigen und klaren Stimme und in ihren Worten leben Liebe und Lebensfreude. – Was ist das für eine unglaubliche Kraft, die diese junge Frau in sich finden konnte?

Beispiel 2

In Ruanda trafen sich Menschen verschiedener Volksstämme, die sich gegenseitig bekriegt hatten, zum Gespräch. Der Vermittler Marshall Rosenberg erzählte uns in einem Seminar, dass es darunter Menschen gab, die genau wussten: »Die anderen haben meine Familie umgebracht!« Manche dieser Menschen waren voller Rachegedanken, andere aber von einem ganz anderen Impuls erfüllt. Sie hatten nur den einen Wunsch, nämlich alle Kraft dafür aufzubringen, dass so etwas nie wieder geschehen könne!

positiver Impuls für die Zukunft

Beispiel 3

Oder der Insasse eines Konzentrationslagers, am Kriegsende in der Nähe von Wuppertal. Als der Zweite Weltkrieg zu Ende war, sollte George Ritchie, ein amerikanischer Soldat, das Konzentrationslager in Wuppertal mit auflösen. Ein Insasse des Lagers wurde ihm als Helfer zugeteilt. Dieser war von den anderen Insassen bei Streitigkeiten immer zur Schlichtung gerufen worden. Ritchie und der Lagerinsasse arbeiteten sehr hart, und der Insasse schien unermüdlich zu sein. Immer sagte er, sie müssten sich noch um diesen oder jenen kümmern.

Eines Tages, als es wieder einen heftigen und sehr unschönen Streit zwischen einigen Insassen gegeben hatte, sagte Ritchie, dass er dies nach all dem, was die Insassen durchgemacht und erlebt hätten, verstehen könne. Der Schlichter schien dem nicht zustimmen zu können und fing an, von seinem Leben zu berichten. Er sei polnischer Jude und im Ghetto in Warschau gewesen, als die deutschen Soldaten einmarschierten. Vor seinen Augen hätten die Soldaten seine Frau und seine vier Kinder an die Wand gestellt und erschossen. Danach habe er die Soldaten angefleht, ihn auch zu erschießen. Sie hätten aber gesagt, dass sie ihn als Dolmetscher brauchten, weil er so gut Deutsch spreche. Nun, so berichtete der polnische Jude, habe er die Entscheidungsfreiheit gehabt, was er tun wolle. Gerade hatten die Soldaten ihm das Wertvollste, Liebste in seinem Leben genommen. Er habe die Entscheidung zu treffen gehabt, ob er die Soldaten, die das getan hatten, hassen wolle. Er berichtete, dass er als Anwalt erlebt hatte, was Hass in den Menschen anrichte. So habe er sich entschlossen, egal wie lange er noch lebe, die Menschen, die ihm begegneten, zu lieben.[80]

freie Entscheidung, zu hassen oder zu lieben

Diese drei Beispiele weisen mich darauf hin, dass in uns Menschen eine Kraft lebt, die es vermag, in den unterschiedlichsten Lebenssituationen gute, liebevolle Gedanken zu entwickeln. Das will von uns geübt werden.

Vergebung als Prozess

Anselm Grün äußerte sich zum Thema Vergebung einmal folgendermaßen: »Zunächst ist wichtig bei der Vergebung, dass sie auch ein Prozess ist. Viele sagen: Als Christ musst du vergeben. Das ist so wie ein Druck. Ich muss vergeben, ich darf keine Wut haben. Aber die Vergebung hat fünf Schritte.

Der *erste Schritt* ist: den Schmerz zulassen. Es hat mir wehgetan. Ich bewerte den anderen nicht, aber es hat mir wehgetan. Ich lasse den Schmerz zu.

Der *zweite Schritt* ist: die Wut zulassen. Die Wut ist die Kraft, anderes aus mir herauszuwerfen. Der mich verletzt hat, zu dem brauche ich Distanz.

Der *dritte Schritt* ist: objektiv wahrzunehmen, was ist denn da eigentlich geschehen? Und dann kann ich vielleicht verstehen, vielleicht hat der andere nur seine Eigenverletzung weitergegeben oder meine empfindliche Stelle getroffen, die von anderen schon wundgeschlagen war. Deswegen hat es mich so sehr verletzt. Also verstehen. Nur was ich verstehe, dazu kann ich auch stehen.

Der *vierte Schritt* ist dann die Vergebung. Ich befreie mich von der negativen Energie, die durch die Verletzung noch in mir ist. Ich finde interessant, dass jetzt Bücher von Psychologen über Vergebung erscheinen, weil Psychologen erkannt haben, dass Vergebung ein therapeutischer Akt ist, der mich befreit von negativer Energie, die durch die Verletzungen entstanden ist. Und ich versuche dann zu realisieren: Du darfst sein, so wie du bist. Aber ich bleibe bei mir. Ich befreie mich von der Macht des anderen.

Der *fünfte Schritt* ist dann, die Wunden in Perlen zu verwandeln. Dass ich durch die Verletzung ja auch in Berührung gekommen bin mit meiner ›Perle‹.«[81]

Wut und Hass binden Kräfte

Groll, Wut und Hass binden Kräfte in uns. Versuchen wir sie nicht zu überwinden, stehen uns diese Kräfte nicht für unseren Heilungsprozess zur Verfügung.

- Versuchen Sie sich einen Menschen vor das innere Auge zu rufen, mit dem Sie im Unfrieden sind.
- Sie können sich den Menschen, wenn Sie möchten, in einer Situation vorstellen, in dem er in liebevoller Weise etwas erlebt, in der er Freudiges durchlebt.
- Versuchen Sie diese Vorstellung in sich lebendig werden zu lassen. Das alte, fixierte defizitäre Bild von diesem Menschen wird sich immer

wieder dazwischenschieben, und es bedarf einer inneren Anstrengung, das Bild, in dem der Mensch in liebevoller Weise mit dem Leben verbunden ist, aufrechtzuerhalten. Auf diese Weise üben Sie, das fixierte »Phantombild« von dem anderen Menschen loszulassen. Sie lassen das los, was Ihnen selbst und dem anderen Menschen schadet.

- Besonders hilfreich ist es, mit dieser Übung in die Nacht zu gehen, sie also vor dem Einschlafen zu üben.

Michaela berichtete in meinem Gesundheitsseminar, dass eine ihrer Beziehungen seit zwei Jahren ungelöst sei und dass sie dies sehr belaste. Die angegebene Übung nahm sie ganz offen und dankbar an. Es war Freitagabend, als das Gespräch mit ihr stattfand. Am Montag darauf kam sie und berichtete, dass sie die Übung am Freitagabend vor dem Schlafengehen durchgeführt habe. Am Samstag habe sie einen Anruf von dem betreffenden Menschen erhalten. Sie hatten zwei Jahre nicht mehr miteinander gesprochen. Das Telefonat sei sehr heilsam gewesen, sagte sie.

Der innere Frieden eines Menschen klingt unmittelbar mit dem Immunsystem zusammen. Die immunologischen Prozesse sind eng verknüpft mit unserer seelischen Verfassung.

Verstorbenen verzeihen

Wie aber kann ich jemandem verzeihen, der schon tot ist? Diese Frage wird immer wieder gestellt. Die Welt der Gedanken, die Welt des erweiterten Bewusstseins, die Welt des Geistes, in der manche Menschen mit einer Nahtoderfahrung anfänglich waren, ist nicht von uns getrennt. Das können wir immer wieder erleben. Es kommt nicht von ungefähr, dass wir uns bei Fragen, für die wir keine Lösung oder Antwort finden können, gegenseitig empfehlen, ein paar Nächte darüber zu schlafen. Nehmen Sie Ihre Frage, Ihr Problem mit in die Nacht. Viele konnten erleben, wie sie am folgenden Morgen, am folgenden Tag, eine Antwort und Hilfe aus der Nacht erhalten haben, wenn sie aufmerksam in sich hineingelauscht haben. Ich glaube, dass die Verstorbenen in dieser anderen Welt, die für uns zumeist hinter einem Schleier verborgen bleibt, uns sehr wohl erleben können, wenn sie das möchten. So sollten wir also unseren Wunsch, zu vergeben oder zu verzeihen, vor der Nacht an den Verstorbenen richten.

Das Leben, das ich selbst gewählt

Ehe ich in dieses Erdenleben kam,
ward mir gezeigt, wie ich es leben würde.
Da war die Kümmernis, da war der Gram,
da war das Elend und die Leidensbürde.
Da war das Laster, das mich packen sollte,
da war der Irrtum, der gefangen nahm.
Da war der schnelle Zorn, in dem ich grollte,
da waren Hass und Hochmut, Stolz und Scham.

Doch da waren auch die Freuden jener Tage,
die voller Licht und schöner Träume sind,
wo Klage nicht mehr ist und nicht mehr Plage
und überall der Quell der Gaben rinnt.
Wo Liebe dem, der noch im Erdenkleid gebunden,
die Seligkeit des Losgelösten schenkt,
wo sich der Mensch, der Menschenpein entwunden,
als Auserwählter hoher Geister denkt.

Mir ward gezeigt das Schlechte und das Gute,
mir ward gezeigt die Fülle meiner Mängel.
Mir ward gezeigt die Wunde draus ich blute,
mir ward gezeigt die Helfertat der Engel.
Und als ich so mein künftig Leben schaute,
da hört ein Wesen ich die Frage tun,
ob ich dies zu leben mich getraute,
denn der Entscheidung Stunde schlüge nun.

Und ich ermaß noch einmal alles Schlimme –
»Dies ist das Leben, das ich leben will!«,
gab ich zur Antwort mit entschloss'ner Stimme.
So war's, als ich ins neue Leben trat
und nahm auf mich mein neues Schicksal still.
So ward geboren ich in diese Welt.
Ich klage nicht, wenn's oft mir nicht gefällt,
denn ungeboren hab ich es bejaht.

Verfasser unbekannt

Inneren Frieden finden – Sich selbst und anderen verzeihen

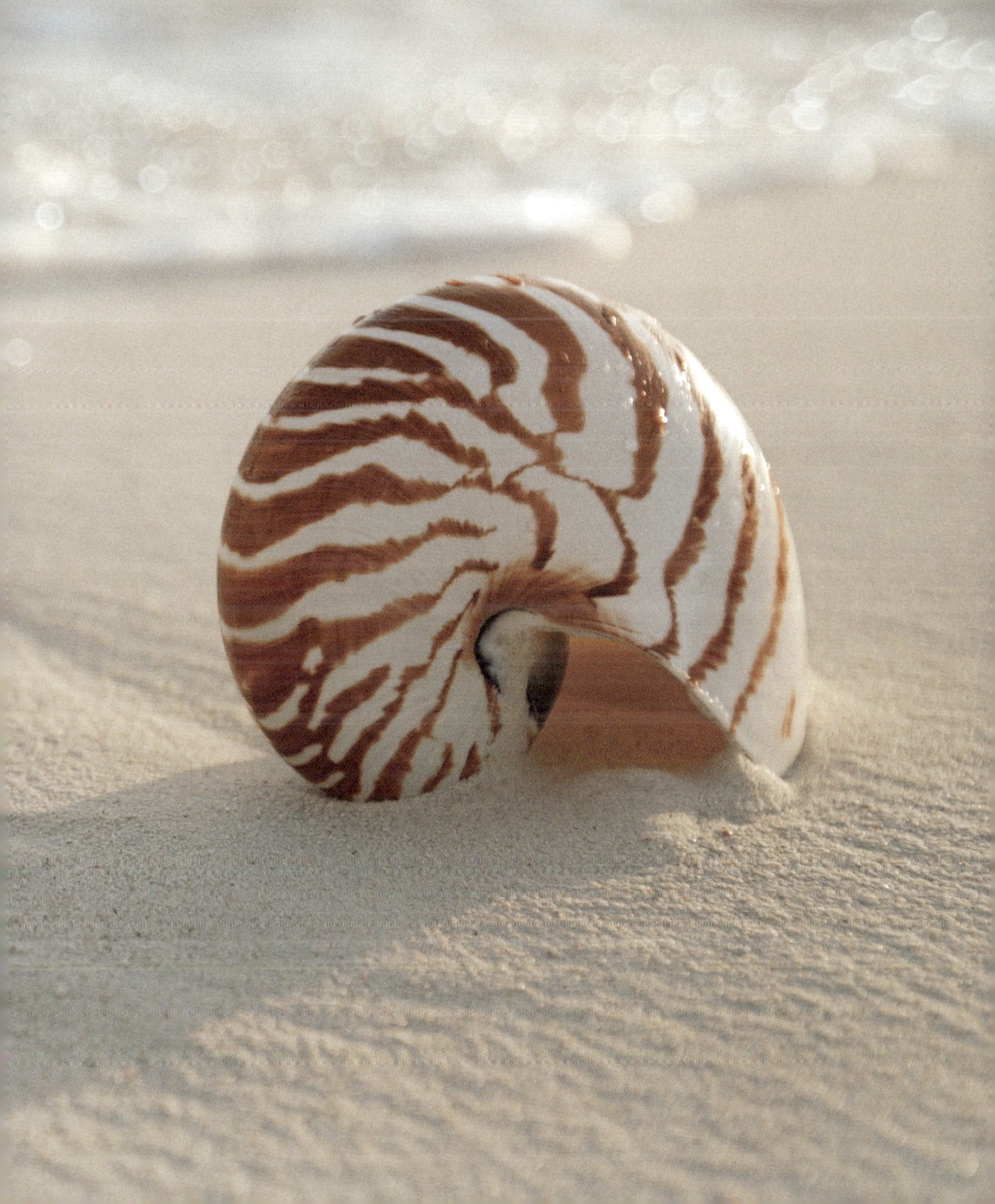

Kunst der Herzenssprache

In meiner Arbeit berührt mich immer wieder ganz besonders die Begleitung von Menschen an der Grenze des Lebens. Dankbarkeit und Demut macht sich in mir breit, wenn ich erleben darf, wie sie die Kunst der Herzenssprache gegen Ende ihres Lebens immer mehr entwickeln konnten. Beispielsweise wenn sich zwei Menschen einander in aller Herzensliebe mitteilen konnten, was jeder von ihnen mit dem anderen erlebt und erfahren hat, wenn sie sich ohne jeden Vorwurf, ohne jede Anklage mitteilen konnten, was die Handlung oder das Verhalten des anderen in ihnen bewirkt und ausgelöst hat. Wenn sie sich mitteilen konnten, was sie dabei gefühlt haben und was sie sich gewünscht hätten. Ein in einer solchen wahrhaftigen inneren Haltung geführtes Gespräch, das die Dinge benennt, ohne sie zu bewerten, erlebe ich als heilsam.

Begegnung von Wesen zu Wesen

Ein so geführtes Gespräch in der Nähe der Schwelle hat die Liebe und den Frieden in allen Beteiligten immer vergrößert. Dann war es wirklich möglich, mit dem Blick nicht mehr an dem gebrechlich gewordenen »Esel«, wie Franz von Assisi einmal den physischen Körper genannt hat, haften zu bleiben, sondern es war möglich, sich von Wesen zu Wesen mit den inneren Augen zu begegnen. Eine liebevolle Begegnung von Ich zu Ich findet dann statt. Und immer wieder durfte ich bei Patienten miterleben, wie kräftigend es sein kann und wie sehr es den inneren Frieden fördert, wenn der Betroffene sich nicht mehr über die Funktionstüchtigkeit seines Körpers definiert, sondern die Freiheit und Lebendigkeit seines geistigen Wesens anerkennen konnte.

Sobald wir in unserem »Esel«, unserem Körper nicht mehr zu Hause sein können, so berichten viele Menschen, die eine außerkörperliche Erfahrung hatten, erleben wir die Welt in einem anderen Bewusstsein. Einem Bewusstsein mit anderen Wahrnehmungs- und Erkenntnisfähigkeiten.

Könnte es da nicht schon auf der Erde ein friedenschaffendes Geschehen sein, wenn wir uns mit unseren eigenen Erlebnissen und unserer gefühlten Wahrheit, die wir im Herzen tragen, einander anvertrauen?

Der Dalai Lama schreibt im Vorwort des *Tibetanischen Buches vom Leben und vom Sterben,* »dass wir uns heute natürlich alle einen friedvollen Tod wünschen, aber es wäre vermessen, einen friedvollen Tod zu erwarten, wenn unser Leben voll ist mit Unfrieden. Wenn wir eine bestimmte Qualität in unserem Sterben anwesend haben möchten, so ist es unsere Aufgabe, diese Qualität im

Leben zu pflegen. Wenn wir also in Frieden, Liebe und Dankbarkeit sterben möchten, dann ist es unsere Aufgabe, in Frieden, in Liebe und in Dankbarkeit leben zu lernen.«[82]

Frieden, Liebe, Dankbarkeit

Im vorangegangenen Kapitel haben wir erfahren, wie wir den Unfrieden, der möglicherweise zwischen mir und einigen meiner Mitmenschen herrscht, verarbeiten und überwinden können. Aber wie erlange ich Frieden mit mir, mit meiner Situation, mit meinem Schicksal, mit Gott?

Wenn ich meine Krankheit nur als einen »Störfall« betrachte, der unglücklicherweise zufällig passiert ist, aber eigentlich nichts mit mir zu tun hat, wird es mir schwerfallen, einen Sinn darin zu entdecken. Wenn es sich um eine schwere, vielleicht sogar lebensbedrohliche Krankheit handelt, mündet diese Einstellung fast schon zwangsläufig darin, dass ich mit meinem Schicksal hadere. »Warum ich?«

mit dem Schicksal hadern

Wir haben an anderer Stelle bereits Václav Havel zitiert. Er spricht von der Hoffnung als einer »Gewissheit, dass etwas Sinn hat, ohne Rücksicht darauf, wie es ausgeht (siehe Seite 80).«

Vielleicht helfen die folgenden Gedanken, nicht nur in dem einen Sinn zu entdecken, was uns ganz offensichtlich im Leben voranbringt, sondern vielleicht auch in dem, was uns – äußerlich betrachtet – zunächst zurückwirft.

einen Sinn entdecken

Einer meiner Lehrer in der Kunsttherapie, ein alter, sehr weisheitsvoller Arzt, Dr. Friedrich Lorenz, sagte: »Die Krankheit heilt die Krankheitsursache.«

Dieser Satz begleitet mich seit 1980. Was mag die Ursache sein, die durch die Krankheit geheilt wird? Viele Betroffene stellen sich die Frage nach der Ursache ihrer Erkrankung. Primär wollen sie die Ursache in der Zeit von dem Moment der Diagnose bis zur Geburt ergründen. Viele suchen vergebens nach einer Antwort.

Ich möchte Sie dazu einladen, den Gedanken zu erlauben, sich die Freiheit im Denken zuzugestehen, dass der Zeitraum für die Ursache viel weiter sein kann und eventuell sogar über den im Rückblick erfassbaren Zeitraum hinausführt. Der Gedanke, dass wir schon individuelle Schicksale mit auf die Erde bringen, kommt mir in der Begegnung mit vielen Patienten. Einige Patienten fühlen dies deutlich in sich, und sie sind von der Sinnhaftigkeit, wie sie Václav Havel beschreibt, überzeugt, selbst dann, wenn sie keine konkret greifbare Ursache zur Verfügung haben.

Wenn Sie Zugang zu dem Gedanken der Sinnhaftigkeit und der Weisheit, die in Krankheit und Schicksal liegt, finden können, dann möchte ich Sie einladen, den Gedanken zuzulassen, dass eine Ursache nicht einzig in der

Ursachen aus der Zukunft

Vergangenheit zu finden sein muss, sondern dass eine Ursache auch aus der Zukunft kommen kann.

Doch auch wenn wir unseren Blick konkreteren, greifbareren Dingen zuwenden, können wir bei vielen Menschen eine Ahnung von der Sinnhaftigkeit ihres Weges mit und durch eine Krankheit bekommen. Manchmal können wir sehr deutlich wahrnehmen, wie durch das Krankheitsschicksal eines einzelnen Menschen in ihm und in seiner Umgebung Entwicklungen impulsiert wurden, die anders wahrscheinlich nie ergriffen worden wären.

Impulsierung von Entwicklungsprozessen

Die Begleitung eines Menschen, der mit einer schweren Krankheit zu tun hat, kann in seiner Umgebung ebenfalls signifikante Entwicklungsprozesse bewirken. Immer wieder bekomme ich von den Begleitern voller Dankbarkeit zu hören, wie sich ihre Lebensintensität im Sinne von einer Konzentration auf das Wesentliche verändert hat. Beobachten wir diese Veränderungen im sozialen Umfeld, dann könnte sich daraus auch eine ganz andere Form der Ursache abzeichnen, die weit über das Einzelschicksal hinausführt.

> *Zeigt uns nicht gerade das Leben* immer wieder, dass manche Ereignisse oder Schicksalsschläge erst viele Jahre später ihren Sinn offenbaren? Oder möglicherweise erst in einem nächsten Leben?
> Nehmen wir die Erfahrungen mancher Menschen, die eine Nahtoderfahrung hatten, zur Kenntnis und beziehen diese Erfahrungen mit ein, dann kann sich eine ganz neue Dimension der Sinnhaftigkeit eröffnen.

Besonders berührte mich in diesem Zusammenhang ein Bericht von Sabine Mehne über ihre Nahtoderfahrung. Sie erlebte ihr ganzes Leben bis zu diesem Moment der Nahtoderfahrung als großes Bild vor sich stehend. Raum und Zeit waren ineinander verschmolzen. Sie konnte jede Situation ihres Lebens mit den jeweils beteiligten Menschen vor sich sehen und miterleben, was die Menschen in der jeweiligen Situation gedacht und gefühlt haben. Mit dieser Einsicht, sagt sie, war es ihr möglich, dem Sinn der jeweiligen Situation in ihrem Leben näher zu kommen. Dinge, die sie vorher nicht verstehen konnte, waren ihr, nachdem sie die Gedanken und Gefühle der anderen wahrgenommen hatte, plötzlich verstehbar.[83]

Gedanke der Sinnhaftigkeit

Ich möchte Sie noch einmal einladen, den Gedanken der Sinnhaftigkeit zu weiten. Was hält uns davon ab anzuerkennen, dass das Leben so weisheitsvoll ist, dass sich Sinn und Ursache nicht allein aus dem bisher Geschehenen ergeben muss? Dass es so weisheitsvoll ist, dass ich von meinem jetzigen Standpunkt aus nicht alle Aspekte erkennen kann? Können wir den Gedanken erlauben, dass die Krankheitsursache nicht einzig aus der von uns überschaubaren Vergangenheit hervorgehen muss? Mancher fühlt in seinem tiefsten Innern, wortlos und ganz zart, die Weisheit, die Novalis so formuliert: »Wähl ich nicht alle meine Schicksale seit Ewigkeiten selbst?«[84] – Alles, was geschieht, will ich!

Weisheit des Schicksals

Ist es nicht so, dass sich uns manchmal der Schleier der Unkenntnis hebt und wir leise im Herzen ahnen können, dass die Weisheit des Schicksals *für* uns ist?

Auch wenn uns der Schleier des Verstehens und Begreifens noch nicht gelüftet ist, haben wir doch den Auftrag, aus der Situation das Beste zu machen. Wir alle sind eingeladen, jedes Ich ist eingeladen, seinen Weg im Dialog mit seinem tiefsten inneren Wesen, dem Zentrum seines Herzen spüren zu lernen.

Dem Verständnis, dass die Krankheit die Krankheitsursache heilt, können wir uns noch auf eine ganz pragmatische Weise nähern.

Jeder von uns ist sicherlich schon einmal gestürzt und hat sich eine blutende Wunde zugezogen. Nachdem die Wunde aufgehört hat zu bluten, hat sich eine feste Kruste über der Haut gebildet.

Wenn wir jetzt nur den Schorf vor Augen hätten, ohne die Erfahrung des Vorher und des Nachher, dann würden wir sicherlich sagen: »Die Haut ist doch normalerweise nicht so fest und hart, sie ist doch normalerweise dehnbar, flexibel, schützend und zugleich durchlässig. Aber der Schorf, diese braune, feste, harte Kruste ist doch nicht normal, dieser Schorf ist ungesund!«

Zusammenhänge des Lebens

Haben wir den Zusammenhang des Davor und des Danach nicht vor Augen, so würden wir den Schorf als etwas »Krankes« bezeichnen. Könnte es nicht sein, dass wir heute immer wieder Zusammenhänge im Leben aus den Augen verlieren und so zu speziellen Interpretationen und Bewertungen der jeweiligen Situation neigen?

Im Falle des Schorfes ist es ja anders. Ohne große Anstrengung können wir das komplexe Geschehen von Ursache und Wirkung überblicken. Es fällt uns nicht schwer, die anormale Verfassung der Haut, den Schorf, als »die Krankheitsursache heilend« betrachten zu können. So können wir ihn in diesem Heilungsprozess sogar als wünschenswert und normal betrachten.

Sicher würden wir ganz anders auf viele Krankheiten blicken, wenn wir so wie beim Schorf – zugleich mit der Krankheit vor unserem inneren Augen sehen könnten, was durch die Krankheit geheilt wird.

Ein weiteres Beispiel gibt uns das Fieber. Jeder Mensch hat seine gewohnte, normale Körpertemperatur. Tritt eine Veränderung dieser Temperatur auf, beispielsweise beim Fieber, dann mag mancher denken: »Das ist nicht normal, das darf nicht sein, ich muss das Fieber sofort senken und eine Tablette schlucken, um das Fieber zu beseitigen.« Es könnte aber sein, dass dieser Mensch gerade Bakterien aufgeschnappt hat und sein Körper damit beschäftigt ist, diese Bakterien aufzulösen und zu besiegen. Der Körper, der Organismus hat also wahrgenommen, dass da etwas Ungesundes geschehen ist, und schickt seine Organisationskräfte, seine Heilungskräfte an den Ort, an dem die Störung ist, um diese zu beheben. Mit dieser Aktivität entwickelt der Organismus Wärme, ein Fieber, das heilend ist, da es die ursprüngliche gesunde Organisation wiederherstellt.

Entwicklungs- und Zeitprozesse

Sobald wir mit unserer Wahrnehmung aus den Entwicklungs- und Zeitprozessen herausfallen, bleibt uns nur noch die Fixierung auf das Phänomen des Augenblicks. Das kann dazu führen, dass wir den lebendigen Zusammenhang aus den Augen verlieren und fixiert auf das Symptom schauen. Oft haben wir eben nur das jeweilige Ereignis, das wir im Moment erleben, im Blick, und es ist nicht immer offensichtlich, wie vorherige Ereignisse zu der jetzigen Erscheinung, zu dem jetzigen Umstand geführt haben. So sehen wir eine Erscheinung oftmals losgelöst aus dem Zusammenhang. Das lebendige Wirksamkeitskontinuum von Vergangenheit, dem Jetzt und der Zukunft überblicken wir nicht immer. Im Lebensalltag entzieht sich manchmal der große Zusammenhang von der Ursache und ihrer Wirkung unserem Blick.

scheinbare Zusammenhanglosigkeit

Die scheinbare Zusammenhanglosigkeit der Ereignisse führt uns dann zu bestimmten Bewertungen der Situation, so wie es beispielhaft anhand der Wundheilung und des Fiebers aufgezeigt wurde.

Was geschieht nun, wenn wir dieses Fieber als Krankheit interpretieren und nicht als Heilungsprozess?

Der Selbstheilungsprozess des Körpers wird unterbrochen, sobald wir das Fieber unterdrücken. Dies kann natürlich in lebensbedrohlichen Situationen ganz und gar notwendig sein. Aber pauschal die Haltung zu entwickeln, »es darf kein Fieber in meinem Körper sein, ich muss ja funktionieren«, das ist auf Dauer gesehen sicher eine sehr überdenkenswerte innere Einstellung.

Was meinen Sie, was bringt diese innere Einstellung hervor und was hat diese Haltung für eine Konsequenz? Fördert diese innere Einstellung ein liebevolles, achtsames und einfühlsames Verhalten sich selbst und den anderen gegenüber? Fördert diese Einstellung ein Verhalten, das die Bedürfnisse unseres Körpers wahrnimmt? Ich glaube nicht.

Es wäre wünschenswert, dass wir fühlen lernen, wann ein Fieber heilsam ist. Denn in dieser Zeit heilt das Fieber mit einer wunderbaren Weisheit, mit einer wunderbaren schöpferischen Kraft – manche sagen einer göttlichen Kraft –, die in uns auf- und abbauend tätig ist.

weisheitsvolle Vorgänge

Wenn wir ein heilendes Fieber unterdrücken, schwächen wir unser Immunsystem. Das wird deutlich in Ländern wie beispielsweise Schweden, in denen viele Kinderkrankheiten pauschal in ihrer Entfaltung durch Impfungen verhindert wurden. Diese Kinder weisen ein schwächeres Immunsystem auf, und es kommt zu einem Anstieg der Autoimmunerkrankungen im späteren Leben.[85]

Was ist es, was mich dazu veranlasst, meine Grenzen zu ignorieren und die Signale meines Körpers, meiner Seele oder meine Herzensstimme zu überhören?

Wohl mancher dürfte bei der Erforschung dieser Frage die Einsicht gewinnen: Das bin eigentlich ich selbst.

Eine Lebensweisheit besagt: »An einem Ort, an dem man sich sehr unwohl fühlt, länger zu verweilen, das ist auf die Dauer unheilvoll.« Man könnte also sagen: Verweile nicht in dieser Haltung!

Aber wie ist das möglich? Davon soll in dem Kapitel »Wie überwinde ich meine inneren Widerstände?« (Seite 209 ff.) die Rede sein.

Was es ist

Es ist Unsinn
sagt die Vernunft
Es ist was es ist
sagt die Liebe

Es ist Unglück
sagt die Berechnung
Es ist nichts als Schmerz
sagt die Angst
Es ist aussichtslos
sagt die Einsicht
Es ist was es ist
sagt die Liebe

Es ist lächerlich
sagt der Stolz
Es ist leichtsinnig
sagt die Vorsicht
Es ist unmöglich
sagt die Erfahrung
Es ist was es ist
sagt die Liebe

Erich Fried

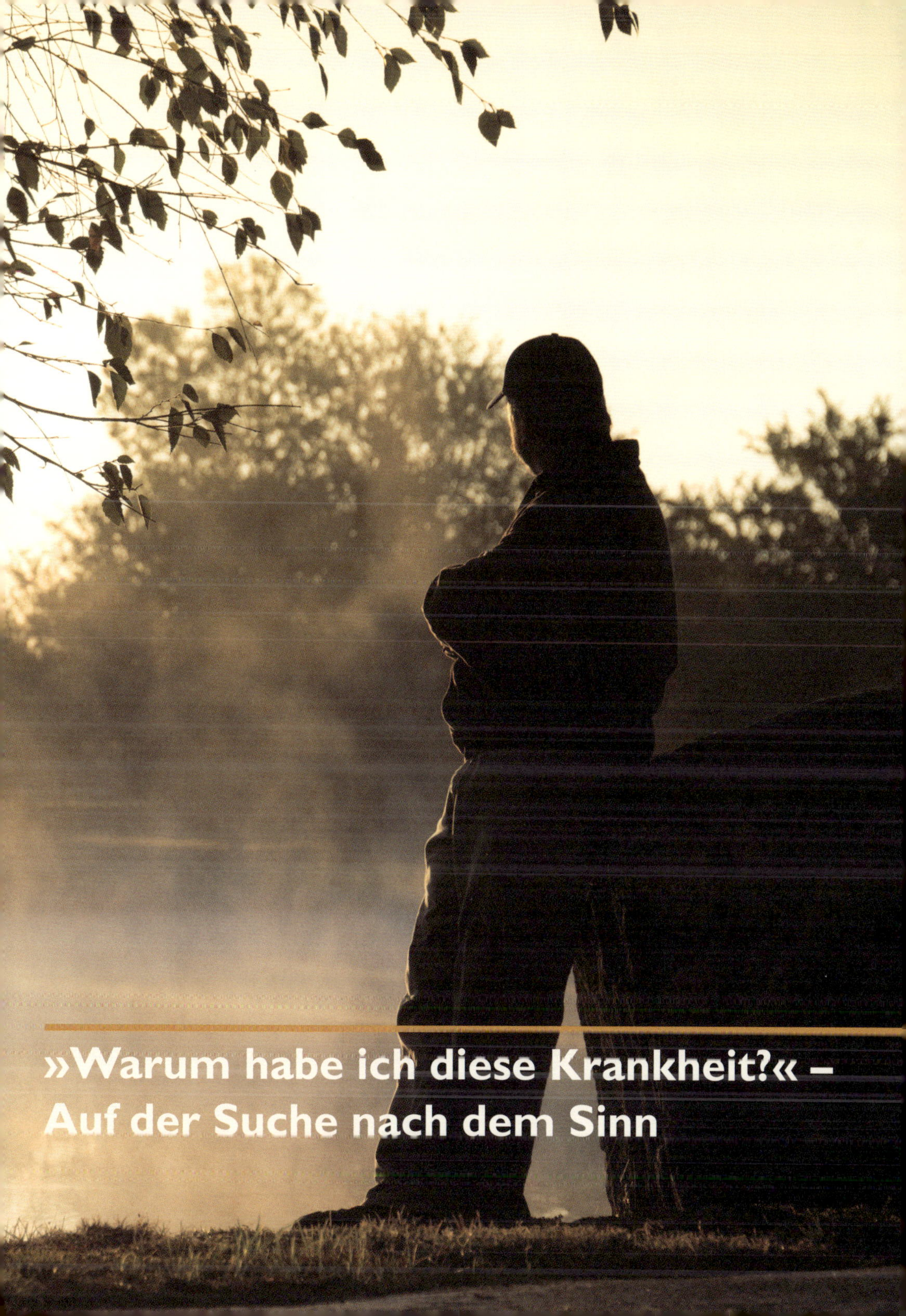

»Warum habe ich diese Krankheit?« – Auf der Suche nach dem Sinn

Für viele ist die Frage der Sinnhaftigkeit einer Krankheit eine besonders rätselhafte Frage. Wie soll eine Krankheit einen Sinn haben können?

inneres Wissen

Unter den Patienten gibt es eine Gruppe, die bezüglich der Sinnhaftigkeit eine klare Ahnung bis hin zu einem inneren Wissen erlebt. Sie sagen: »Ich weiß, warum ich krank geworden bin.« Sie führen ihre Erkrankung auf unglückliche Lebensumstände wie lang anhaltenden Stress, negative Veränderungen im Leben, in der Familie (Trennungen, Konflikte, Verluste) oder Veränderungen am Arbeitsplatz, Sorgen und Trauer zurück. Sie haben erlebt, dass diese Umstände sie irgendwann überfordert haben.

Manch einem erwächst daraus Mut und Vertrauen. Er findet die Gewissheit, dass er mithilfe bestimmter Veränderungen in seinem Leben eine neue, gesundende Balance finden kann.

Veränderung ist möglich

Andere glauben ebenfalls zu wissen, was zu der Entstehung der Krankheit geführt hat, aber sie können keine Veränderungsmöglichkeit sehen und erleben: »So kann es nicht weitergehen, aber verändern kann ich auch nichts!« Sie erleben sich in einer aussichtslosen Zwickmühle. Aber der Schein trügt, *es gibt immer Möglichkeiten der Veränderung!*

Wenn wir an den äußeren Bedingungen nichts ändern können, besteht die Möglichkeit, unsere innere Haltung zu der Situation zu verändern. Wahrscheinlich ist das in den meisten Situationen der Fall, dass wir unsere innere Haltung ändern sollen.

Klar ist: Niemand wünscht sich, in einer trostlosen Situation verweilen zu müssen.

Grundüberzeugungen

Was macht denn eine Situation zu einer aussichtslosen, einer trostlosen? Wenn wir dieser Frage nachgehen, dann werden wir früher oder später zu der Ansicht kommen können, dass wir selbst mit unseren Grundüberzeugungen einen entscheidenden Anteil daran haben, wie wir die Situation innerlich erleben.

Ein Beispiel bietet die Geschichte der chilenischen Bergleute, die in völliger Ungewissheit im Berg eingeschlossen waren. Sie waren ungefähr acht Tage ohne Kontakt zur Außenwelt. Was mögen die einzelnen Bergleute in dieser Zeit der Ungewissheit alles erlebt haben? Sicherlich gab es einige, die die Hoffnung verloren haben, und andere, die die Hoffnung aufrechterhalten konnten.

Zum einen ist da die Realität der »Ist-Situation« des Unglücks, des Eingeschlossenseins ohne Kontakt zur Außenwelt. Und dann kommen all die Gedanken und Vorstellungen dazu, die die Bergleute in diesen Momenten haben. Diese Gedanken sind es, die das Erleben der Situation bestimmen.

Gedanken bestimmen das Erleben

Lassen Sie uns nochmals die Frage nach dem Sinn der Krankheit stellen. Es gibt eine Gruppe von Menschen, die mit der »Warum-Frage« keine Antwort findet. Der Blick in die Vergangenheit bleibt trotz aller Forschungsbemühungen ohne Antwort.

Der Wechsel der Blickrichtung von der Vergangenheit zur Gegenwart und Zukunft eröffnet eine ganz andere Frage. Die Frage verwandelt das Warum in ein Wozu. Der Blick in die Zukunft kann die Tür zu diesem Spüren einer Sinnhaftigkeit der Krankheit öffnen.

vom »Warum« zum »Wozu«

Vielleicht sind Sie bereit, sich selbst folgende Frage zu stellen: Was hat sich seit der Erkrankung in positiver Weise in meinem Leben verändert?

In meinem Gesundheitsseminar wurden folgende Antworten genannt:

- »Ich achte mehr auf mich.«
- »Ich habe weniger Stress.«
- »Ich ernähre mich besser.«
- »Ich habe gelernt, Nein zu sagen, ohne ein schlechtes Gewissen zu haben.«
- »Ich denke positiver.«
- »Ich kann mich viel mehr auch an kleinen Dingen freuen, ich kann eine viel größere Dankbarkeit für sie empfinden.«
- »Ich bin viel zufriedener geworden.«
- »Ich habe eine andere Sicht auf die Mitmenschen, toleranter, gelassener, weitsichtiger.«
- »Ich lebe selbstbestimmter.«
- »Ich habe eine andere Sicht auf die Schöpfung.«
- »Ich habe neue Freunde gefunden.«
- »Meine Familie hält jetzt viel besser zusammen als früher.«
- »Ich habe an Stärke gewonnen, seelisch und körperlich.«
- »Ich habe endlich das Gefühl, nicht mehr nur funktionieren zu müssen, ich darf jetzt endlich *sein*.«
- »Ich habe es endlich geschafft, Dinge zu tun, die ich eigentlich schon immer tun wollte.«

Eventuell kommen Ihnen einige dieser Antworten bekannt vor. Es könnte aber auch sein, dass Sie bisher nichts davon erlebt haben.

Falls Sie sich im Moment mit der Frage überfordert fühlen sollten, können Sie vielleicht bei den Fragen auf Seite 110 noch einmal nachzuspüren versuchen, ob Sie eine innere Resonanz erleben.

Vielleicht kann sich aus diesem Blickwinkel ein Verständnis für den Gedanken entwickeln, dass die Krankheit kein Zufall ist, sondern dass sie mit Ihrem innersten Wesen zusammenhängt. Und dass die Krankheit nicht etwas ist, das gegen uns ist, sondern eine Hilfe sein kann, immer mehr der zu werden, der wir eigentlich sein wollen.

heilsame Entwicklungsprozesse

Wie bereits erwähnt berichten mir auch Familienangehörige oder Partner von Erkrankten immer wieder, dass sich durch die Krebserkrankung auch für sie vieles verändert habe. Manche berichten, dass auch ihr Leben mehr Tiefe bekommen habe, dass sie eine Zentrierung auf das Eigentliche, das Wesentliche erfahren haben. Wir können erleben, wie mit der Tumorerkrankung eines Familienmitgliedes oft das ganze Familienleben in einen heilsamen Entwicklungsprozess geführt werden kann.

Wegweiser zum Sinn der Krankheit

Alle diese positiven Veränderungen, die möglicherweise im Zuge einer Krankheit errungen werden, können Wegweiser sein, die uns zum Sinn der Krankheit führen. Mit der Krankheit reifen oft Bewusstheit und Dankbarkeit. Bei vielen Menschen entsteht im Rückblick auf die von der Krankheit geleistete »Entwicklungshilfe« eine Erkenntnis über den Sinn der Krankheit. Ein Teilnehmer meines Gesundheitsseminars sagte: »Die Krankheit ist etwas, das uns heilt!«

»falsch« und »richtig«

Wir sind es gewohnt, die Dinge zu beurteilen und zu bewerten. Mit unseren Beurteilungen können wir unverzüglich in den Kategorien von Falsch und Richtig landen. Diese Falsch-Richtig- oder Schwarz-Weiß-Kategorien sind in so speziellen Lebenssituationen wie einer Erkrankung nicht unbedingt angebracht und oft nicht hilfreich.

Interessant und horizonterweiternd könnte es werden, sobald wir die Möglichkeit haben, bestimmte Brüche, Umbrüche und manch eine sogenannte »Katastrophe« in unserem Leben aus einem größeren Blickwinkel zu sehen.

In dem Moment, in dem Unerwartetes oder Überraschendes geschieht, in dem sich etwas nicht so entwickelt, wie wir es uns erhofft haben, erleben wir dies oft als schlecht, als falsche Entwicklung. Doch haben Sie schon mal darüber nachgedacht, was sich in Ihrer Biografie aus den sogenannten »Brüchen« entwickelt hat?

Rückblick in anderem Licht

Nachdem längere Zeit vergangen ist, kann es sein, dass wir im Rückblick die damalige vermeintliche »Katastrophe« in einem ganz anderen Licht erblicken. Dann könnte es sein, dass wir plötzlich erleben können, was sich in unserem Leben aus diesem Ereignis entwickelt hat und dass das, was spontan als »falsch« bewertet wurde, letztlich gut für uns war.

Auch manche ältere Menschen können Situationen aus ihrem Leben erzählen, die sie erst nach vielen Jahren plötzlich »verstanden« haben. Im Rückblick, aus dem Abstand von vielen Jahren erkannten sie die Weisheit, die in der damaligen Umbruchsituation lebte. Im Studieren dieser Phänomene kann sich in uns ein Vertrauen in die Weisheit des Schicksals entwickeln.

Was wärst du, Wind,
wenn du nicht Bäume hättest
zu durchbrausen;
was wärst du, Geist,
wenn du nicht Leiber hättest,
drin zu hausen!

All Leben will Widerstand.
All Licht will Trübe.
All Wehen will Stamm und Wand,
dass es sich dran übe.

Christian Morgenstern

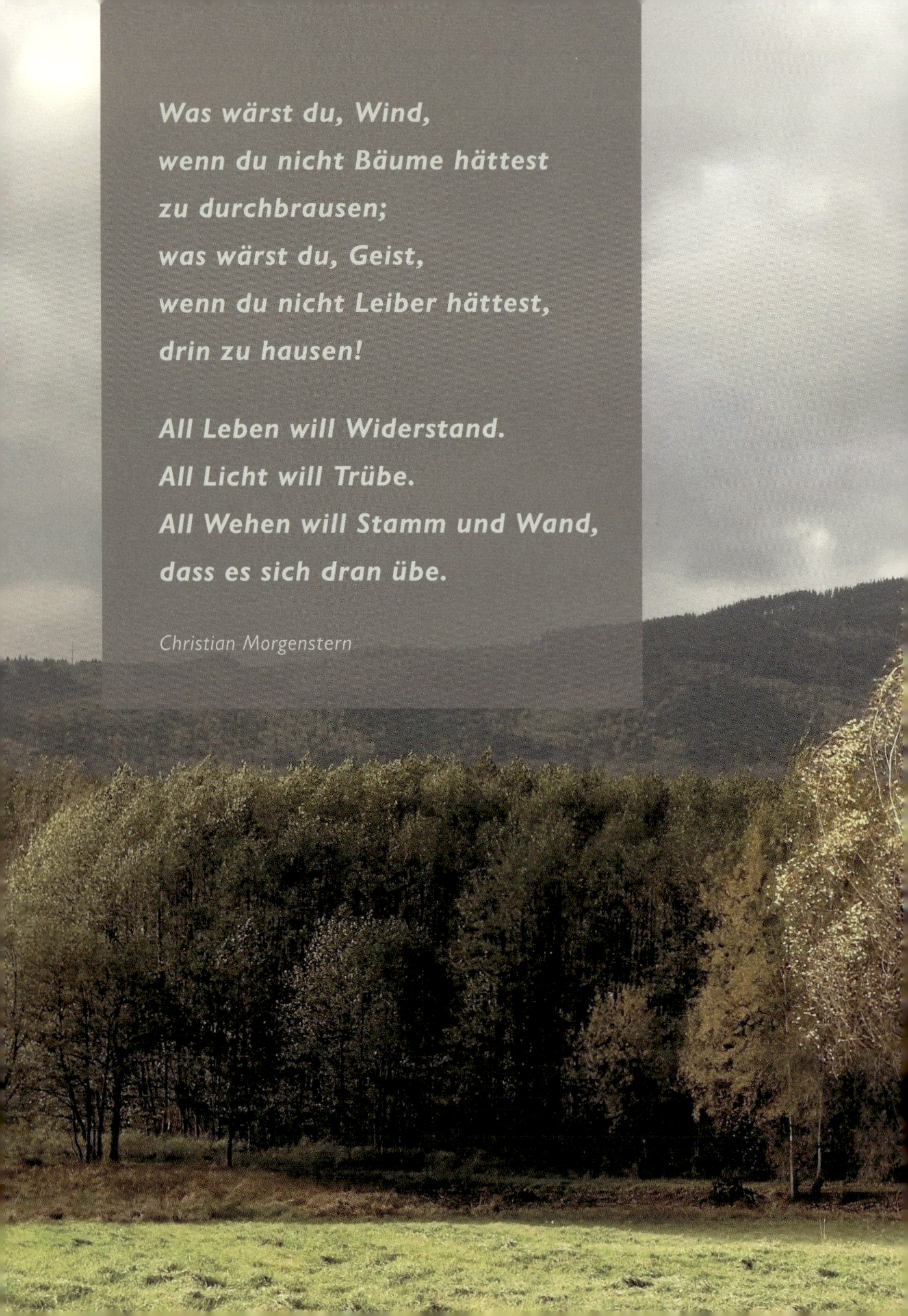

Wie überwinde ich meine inneren Widerstände?

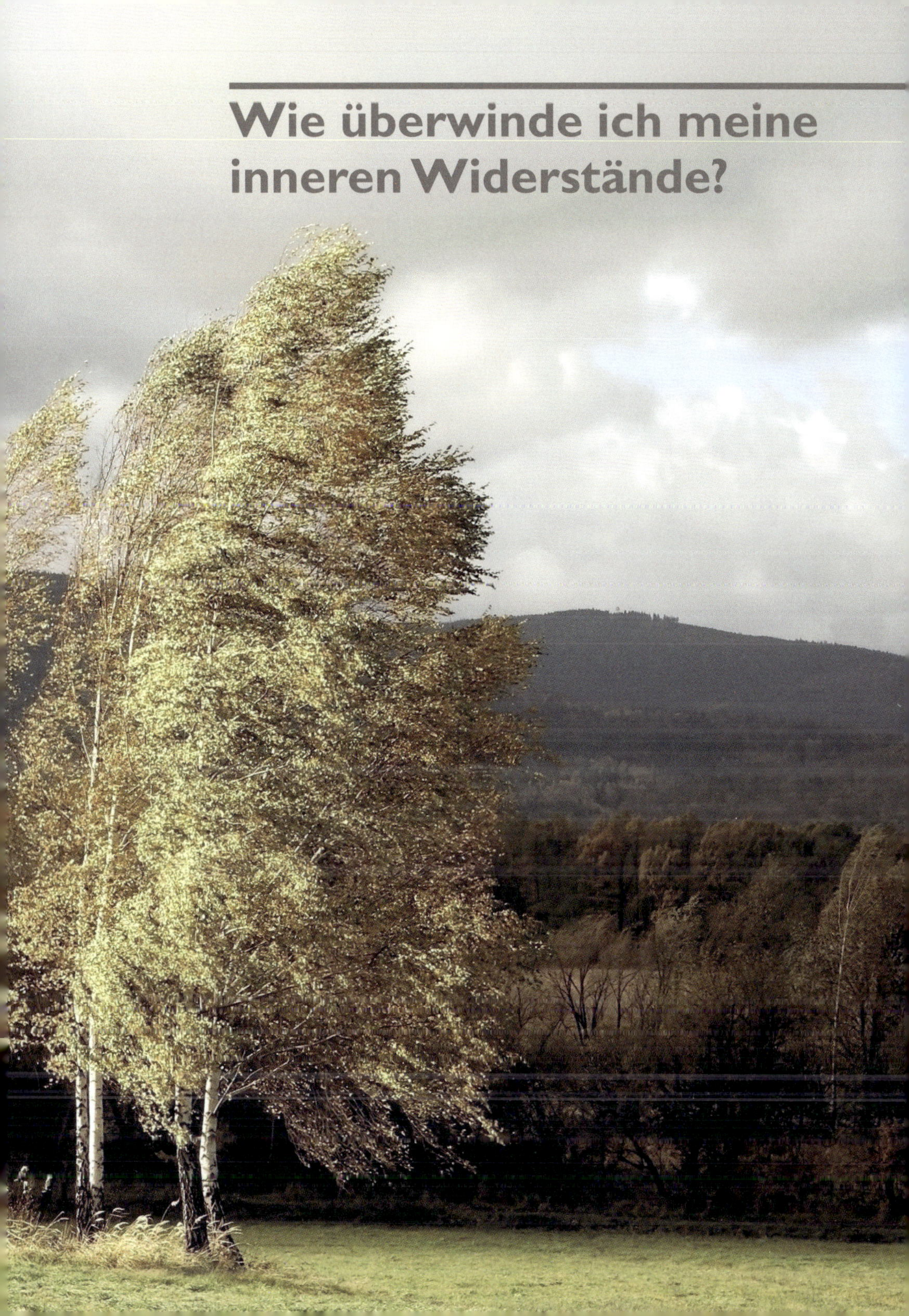

Wie setze ich diese Vorstellungen und Ziele, die hier besprochen wurden, in die Realität um? Bin ich bereit, für meine Gesundheit auch zu arbeiten, ein entsprechendes Bewusstsein zu entwickeln, um ein gesünderes Leben führen zu können? Welche bewussten oder unbewussten Prioritäten leben in mir, die meine Handlungen bestimmen? Sind sie kompatibel mit dem Wunsch, der mehr oder weniger deutlich ausgesprochen hinter jedem Arztbesuch stecken könnte?

gesund werden wollen

Bei einem Arztbesuch erhofft sich wohl jeder Patient, dass sein Arzt gute Intuitionen, Ideen und Einfälle hat, sodass er eine unterstützende Medizin finden kann. Zugleich kann es sein, dass nicht jeder Patient die Frage: »*Willst du gesund werden?*« eindeutig mit einem klaren »Ja!« für sich beantworten kann.

Das klingt nun erst einmal irritierend. Sicher würde doch wohl jeder vernünftige Mensch sagen: »Ja, ich will gesund werden, ja, ich will gesund sein!« Doch gleichzeitig wissen wir, dass wir entgegen dieser Bekundung handeln. Wir wollen gesund sein und oft gleichzeitig eine unvernünftige, gesundheitsschädigende Verhaltensweise beibehalten.

schlechte Gewohnheiten

Wem soll man nun glauben, demjenigen, der da bekundet, oder demjenigen, der handelnd in uns anwesend ist und mit Handlungen unser Leben gestaltet? Sind da etwa zwei Seelen in unserer Brust? Ist die erste Seele die Einsicht, die Vernunft, der Verstand? Und die zweite Seele in unserer Brust, ist das die Gewohnheit, der Genuss, der Trieb? Auch damit haben wir Menschen zu tun, aber wir können Herr im Hause werden. Wir können übend lernen, unsere schlechten Gewohnheiten in den Griff zu bekommen oder loszulassen. Oft hilft uns dabei der Schmerz oder die Krankheit. Zugleich haben wir aber das Potenzial in uns, aus Einsicht und Erkenntnis zu handeln und dies mit kleinen Schritten zu üben.

Vom »Funktionieren« und warum es uns schaden kann

Wir haben gesehen, dass unser Körper als Instrument dienen kann, um das Leben zu gestalten. Er ist von einer unvorstellbaren Weisheit durchzogen. Wie sonst könnten, wie schon erwähnt, pro Sekunde ungefähr 50.000 Zellen in den unterschiedlichen Bereichen unseres Körpers absterben und neu gebildet werden?[86] Alle werden, solange wir gesund sind, in der für sie richtigen Weise in ihrer ganz eigenen, spezifischen Form gebildet. Dies findet als ein alltägliches Wunder in uns statt, solange wir gesund sind.

unser Körper braucht Zuwendung und Pflege

Der Körper braucht aber irgendwann auch unsere Zuwendung, Fürsorge und Pflege, genauso wie unsere Seele und unser Geist. Jeder will auf seine Weise Zuwendung, Förderung und Fürsorge, um sein gesundes Sein zu erlangen.

Wir Menschen werden in der Zeit, in der wir heute leben, immer bewusster, immer wacher, immer aufmerksamer für viele Dinge, die wir früher noch gar nicht wahrnehmen konnten. So sind wir heute über die modernen Medien mit der ganzen Welt in Beziehung. Eine unendliche Fülle an Möglichkeiten, worauf wir unsere Aufmerksamkeit richten könnten, bietet sich uns dar. Da ist es gar nicht mehr so einfach, sich auf das Wesentliche zu konzentrieren; die Möglichkeit, sich zu zerstreuen, sich zu verlieren ist in dieser heutigen Welt sehr groß.

erzwungene Rollen

Zudem entwickeln wir immer mehr Gedanken und Konzepte in unseren Köpfen, die uns Bilder von uns selbst erschaffen lassen, welche uns dann in bestimmte Rollen zwingen. Viele Patienten sagen zum Beispiel: »Ich habe mich selbst aus den Augen verloren«, oder: »Ich war gar nicht mehr ich selbst, ich habe nur noch funktioniert.«

»Na und, wo ist da das Problem«, mag mancher sagen, »wir sind doch schließlich nicht alleine auf der Welt und stecken alle in vielen verschiedenen Beziehungen, haben Aufgaben und Pflichten. Das ist doch ganz normal, dass wir nicht nur für uns da sind!«

den Dialog mit sich selbst kultivieren

Sollte dieser Gedanke auftauchen, haben wir ein Missverständnis aufzuklären. Es geht nicht darum, dass wir nicht nur für uns da sind. Es geht darum, dass wir den Dialog mit uns selbst, das mit sich selbst im Gespräch Sein in einem angemessenen Maße in unserem Leben kultiviert haben. Denn wenn wir uns selbst aus den Augen verlieren, wenn wir nur noch funktionieren, dann kann sich sehr leicht etwas Ungesundes breitmachen. In unserem Fall ist mit dem Funktionieren gemeint, dass wir ohne Freude, Begeisterung und Sinnhaftigkeit in den Tätigkeiten quasi untergehen. Dass wir keine Luft mehr bekommen, dass wir aufhören, uns selbst zu spüren, weil wir ja, wie wir uns einreden, funktionieren müssen.

Wenn wir nur noch funktionieren oder uns mit allem Möglichen ablenken, könnte es sein, dass wir immer seltener das Erleben eines Lichtblitzes, einer

Idee, eines guten Einfalls haben. Dann haben wir, bildhaft gesagt, keine Antennen mehr auf Empfang gestellt und sind nicht mehr offen, um die das Leben entwickelnden Einfälle zu erhalten. Wir haben dann keine Fragen mehr, mit denen wir »schwanger« gehen. Wenn wir nur noch funktionieren, dann könnte es sein, dass die Glücksmomente in unserem Leben immer seltener werden.

Glücksmomente werden seltener

Wenn wir nur funktionieren, dann sind wir wie eine Maschine, die nicht fühlen kann. Und wenn wir uns nicht mehr spüren, können wir dann überhaupt noch die Verantwortung für uns selbst übernehmen? Ich glaube, dann haben wir uns selbst ein Stück weit aufgegeben und sind nicht mehr in uns selbst zu Hause. Wenn ein Hausherr über lange Zeit sein Haus unbewohnt stehen lässt, dann verfällt es.

Was gibt uns die Kraft, in die Tat zu kommen?

Wir sind immer wieder eingeladen, uns bewusst zu machen, was uns in liebevoller, erfüllender Weise und Begeisterung mit dem Leben verbindet. Die Schöpferpotenziale, die wir in uns tragen, wollen entfaltet werden. Begeisternde neue Erfahrungen bilden die gewohnten Verhaltensmuster in unserem Gehirn um und können so zum »Zauberschlüssel« für wünschenswerte Verhaltensänderungen werden.[87]

begeisternde Erfahrungen

Was sind die Augenblicke oder Zeiten, in denen wir ganz in uns zu Hause und in Liebe und Dankbarkeit mit der Welt verbunden sind? Was begeistert uns? Was geht uns im positiven Sinne »unter die Haut«? Was lässt eine Art kindliche Lebendigkeit in uns aufleben, die Lust und Freude am Dasein, welche oft die Kindheit prägt? Können wir diese liebevolle, freudige Verbindung mit dem Leben immer wieder neu aufbauen, so wird sich die Kraft, die wir in uns spüren, immer weiter ausbreiten.

Freude am Dasein

Werden Sie sich der Vorstellungen und Bilder, die Sie in sich tragen, bewusst. Überprüfen Sie diese Vorstellungen, Bilder und inneren Überzeugungen auf ihren Wirklichkeitsgehalt und ihre Auswirkungen auf Ihr Leben. Zukunftsbilder, Visionen, die mit Zuversicht, Hoffnung und Vertrauen einhergehen und mit dem Mut verbunden sind, die entsprechenden ersten kleinen machbaren Schritte auf dem Weg zu vollziehen, werden uns immer wieder neue Kraft geben können.

Jeder Mensch ist bildhaft gesprochen ein ständiger »Häuslebauer«. Stellen Sie sich vor, ein Häuslebauer würde von einem angekündigten Hochwasser bedroht. Was wird er tun? Er wird alle Kraft und Energie aufwenden, um sein Haus zu schützen. Er wird seine Bautätigkeit nicht mehr auf das Haus selbst richten, sondern sich dem Bau eines Schutzwalls zuwenden.

Sobald unsere Außenaktivitäten eine derartige Dimension annehmen, dass sie uns nicht mehr genügend Energie für den Aufbau des eigenen Leibes zur Verfügung lassen, wollen sie in eine neue Balance gebracht werden! Und dabei gibt es nicht nur Baustellen im Äußeren, sondern auch in unserem Inneren. So ist jeder Mensch aufgefordert, seine Fähigkeit der Selbstfürsorge zu nutzen. Nur er kann fühlen, wie es ihm geht. Stecken wir in der Dynamik des Funktionierens fest, sodass unsere Kraft für den eigenen Leibaufbau nicht ausreicht, so sind wir ganz bewusst aufgerufen, die Signale des Körpers erneut wahrzunehmen und die Energiefrage neu zu klären.

Fähigkeit der Selbstfürsorge entwickeln

Was treibt uns eigentlich dazu, das klare »Nein«, das wir in uns wahrnehmen, in ein »Ja« zu verwandeln und somit die Bedürfnisse und die Notwendigkeiten unseres Körpers zu übergehen? Haben Sie eine Idee, haben Sie eine Antwort auf diese Schlüsselfrage? Die Entfaltung der Heilungskräfte in uns hängt auch von der Lösung dieser Frage ab. Wie bin ich schöpferisch, authentisch, was für ein Leben entwickle ich, wenn ich mich selbst ignoriere? In den letzten dreißig Jahren konnte ich erleben, dass diese schöpferischen Kräfte in uns zugleich Heilkräfte sind.

Wenn wir uns immer wieder dabei ertappen, dass wir eigentlich entgegen unserer inneren Überzeugung handeln, sollten wir klären, was uns zu diesem Handeln treibt. Ohne diese Klärung werden wir in den gewohnten Verhaltensmustern verweilen.

warum handeln wir gegen unsere Überzeugung?

Wie aber kann ich meine Einsichten in die Tat umsetzen? Kann ich meinen »Gedankentrott« loslassen?

Die Trampelpfade, das sind die Pfade, auf denen schon viele »getrampelt« sind. Trampelt einer wie ein »Elefant« in den Porzellanladen, dann ist da jemand, der nicht richtig wahrnimmt, was ist. Manchmal sagen wir, wenn wir etwas unhöflich und womöglich in Wut über jemand anderen geraten sind: »Du Trampel!« Dann ist derjenige in einen Trott gerutscht, indem er seine Fähigkeit, differenziert wahrzunehmen, nicht genutzt hat. Manchmal passiert uns das auch selbst. Kopflos, gefühllos erscheinen wir dann, als ob wir nicht ganz in den Sinnen präsent wären. Wie programmiert oder fremdgesteuert scheinen wir unterwegs zu sein.

Wo befinden wir uns dann mit unserer Aufmerksamkeit, wenn wir in eine solche Verfassung geraten sind? Wir sind sicher nicht »Geistes-gegenwärtig«, anwesend. Wir dämmern etwas dahin. Das Licht unseres Bewusstseins nutzen wir in diesen Momenten nicht. Wir sind in »unseren Trott« gerutscht.

»Geistes-gegenwart«

Keiner wird diese Verfassung als wünschenswert erstreben, verliert er doch in dieser Verfassung einen wesentlichen Teil von sich, seine geistesgegenwärtige »An-Wesenheit«. Jeder Mensch wünscht sich Herr seiner selbst zu sein, in sich selbst zu Hause sein zu können.

In meinem Gesundheitsseminar in der Klinik Öschelbronn sagten einige: »Es gibt ein Leben vor Öschelbronn, ein Leben in Öschelbronn und ein Leben nach Öschelbronn.« Vor und nach Öschelbronn ist der Alltag. Manche sagen, Öschelbronn habe ihnen etwas gebracht, habe ihnen gutgetan. Ich will wissen: Was ist der Unterschied zwischen Öschelbronn und dem Alltag?

Eine Teilnehmerin spricht es unter dem stillen Zunicken der anderen Teilnehmer aus: »Hier in Öschelbronn nehme ich meine Bedürfnisse wahr, und meine Bedürfnisse werden wahrgenommen.« Und den Anwesenden ist in diesem Augenblick klargeworden:

die eigenen Bedürfnisse wahrnehmen

> *Wenn wir Gesundheit erlangen wollen,* wenn wir die Heilkräfte in uns, um uns und im Universum aufleben lassen möchten, dann müssen wir daran arbeiten, in uns selbst anwesend zu sein, in uns selbst mit Freude »zu Hause« sein zu können.

Karl Valentin soll es humorvoll so auf den Punkt gebracht haben: »Heute gehe ich mich besuchen, mal sehen, ob ich zu Hause bin.«

Wenn ich die Kommentare und Beiträge der Runde wahrnehme, dann entsteht in mir der Eindruck, dass manch ein Teilnehmer der Überzeugung ist, dass der Alltag es ihm nicht erlaube, die eigenen Bedürfnisse zu fühlen und für deren Umsetzung einzutreten.

der Alltag als Hindernis

Manch einer sagt sich: »Ich weiß genau, was ich brauche, aber es ist unmöglich, es geht einfach nicht im Alltag. Ich muss funktionieren, ob im Beruf oder in der Familie.«

Jutta spricht von einem »Antreibe-Teufelchen«, das auf ihren Schultern sitze und ihr immer wieder sage: »Mach schon! Du musst funktionieren!«

Wir haben festgefahrene Vorstellungen von dem, was wir angeblich müssen, von dem, was angeblich möglich oder unmöglich ist. In der Geschichte der Menschheit kennen wir Beispiele für festgefahrene Gedanken wie: »Die

Erde ist eine Scheibe!«, »Die einzige Möglichkeit, den Energiebedarf zu decken, ist der Atomstrom!«, »Die Krankheit ist unheilbar!«

Sind wir jedoch aufgeschlossen für die Wirklichkeit des Lebens und sind wir bereit, festgefahrene Gedankenmuster, den Gedankentrott loszulassen, dann eröffnen sich plötzlich ganz andere Wahrnehmungsfelder in unserem Leben. Plötzlich stellen wir fest, die Erde ist doch keine Scheibe. Es geht ja doch weiter hinter dem Horizont. Plötzlich stellen wir fest, nachdem eine große Katastrophe stattfand, dass die Kernenergie doch ein großes Restrisiko in sich trägt und nicht sicher ist. Plötzlich stellen wir fest, dass es durchaus möglich ist, die Energiefrage ohne Kernenergie zu lösen. Und plötzlich lassen wir womöglich den Gedanken der Unheilbarkeit los, weil wir die Heilungspotenziale anerkennen und bewusst fördern.

neue Wahrnehmungsfelder

Ich muss gar nicht funktionieren. Ich darf mich im Gegensatz zu dem Modus des Funktionierens selbst fühlen, ich darf meine Grenzen anerkennen, ich darf um Hilfe bitten und Hilfe annehmen. Und irgendwann erkenne ich dann vielleicht an: Ich darf mir selbst treu sein, das heißt ich darf meine Bedürfnisse und Gefühle anerkennen, ich darf zu mir stehen. Ich darf Ja zu mir sagen.

Einmal brachte es eine Teilnehmerin mit folgender Erkenntnis auf den Punkt: »Wenn das Ja zu einem anderen ein Nein zu mir selbst bedeutet, dann ist es auf die Dauer gesehen ungesund!«

Das Ja zu einem anderen, das mit einem Nein zu mir verknüpft ist, das ereignet sich dann, wenn ich in mir ein deutliches Nein fühle, aber mein Mund sich öffnet und ich dann ein Ja sage. Manche Menschen sagen sogar, dass sie einen Sprachfehler hätten. Sie meinen humorvoll, dass sie das Wörtchen Nein nicht in ihrem Wortschatz hätten.

Novalis spricht im Zusammenhang mit den schöpferischen Kräften (die ich für die Heilkräfte halte), dass es um die *innere Treue* geht, um die *Wahrheit sich selbst gegenüber.* Er spricht von dem *Handeln entsprechend der inneren Überzeugung.* Wir sollen versuchen, nicht entgegen unserer inneren Überzeugung zu handeln.[88]

Am häufigsten scheitern wir, weil wir uns überfordern, weil wir viel zu viel in viel zu kurzer Zeit erreichen wollen.

Könnte es auch sein, dass wir manchmal zu viel vom Leben erwarten? Könnte es sein, dass wir womöglich erwarten, unseren Weg so klar wie auf einer Wanderkarte und als gut ausgebaute Straße vor uns zu sehen? Aber vielleicht ist die Wirklichkeit des Lebens oftmals ganz anders. Der spanische Dichter Antonio Machado hat in einem Gedicht geschrieben: »Caminante, no

zu hohe Erwartungen?

hay camino, se hace camino al andar …«, »Wanderer, es gibt keinen Weg, der Weg entsteht beim Gehen …«[89]

Selbsttreue

Könnte es nicht sein, dass das Einssein mit sich selbst, das sich selbst Treusein, dass diese Selbstreue uns freudig in uns selbst zu Hause sein lässt?
Das wäre dann der Gegensatz zum »Funktionieren«, bei dem man ohne Rücksicht auf das eigene Ich die Ansprüche der anderen zu erfüllen versucht.
Doch wer hat zu entscheiden, ob ich die Ansprüche der anderen ohne Rücksicht auf mich erfüllen soll? Einige sagen: »Ich selber entscheide!«
Sowohl die Erkenntnis und die Einsicht als auch der Schmerz bieten uns die Möglichkeit, den Gewohnheitstrott, die alten Verhaltensmuster zu verlassen. Wir können unsere Gedanken und unser Verhalten verändern, wir müssen nicht funktionieren.

Die Macht unserer Vorstellungen

Eine große Hürde bei dem Versuch, entgegen der inneren Widerstände authentischer und autonomer leben zu lernen und auf schöpferische Weise das Leben in die Hand zu nehmen, sind unsere dogmatischen Vorstellungen.

Sicherheit contra Aufgeschlossensein

Jeder hat Gedanken verinnerlicht, die uns in Mark und Bein stecken. Diese können uns Sicherheit und Halt geben, aber sie können uns auch davon abhalten, aufgeschlossen zu sein für die Wirklichkeit des Lebens, und uns die Sicht auf die eigenen Bedürfnisse nehmen. Sind wir von dieser Gedankengewohnheit bestimmt, dann kann oftmals eben nicht sein, was nicht sein darf.

Auch in der sogenannten wissenschaftlichen, objektiven Forschung sind immer wieder solche dogmatischen Vorstellungen anzutreffen. Die Folge sind kontroverse Studienlagen, zum Beispiel über Psychoonkologie. Es gibt etwa gleich viele Studien für den Beweis ihrer Nützlichkeit wie ihrer Wirkungslosigkeit. Für mich ist es ein Phänomen, dass aus der zweideutigen Studienlage oft eine eindeutige Konklusion gezogen wird, die besagt, es gäbe keine Studien, die die Wirksamkeit der Psychoonkologie belegen. Was für ein Geist hat sich da im Denken eingenistet? Jedenfalls scheint mir dies kein wissenschaftlicher Geist zu sein.

Die oftmals völlig variierenden Forschungsergebnisse könnten auf die Tatsache zurückzuführen sein, dass die verschiedenen Forscher mit verschiedenen Intentionen geforscht haben. Je nach Intention, je nach dem Forschungsresultat, das man angestrebt hat, wurde dann das spezifische Design der Forschung konzipiert. Angeblich werden heute über 90 % der Studien an den Universitäten von bestimmten Interessensvertretern aus der Wirtschaft finanziert und durchgeführt. »Bereits im Jahr 2011 bekamen die Unis und Fachhochschulen laut Statistischem Bundesamt mindestens 6,3 Milliarden Euro von privaten Geldgebern, Tendenz steigend. [...] Schon jetzt verschwinden bei industriefinanzierten Studien negative Ergebnisse oft in der Schublade.«[90] Von einer unvoreingenommenen, ergebnisoffenen und geistig freien Forschung kann keine Rede sein.

was ist Wissenschaftlichkeit?

Albert Einstein soll einmal auf die Frage, was Wissenschaftlichkeit sei, geantwortet haben: »Ich kann die Frage auch nicht beantworten, aber ich weiß, dass es letztlich eine philosophische Frage ist!«

Interessant ist in diesem Zusammenhang auch, was die Ärztin Dr. Gunver Kienle vom Institut für angewandte Erkenntnistheorie und medizinische Methodologie im Zusammenhang mit dem Ziel einer »Ich-Medizin« sagt: »Das Institute of Medicine in den USA formuliert als eines der wichtigsten Ziele für die Medizin im 21. Jahrhundert eine Patienten-zentrierte Medizin, eine ›Ich-Medizin‹. Bisher haben wir eine ›Es-Medizin‹, bei der der Patient Objekt ist und nicht Subjekt. Die Forschung zeigt, dass diese ›Ich-Medizin‹ kein Luxus ist, sondern sogar preiswerter als die ›Es-Medizin‹. Das zeigen inzwischen viele Studien aus der Komplementärmedizin. [...] Aber diese Studien werden ignoriert. Ich habe selten einen Kritiker gesehen, der wirklich Ahnung davon hatte, was es dazu an Forschung und Studien gibt. Die meisten behaupten einfach, es gebe nichts. Es liegen weltweit aber rund 20.000 Studien zur Komplementärmedizin vor, es gibt unglaublich viel Forschung und Metaanalysen. Das wird schlicht totgeschwiegen.«[91]

kontroverse Bewertungen der Zeitprobleme

Können wir die Realität von Einsteins Antwort in der heutigen Zeit nicht vielfältig erleben? Sind wir nicht ständig damit konfrontiert, auf völlig kontroverse Bewertungen der Zeitprobleme zu stoßen und dementsprechend auf ganz verschiedene Lösungsvorschläge? Wer kann denn bei der Komplexität der Phänomene noch sagen, was richtig ist? Entsprechend unserer jeweiligen »Philosophie« kommen wir zu Lösungsvorschlägen und Handlungen mit Konsequenzen. Doch woher wissen wir, ob es richtig oder falsch war, was wir gedacht haben? Vielleicht müssen wir uns von der Frage »Richtig oder falsch?« verabschieden und sollten uns stattdessen aufmerksam darin üben, wahrzunehmen, was für eine Qualität des Lebens sich aus unserer Tat entwickelt hat.

An den Konsequenzen, an den »Früchten«, die aus unseren Taten hervorgehen, können wir erkennen, wie unsere Vorstellungen das Leben beeinflusst haben, ob daraus die erwünschte Entwicklung erfolgte oder nicht. Diese Lebenserfahrung böte die Möglichkeit, unsere Philosophie zu überdenken.

Voreingenommenheit

Ein trauriges Extrembeispiel für die Voreingenommenheit, für die Unfähigkeit, sich auf neue Gedanken einlassen zu können, dokumentiert eine Begebenheit aus der Mitte des 18. Jahrhunderts. Sehr viele Frauen verstarben damals am Kindbettfieber. Da hatte ein junger Arzt, Dr. Ignaz Philipp Semmelweis, einen lichtvollen Gedanken. Plötzlich war ihm klar, dass sich alle Ärzte die Hände reinigen sollten, wenn sie zu einer Entbindung gingen, vor allem, wenn sie von einer Leichensektion kamen. Er hatte die Idee der Desinfektion geboren.

Nun können Sie gerne raten, wie viele Jahre es gedauert haben mag, ehe seine Entdeckung, die Notwendigkeit der Hygiene, in die Medizin eingeführt wurde. Semmelweis starb mit 47 Jahren unter bis heute ungeklärten Umständen im Irrenhaus. Erst 30 Jahre nach seinem Tod wurde die Desinfektion in der Medizin umgesetzt. Dies ist ein trauriges Beispiel dafür, wie lange es dauern kann, bis aus einer Erkenntnis ein im Leben etabliertes Verhalten wird.

Unser Festhalten an gewohnten Gedanken und Bildern, die wir uns eingeprägt haben, um das Leben zu verstehen, kann eine Entwicklung zum Gesunden über lange Zeit blockieren.

das Denken ändern

Wir befinden uns weltweit in einer Zeit des Umbruchs. Alte Konzepte und Denkmuster tragen nicht mehr. Das Wirtschaftssystem, das Finanzsystem, die sozialen Systeme, alle rufen nach Wandlung, nach einem neuen Denken. Ohne neues Denken kann der Weg zum Gesunden nur sehr schwer gefunden werden. Leider ist es aber für jeden Menschen eine der größten Herausforderungen, sein Denken zu ändern, neue Gedanken zuzulassen. Dr. Carl Simonton sagte, die allergrößte Gewohnheit hätten wir in unserer Art zu denken. Wir sind unserer Denkweise »verhaftet«. Um unser Denken ändern zu können, müssen wir uns unseres Denkens bewusst werden, »geistesgegenwärtig« werden. Doch wie gelingt es uns, diese Geistesgegenwart aufzubringen?

geistesgegenwärtig werden

Rufen Sie sich am Abend vor dem Schlafengehen noch einmal den Tag vor das innere Auge. Durchwandern Sie ihn in Gedanken noch einmal rückwärts bis zum Morgen.[92]

Diese Übung fördert die Geistesgegenwart, sie stärkt die Präsenz und erlaubt es Ihnen, im Augenblick anwesend zu sein.
Wir können uns die Situationen bewusst machen, die wir besonders schätzen, und ebenso die Situationen, die nicht gut gelaufen sind. Wir können uns dann aus der Distanz zum Geschehenen heraus überlegen, wie wir es besser machen können. Wenn wir dann wieder in eine solche Situation kommen, sind wir fähiger als vorher. Die Wahrscheinlichkeit, dass wir geistesgegenwärtig anwesend sind, wird viel größer sein als zuvor.

Die Kraft der Vorstellungen und inneren Bilder nutzt eigentlich jeder Mensch mehr oder weniger bewusst. Bewusst wird sie von den Menschen genutzt, die erstaunliche Entwicklungen ins Leben gebracht haben. Wissenschaftler, Forscher, Entdecker sind mit dieser Kraft ständig unterwegs.

Zeit für den Blick zurück

Nehmen Sie sich diese Zeit des Abstandes, des Zurückblickens. Sie kann uns mit dazu verhelfen, uns selbst zu fühlen. Dann können wir womöglich fühlen, dass etwas in Unstimmigkeit, aus der Balance geraten ist. Und wir können fühlen, was nötig ist, damit wir unsere Balance wiederfinden können.

Hürden im System

Die zweite Hürde ist der »Reparaturfokus« im medizinischen System. Er stellt zunächst eine äußere Hürde dar, die aber, wenn sie sich in unserem Denken festsetzt, ebenfalls zu einer inneren Hürde werden kann.

In den sogenannten Akutkrankenhäusern haben wir Bedingungen geschaffen, mit denen wir versuchen, die Symptomatik so schnell und so gut wie möglich in den Griff zu bekommen. Mit etwas Abstand betrachtet kommt diese Fokussierung unserer Aufmerksamkeit oftmals einer »Reparatur der im Vordergrund stehenden Symptome« gleich.

Lebenserhaltung und nachhaltige Heilprozesse

Die Zeit, um nachhaltiger zu wirken, um Heilungsprozesse anzuregen, ist unter diesen systemischen Bedingungen für viele nicht mehr gegeben. Durch die Rahmenbedingungen haben wir zwar die großartige Fähigkeit erlangt, viele Menschen am Leben zu erhalten. Die wünschenswerte Frage, was nötig ist, um grundlegende Heilungsprozesse zu initiieren, wird aber oftmals gar nicht gestellt. Das Interesse an dem, was Heilung hervorbringen kann, scheint übertönt zu werden von einem Funktionalismus, in dem jeder seinen ganz genau beschriebenen Auftrag zu erfüllen hat. Manch einer hat im Laufe seiner Spezialisierung dasjenige, was systemisch im Organismus Heilung organisiert, aus den Augen verloren.

Symptombeseitigung und Heilung

Die Beseitigung eines Symptoms oder das »Symptommanagement« wird heute immer häufiger möglich sein. Oft ist dies absolut notwendig oder sogar eine Voraussetzung dafür, dass das Leben des Patienten gerettet werden kann. Damit ist aber nicht zugleich eine Garantie gegeben, dass sich die Prozesse im Organismus in gesunder Weise neu gestalten. Das Leben zeigt uns in vielen Fällen, dass die Beseitigung einer Erscheinung nicht automatisch Heilung bedeuten muss. Mir wurde dies mit folgendem Patienten sehr klar bewusst. Der Patient, Mitte 50, kam vor vielen Jahren ganz glücklich in mein Atelier und sagte mir, er sei angenommen. Ich fragte ihn, was er damit meine. Darauf ließ er mich wissen, er sei so glücklich und voller Freude, weil er zu einer Organtransplantation zugelassen sei. Er solle eine neue Niere erhalten.

Alles ging gut. Doch nach zwei Jahren traf ich ihn wieder. An derselben Stelle in der neuen Niere war genauso wie zwei Jahre vorher in der »alten« Niere wieder ein Tumor entstanden. Den Gedanken, dass hinter der Erscheinung eines Symptoms ein Bildevorgang steckt, diesen Gedanken hatte er früher nicht gehabt, und so war er der Überzeugung, mit der Organtransplantation wären alle Probleme gelöst.

Es scheint, als käme im Gesundheitswesen das sonst so etablierte und in der Wirtschaft weit verbreitete Prinzip, den Erfolgreichen zu studieren, nicht zum Einsatz. Warum? Haben wir uns in diesem System eine neue, ganz spezielle Definition von dem, was erfolgreich ist, erschaffen? Provokant oder der traurigen Wirklichkeit entsprechend darf die Frage ausgesprochen werden: Haben wir den Begriff des Erfolgs aus dem Kontext des Patienten hin zur Priorität der Rendite verschoben? Haben wir eine Sprache entwickelt, die uns die Fähigkeit verlieren lässt, zwischen dem Reparaturerfolg und dem Heilungserfolg zu unterscheiden? Ist in unseren Köpfen aus einer Reparatur eine Heilung geworden?

funktionalisierter Betrieb

Kennen Sie Organisationen und Einrichtungen, die überraschend gesundete Menschen studieren? Sicherlich besteht da noch ein großes Entwicklungsfeld. Häufig scheinen wir im funktionalisierten Betrieb unseren Fokus auf Reparatur gerichtet zu haben und sind unaufmerksam für dasjenige, was nachhaltige Heilung hervorbringen kann.

Ich erlaube mir, ein persönliches Beispiel zu nennen. Mein erstes Enkelkind namens Lillian ist mit Glasknochen, Osteogenesis imperfecta, Stadium 3, auf die Welt gekommen. Ihre Knochen sind deshalb extrem brüchig. Sie lebt in Sacramento, Kalifornien, und hatte mit drei Jahren zum ersten Mal Teleskop-Nägel in die Oberschenkelknochen implantiert bekommen. Der sehr erfahrene Chirurg sagte zu meiner Tochter: »Ich weiß nicht, was Sie machen, aber es hilft! Bei allen Kindern, die ich bisher mit dem gleichen Krankheitsgrad wie Ihre Tochter operiert habe, konnte ich den Knochen mit dem Skalpell kratzen, und er war porös. Aber bei Ihrer Tochter benötige ich einen Bohrer, und ich musste mit Druck bohren. Ich weiß nicht, was Sie machen, aber es hilft!«

ungewöhnlicher Krankheitsverlauf

Wunderbar, dass es so ist, wie es ist! Trotzdem hätte ich mir gewünscht, dass der Chirurg daraufhin eine entscheidende Frage gestellt hätte.

Sind Sie schon so in die Situation eingetaucht, dass Sie ahnen können, was für eine Frage ich mir von dem Chirurgen gewünscht hätte? Stellen Sie sich vor, Sie wären der Chirurg gewesen und hätten das Phänomen vor Ihren Augen, das Sie noch nie gesehen haben. Was würden Sie meine Tochter fragen?

Der Chirurg hat meiner Tochter phänomenalerweise keine Frage gestellt.

Die Frage, die ausblieb, aber notwendig ist, lautet ganz schlicht: »Was machen Sie, dass der Zustand so gut ist?«

Warum hat der Arzt diese Frage nicht gestellt? Warum interessiert es ihn scheinbar gar nicht? Könnte es sein, dass er sich so mit seiner speziellen Rolle identifiziert hat, so fokussiert hat, dass seine Antennen, sein Interesse für die Stärkung der Gesundheit dahinter in Vergessenheit geraten ist?

Desinteresse?

Ist es in der Onkologie und bei vielen chronischen oder schweren Krankheiten nicht ähnlich? Auch da gibt es Menschen mit ganz beeindruckenden Krankheitsverläufen, die alle Prognosen auf den Kopf stellen. Wer kümmert sich um die Gesundeten? Wer studiert die sogenannten »Erfolgreichen«? – »Da haben Sie aber Glück gehabt«, ist oftmals der einzige Kommentar.

Ist es nicht seltsam, dass wir von spontaner Rückbildung sprechen und dabei nur die nicht vorhandene medizinische Unterstützung sehen, nicht aber all die innere und äußere Aktivität, die der Patient aufgebracht hat?

Wird die eigene Aktivität des Patienten aus der Wahrnehmung ausgeklammert, kann sich die umfassende Wirklichkeit nicht widerspiegeln. Diese Haltung ignoriert die Potenziale des Patienten und reduziert die Wirklichkeit auf die medizinische Intervention. Was sagt wohl Ihr gesunder Menschenverstand zu einer solchen Haltung?

Sind wir denn bereit und offen dafür, eine individuelle Entwicklungsarbeit dieses Menschen wahrzunehmen und anzuerkennen? Können wir anerkennen, dass sein ungebrochener Lebenswille und sein tiefer Glaube die aus dem rein medizinischen Fokus nicht für möglich gehaltene Heilung gefördert haben könnten? Können wir die Realität anerkennen, dass Heilung möglich sein kann? Können wir mit ahnen, dass all seine inneren Entwicklungsschritte, die ihn zu wesentlichen Veränderungen in seinem Leben und gesünderen Lebensumständen geführt haben, dass all das einen signifikanten Einfluss auf die Rückbildung seiner Krankheit haben konnte?

Spezialisierungen in der Medizin

Den reduktionistischen Blick haben wir mit den Spezialisierungen in der Medizin pflegen müssen, um immer mehr verstehen und begreifen zu können, und zugleich haben wir oftmals mit dem Preis bezahlt, den übergeordneten Zusammenhang aus den Augen zu verlieren. Nachhaltige Heilungsprozesse zu fördern verlangt von uns die Reintegration des Menschen mit seinem ganzen mehrdimensionalen Sein. Es erfordert, in die »Es-Medizin« die »Ich-Medizin« wieder zu integrieren.

Wie berechtigt sind dann noch Begriffe wie Spontanremission oder unerwartete Heilung? Mit dieser Begriffsbildung bleiben wir auf der Position des Arztes. Aber das Leben zeigt uns, dass das Wort, dass unser Geist, der sich im Wort formuliert, mächtig und schöpferisch ist.

Ganz bewusst möchte ich noch einmal darauf aufmerksam machen, dass die medizinische Intervention und Unterstützung oft lebensrettend und lebensverlängernd ist, aber sie als alleinigen Heilsbringer zu sehen wäre aus meiner Sicht genauso gefährlich wie den Geist als alleiniges Heilungskonzept zu betrachten. Beide Potenziale, die der Medizin und die des Geistes, des Bewusstseins wollen in ihren Möglichkeiten von uns erfasst werden.

der Patient als Hauptperson

Eigentlich sollte der Patient, der Erkrankte die Hauptperson sein und unsere Sprache ihm dienen. Leider pflegen wir oft eine Sprache, die den Patienten entmächtigt und ihm schadet. Geht es dann noch um den Patienten, oder ist er ein Fall, eine Nummer, die codiert und exakt verwaltet werden muss? Es sollte kein Zweifel darüber bestehen, dass es um den Patienten geht! Und alle Organisation, alle Verwaltung hat dem Ziel der Heilung zu dienen. Ist das nicht der Fall, so befinden wir uns in einer pathologischen Situation, und ein den Patienten verwaltender Geist hat sich an den »Heilstätten« eingenistet. Dann ist das Gesundheitswesen, wie wir es nennen, nominell gesund, in seiner Wirkung aber zu einem kranken Wesen geworden.

Werden wir uns der Macht der Worte bewusst!

Ist nicht jeder andauernd mit sich selbst im Gespräch? Jeder könnte sich fragen: »Was für Worte kultiviere ich in mir?« Kehren wir nochmals zurück zu dem Begriff der Spontanremission. Würden wir die Menschen, die gesundet sind, mit ihrer ganz persönlichen subjektiven Erfahrung zu Wort kommen lassen und ihre Erfahrung anerkennen, dann müssten wir die Worte Spontanremission und unerwartete Genesung streichen und durch die Worte erhoffte und erarbeitete Heilung ersetzten. Wir würden damit vom Blickwinkel des Arztes auf das Erfahrungsfeld des Patienten wechseln.

Begriff der Spontanremission

Halten wir an den Begriffen unerwartete Genesung und Spontanremission fest, dann scheint es mir, als degradierten wir den betroffenen Menschen zu einem geist- und willenlosen Objekt und reduzierten unsere Wirklichkeit auf die medizinische Intervention auf der biochemischen Ebene. Das müssen wir nicht!

Zum Glück gab und gibt es Forscher, die sich darüber hinausbewegen. Sie folgen einer inneren Wahrhaftigkeit und ihrer inneren Stimme, losgelöst von Profitdenken, äußerer Anerkennung und Denkkonventionen.

Die amerikanische Forscherin Caryle Hirshberg hat sich auf die Suche nach Gesundeten gemacht und sie befragt. Daraus ergab sich, dass ein großer Teil der Heilungskräfte, der Heilungsquellen laut Aussage von Geheilten nicht aus dem Feld der Medizin entspringt (siehe Seite 56).[93]

Anteil der Medizin an der Heilung

Ich möchte auch Ihnen nun diese Frage stellen, deren Antwort vermutlich nicht aus dem Verstand, sondern eher aus dem Bauch heraus möglich ist. Können Sie sagen, wie viel Prozent Anteil an einer Heilung Sie dem Menschen und wie viel der Medizin zusprechen mögen?
Entsprechend Ihrer bisherigen Erfahrungen geben Sie dem Menschen ..... % Anteil an der Gesundung und der Medizin ..... %.

Es ist sehr interessant, wie unterschiedlich diese Frage beantwortet wird. Doch die allermeisten Patienten geben sich selbst 30 bis 90 % Anteil. Ist es nicht erstaunlich, dass kein Mensch mir bisher gesagt hat: »Alles liegt in der Hand der Medizin!« Jeder hat in sich ein Wissen davon, dass er selbst auch an dem Prozess der Heilung mit beteiligt ist.

Interessant fand ich es, als eine Doktorin der Pharmakologie mir ihre Antwort auf diese Frage mitteilte. Sie sagte: »Wenn Sie mir als Pharmakologin diese Frage stellen, dann sagen ich Ihnen: 20 % Anteil hat der Mensch und

80 % Anteil die Medizin. Jetzt bin ich aber selber seit zwei Jahren mit einer Krebserkrankung unterwegs, jetzt sehe ich es genau umgekehrt! 80 % hat der Mensch, 20 % die Medizin!«

Abhängigkeit vom Erfahrungshintergrund

Ihre Aussage hat mir vor Augen geführt, dass sich die Wahrnehmung und Einschätzung einer Situation, je nachdem welchen Erfahrungshintergrund man zur Verfügung hat, sehr verändern können.

Noch mehr gaben mir die Antworten einer Gruppe von Medizinstudenten zu denken. Diese zehn Studenten befanden sich zwischen dem zweiten und elften Semester des Medizinstudiums. Sie sprachen dem Menschen 92 bis 98 % Anteil an der Gesundung zu.

Heilung auf der physiologischen, der biochemischen Ebene bedarf der medizinischen Unterstützung, sie kann aber nur eintreten, wenn der Körper, die Heilkräfte des Körpers, die reorganisierenden Kräfte des Körpers ihren Teil wieder übernehmen. Erst dann kann es zu einer dauerhaften Heilung kommen. Heute wird die unendlich komplexe Vernetzung zwischen körperlichen und seelischen Prozessen immer klarer.

Zusammenklingen verschiedener Dimensionen

Heilung drückt sich auf der biochemischen Ebene so aus, dass die reorganisierenden Kräfte im Organismus ihre Arbeit in gewohnter Weise wieder vollbringen. Doch dazu bedarf es des Zusammenklingens vieler verschiedener Dimensionen.

Die Anerkennung dieser Lebenswirklichkeit öffnet Gestaltungs- und Entwicklungsräume. Doch dies erfordert eigene Arbeit. Es verlangt ein Umdenken, ein Loslassen von der Erwartungshaltung der Reparatur. Es verlangt Bewusstsein, Selbsterkenntnis und die Bereitschaft, Verantwortung für sich selbst zu übernehmen.

Manchmal erscheint es mir so, als sei die Aufgeschlossenheit für die Wirklichkeit ein Messpegel dafür, inwieweit wir uns auf einem Weg der gesunden Entwicklungsförderung befinden oder nicht.

wirklichkeitsgemäße Gedanken

In der Lehrzeit, in der wir uns mit der Krankheit befinden, stehen wir vor der Aufgabe, wirklichkeitsgemäße Gedanken zu entwickeln. Ein Beispiel dafür könnte sein, dass wir oftmals der Überzeugung sind und uns so verhalten, als könne nur die Medizin alleine die Heilung hervorbringen. Klar und unbestritten ist, dass sehr viele Menschen der Medizin ihr Weiterleben verdanken. Ohne Operationen wären sie schon längst nicht mehr auf der Erde. Größte Achtung und Respekt verdienen die Menschen, die so unglaubliche Fortschritte in der Medizin, besonders in der Notfallmedizin mit entwickelt haben und die täglich lebensrettende Arbeit leisten. Doch einen Menschen am Leben zu erhalten ist nicht unbedingt die gleiche Aufgabe wie seine Heilung zu fördern.

Lebenserhaltung und Heilungsförderung sind zwei verschiedene Fragen, die ihre jeweilige spezifische Aufmerksamkeit verlangen und die wir im Profitstreben nicht gegeneinander ausspielen dürfen. Sie wollen vielmehr im Dialog miteinander und sich gegenseitig fördernd für den kranken Menschen genutzt werden.

Gewissheit

Woher kommt mir in banger Nacht
so süße Tröstung zu,
aus welchen Herzens Übermacht
strömt mir so tiefe Ruh?

Mir ist, wie wenn ein Flügelschlag
vom Himmel niederrauscht,
wie wenn mein Herz im Frühlingshag
der Kindheit Liedern lauscht.

Mir ist, als schwebt' ich schwerelos
durch seliges Gefild,
als wüchs' am Himmel riesengroß
ein nie geschautes Bild.

Noch bin ich taub dem dunkeln Ruf
noch blind so starkem Licht,
doch der mich taub und blind erschuf,
ich fühl's, er lässt mich nicht.

Paul Jaeger

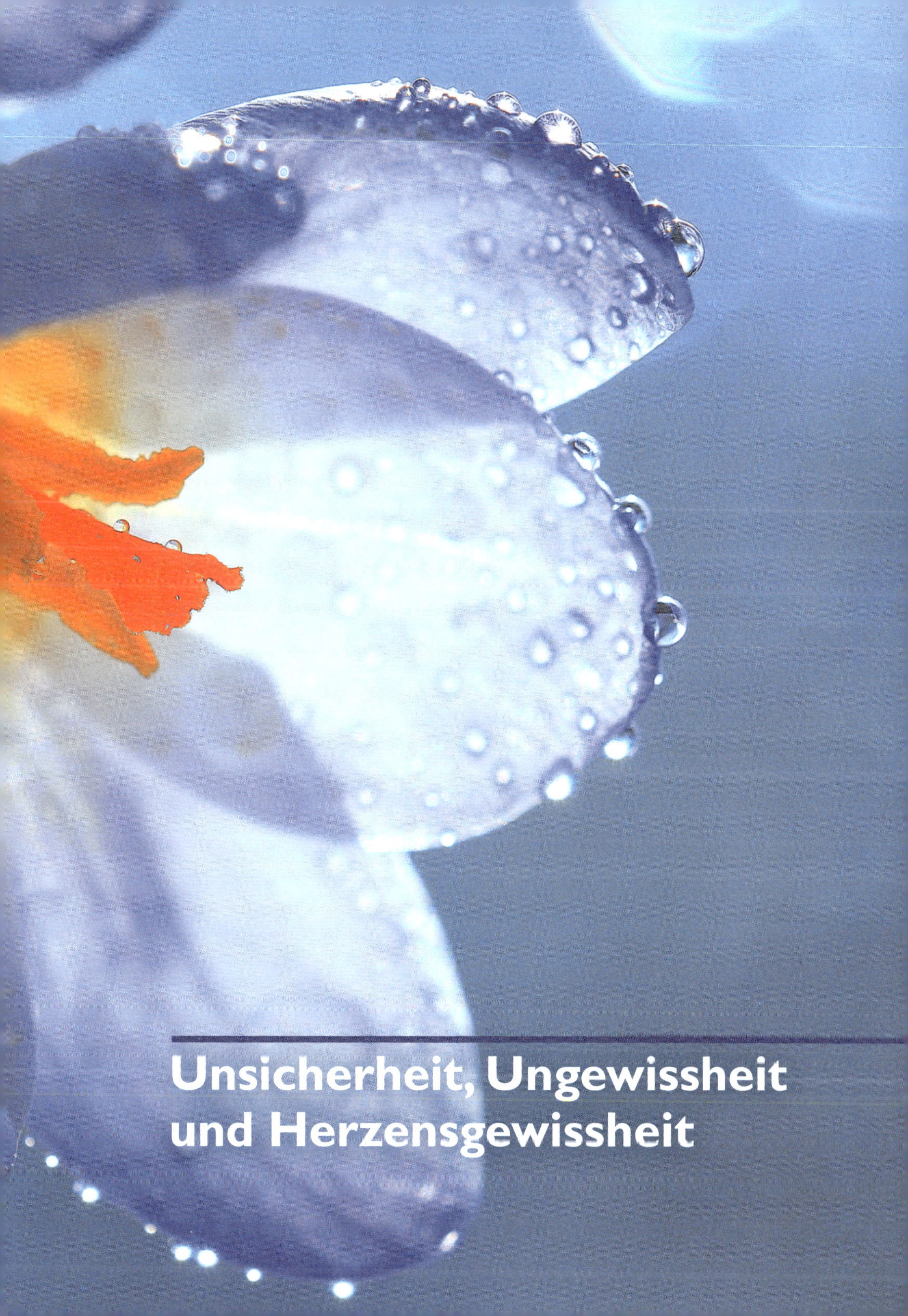

Unsicherheit, Ungewissheit und Herzensgewissheit

äußere und innere Erfahrungen

Äußere Erfahrungen und innere Erfahrungen, auf beiden Erfahrungs- bzw. Wirklichkeitsebenen können wir Wahrnehmungen machen. Je nachdem, worauf wir unsere Aufmerksamkeit richten, können wir fündig werden. Die einen Menschen führen ein Leben, das mehr nach außen orientiert ist, andere schlagen eher einen meditativen, auf sich selbst und das innere Erleben konzentrierten Weg ein, in besonders intensiver Form beispielsweise Mönche. Sicher hat jeder Mensch die für ihn stimmige Balance im Laufe seines Lebens immer wieder neu zu finden.

Oftmals sind wir sehr aufmerksam für die Außenwelt. Schon als Kind lernen wir sehr früh, was wir tun müssen, um Liebe und Anerkennung zu gewinnen. Alle haben wir in uns die Sehnsucht nach Liebe, Anerkennung, Wertschätzung, Wachstum und Entwicklung sowie nach Verbundenheit. Die Erfüllung dieser Sehnsucht, die wir alle in uns tragen, kann zu ganz unterschiedlichen Gestaltungen des Lebens führen.

Gefahr, sich selbst zu verlieren

Leider kann dies mit der Zeit bei dem einen oder anderen Menschen auch dazu führen, dass er seinen »eigentlichen« Weg aus den Augen verliert.

Wir können uns ja überall hinein verlieren. Die existenziell entscheidende Frage wird wohl sein, ob wir in der Sache, in die wir uns hinein verloren haben, aufgehen oder ob wir darin untergehen.

Wie mag das gemeint sein? Was mögen manche Menschen damit meinen, wenn sie, während sie auf ihr Leben vor der Krankheit zurückblicken, zu der Erkenntnis kommen: »Ich war gar nicht mehr ›ich‹, ich habe mich selbst aus den Augen verloren, ich habe nur noch funktioniert!« Was mögen die Menschen wohl damit ausdrücken? Das sagt doch aus, dass wir auf der Erde unterwegs sein können, ohne wir selbst zu sein. Dann führen wir möglicherweise gar nicht unser eigentliches Leben.

Verlust der Lebensmelodie

Lawrence LeShan, ein Pionier der Psychoonkologie, sprach von dem Verlust der »Lebensmelodie«.[94] Seine Hauptarbeit bestand darin, den Menschen, der bei ihm war, um Hilfe zu erhalten, so zu unterstützen, dass er seine Lebensmelodie wieder wahrnehmen lernen und dann auch in seinem Leben wieder entfalten konnte.

Wenn mit seiner Unterstützung 50 % der aus Sicht der Medizin unheilbaren Menschen eine nachhaltige Remission erleben durften (sein Maß dafür waren 10 Jahre ohne neues Tumorgeschehen), dann können wir erahnen, dass Gesundheit nicht nur eine biochemische Frage ist. Und wir können erahnen, dass die Entfaltung der Heilkraft, der heilenden Kraft in uns, innig mit der Fähigkeit, »ich« selbst zu sein, in Verbindung stehen kann.

Eine Patientin namens Carmen sagte in unserem Gesundheitsseminar, sie sei der Überzeugung, dass wir alle einen gesunden Geist, einen von Gott gegebenen »Wesenskern« haben, der immer gesund und heil ist. Sie selbst habe eine Kindheit erlebt, in der sie kein Vertrauen in die Welt und das Leben entwickeln konnte. Noch heute habe sie darunter zu leiden. Doch sie erlebe nun, wie mit der Krankheit ihr Selbst, ihr eigentliches Wesen immer mehr zur Erscheinung komme. Die Krankheit helfe ihr dabei, sie selbst zu sein.

gesunder »Wesenskern« des Menschen

Ich weiß, dass viele Menschen, die mit einer schwerwiegenden, ernsthaften Erkrankung zu tun hatten, diese tiefe Erfahrung mit Carmen teilen. Viele Patienten haben mich wissen lassen, dass sie der Krankheit dankbar sind – auch wenn das für manche verrückt klingen mag.

Ist es nicht die tiefste Sehnsucht, die im Herzen jedes Menschen liegt, der zu sein, der er ist? Oder anders ausgedrückt: der zu werden, der er sein könnte? Und ist es nicht genauso die tiefste Sehnsucht im Herzen jedes Menschen, am Ende seines Lebens auf der Erde sagen zu können: »Ich weiß, ich war's«?[95]

Aus dem Gedanken, dass die Krankheit für viele Menschen eine Hilfe war, um zu sich selbst zurückzufinden, können wir die folgende Aussage von Dr. Carl Simonton verstehen. Er sagte: »Eine der Hauptursachen für die Krankheit ist es, dass wir versuchen, jemand anderes zu sein als der, der wir sind. Und eine der wichtigsten Gesundheitskräfte ist es, dass wir der werden, der wir sind.«

Können Sie erahnen, was für ein Gedanke hinter all dem steht, all diese Gedanken durchleuchtet? – *Egal, was passiert, alles, was dir auf deinem Lebensweg begegnet, ist aufs Engste mit dir, mit deinem eigentlichen Wesen verbunden. Was auch passiert, es ist nicht umsonst und hat seinen tieferen Sinn. Selbst die schwierigsten Situationen wollen dir helfen, dein wirkliches Wesen aufscheinen zu lassen.*

sein wirkliches Wesen aufscheinen lassen

Wer offen für solche Gedanken sein kann, dem kann die Ungewissheit zur Herzensgewissheit werden.

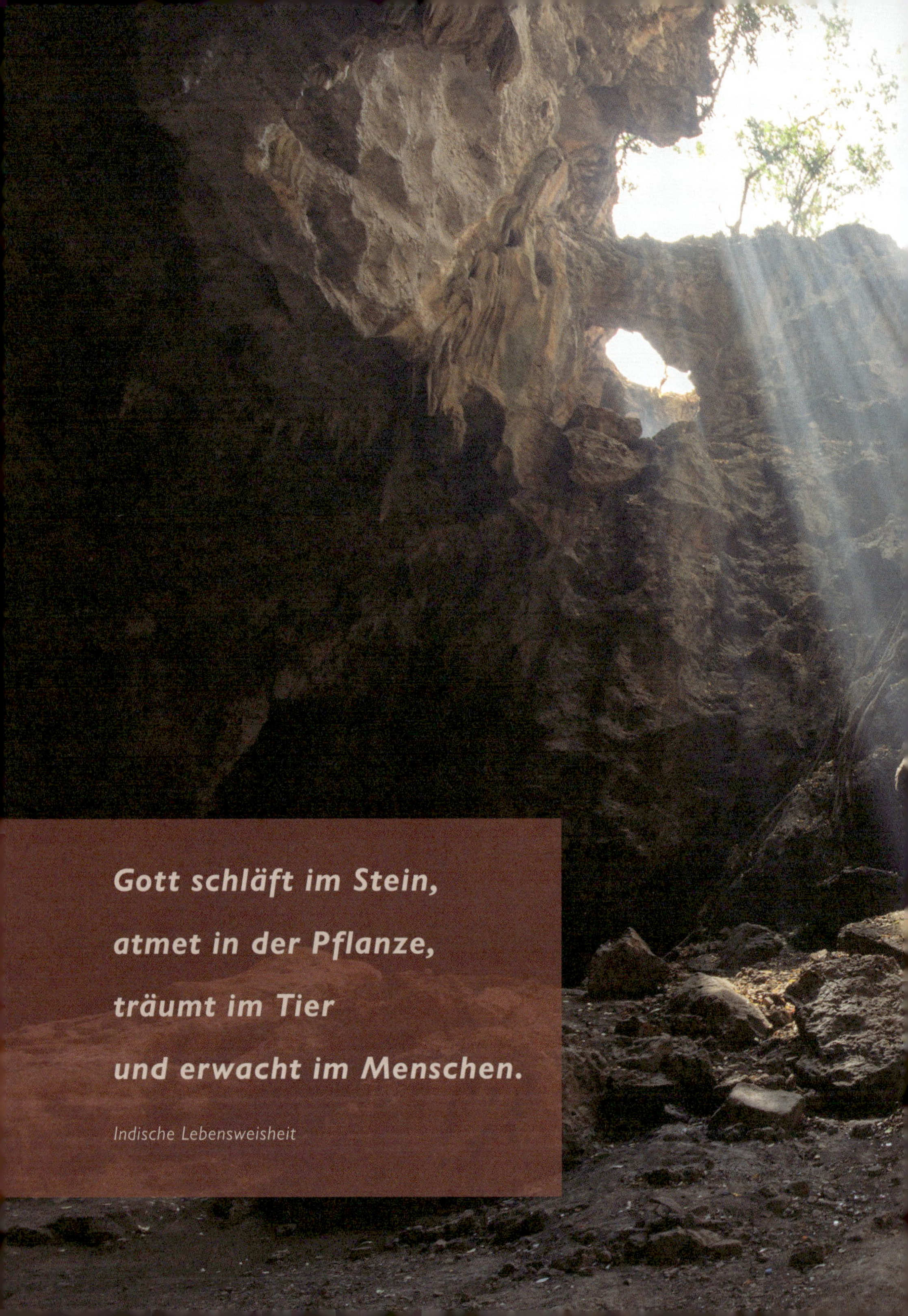

Gott schläft im Stein,

atmet in der Pflanze,

träumt im Tier

und erwacht im Menschen.

Indische Lebensweisheit

Der dreifache Dialog

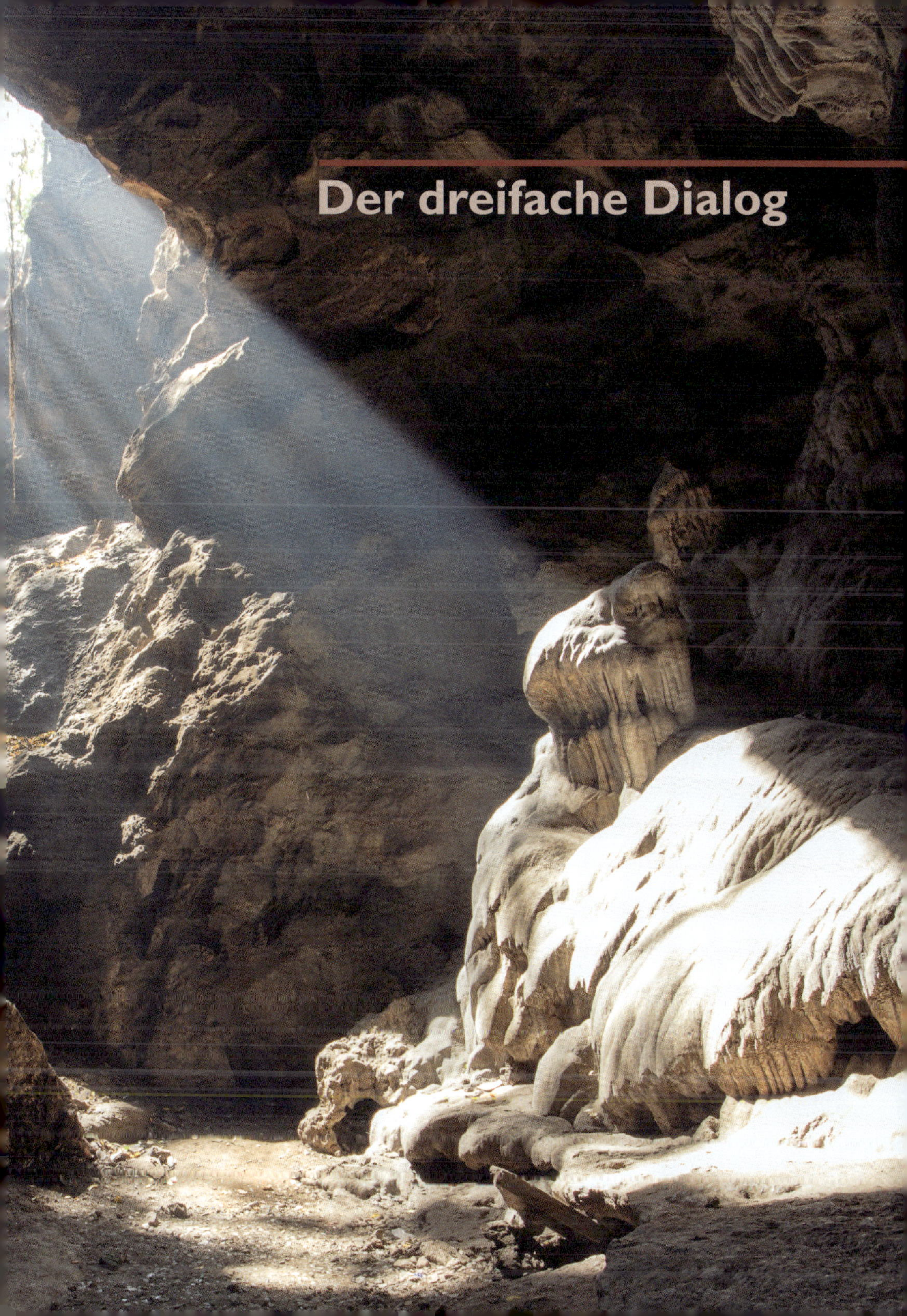

Kommen wir noch einmal auf das »Herzstück« des Gesundungsweges zurück, den dreifachen Dialog als Quelle der Heilkraft (siehe auch Seite 30 ff.).

Sobald die Konfrontation mit einer schweren Erkrankung auftritt, überwiegt bei vielen Betroffenen und Angehörigen die Erfahrung der Angst. Sie ist für jeden verständlich. Aber wir müssen in der Angst nicht stecken bleiben.

Was unterscheidet die Menschen, die ihre Angst überwunden haben oder nicht mehr von der Angst bestimmt werden, von den Verängstigten? – Die innere Verfassung des Vertrauens.

die Angst verwandeln

Der dreifache Dialog kann uns Wege öffnen, welche die Angst verwandeln, indem wir unsere Fähigkeit des Bewusstseins, der Lichtkraft im Denken pflegen. Mancher wünscht sich im Rückblick auf bestimmte Lebenssituationen, er wäre »geistesgegenwärtiger« gewesen. Glücklicherweise lebt in uns das Potenzial, unseren Geist, unsere Aufmerksamkeit ganz bewusst auf bestimmte Themenfelder richten zu können. Goethe sagt: »Das Tier wird durch seine Organe belehrt; der Mensch belehrt die seinigen und beherrscht sie.«[96]

Lichtkräfte lebendig werden lassen

Wir können unsere Angst überwinden und geistesgegenwärtig Lichtkräfte im Denken lebendig werden lassen, indem wir in einen offenen Dialog mit uns selbst, mit dem anderen und mit dem Himmel treten.

Der Dialog mit sich selbst

seelisch-geistige Nahrung

Was nähren wir in uns und wie nähren wir uns? Jedem ist die Freiheit geschenkt zu entscheiden, worauf er seine Aufmerksamkeit richten möchte. Ich entscheide selbst, wofür ich mich interessiere, was ich lese, welches »Programm« ich anschaue. Auch das ist ein Teil meiner seelisch-geistigen Ernährung. Eigentlich bin ich mit jeder Entscheidung, die ich treffe, schöpferisch tätig. Mein Leben wird sehr davon bestimmt sein, in welchem Maße ich meine Schöpferkraft, die mir als Mensch mit in die Wiege gelegt ist, anerkennen, pflegen und entfalten kann.

sich seiner Schöpferkräfte bewusst werden

Für manchen Patienten ist die Diagnose einer schweren Erkrankung ein entscheidender Anlass, sich seiner Schöpferkräfte neu bewusst zu werden. Erinnern wir uns noch einmal an die Aussage der 65-jährigen Theresa, die auf ihre innere Stimme hörte und sich gegen eine Chemotherapie entschied (siehe Seite 176): »Ich habe keine Angst. Ich weiß auch, dass die Krankheit nicht gegen mich ist. Und ich weiß, dass mir nicht mehr auferlegt wird, als ich tragen kann.« Sie hatte einen Glauben an ihre eigenen Fähigkeiten, und sie hatte einen tiefen Glauben an Gott. Ihr Arzt behandelte sie mit dem ihm zur Verfügung stehenden Wissen.

Als ihr Arzt auf einem Kongress die Geschichte von Theresa erzählte, waren über zehn Jahre seit ihrem Praxisbesuch vergangen, und er berichtete, dass sie bei bester Gesundheit sei.

Besonders tief vermag auch der Weg meines Freundes Reinhold zu berühren. Bei der Diagnosestellung wurde ihm gesagt, er habe noch ungefähr fünf Monate zu leben. Er verstarb fünf Jahre später. Ein Priester, der ihn einige Wochen vor seinem Tod aufgesucht hatte, sagte nach diesem Besuch: »So einen gesunden Menschen habe ich noch nie gesehen.«

von den eigenen Vorstellungen getäuscht

Einige Monate vor seinem Tod schrieb Reinhold in seinem Tagebuch: »Wie oft wird man von den eigenen Vorstellungen getäuscht. Man bildet sich etwas ein, macht sich noch mehr Vorstellungen darüber, die einen wiederum täuschen. So zum Beispiel entsteht Angst.

Angst macht einen gefügig für die schlechten Kräfte.

Man muss es in solchen Momenten schaffen, über sich selbst hinauszuwachsen, sich herauszureißen aus jeglicher Situation, um wieder einen objektiven, kosmisch-menschlichen Standpunkt einzunehmen.

»Christus in mir«

Das gelingt, indem man sich durchlebt mit dem Gedanken: Nicht ich, Christus in mir.

Man überwindet die momentane Situation, das eigene höhere Ich ist angesprochen, man steht wieder frei im Leben.

Der Wille, der vorher gelähmt war, vermag sich neu zu inkarnieren. Man kann diejenigen Kräfte mobilisieren, ja erst entdecken, die einem zur Verfügung stehen. [...]

Aber wir merken, in welcher Art wir uns dem Leben entfremden können, und so muss die Mitte ständig neu errungen werden. Und dieses Erringen ist eine Tätigkeit, die das Ich stärkt, in sich konsolidiert und gleichzeitig offen macht. Punkt und Umkreis durchdringen sich, und Rhythmus kann entstehen. Rhythmus ist Leben – gestaltetes Leben, ist Schönheit im wahrsten Sinne des Wortes.

die Kraft der Liebe

Dies ist nur möglich durch die Kraft der Liebe, nur möglich, indem sich die Liebe mit dem Leben verbindet. Selbstlose Liebe verbindet sich mit scheinbar

Widrigem, Unangenehmem. Selbstlose Liebe sucht gerade da ihre Aufgabe, wo es sonst schwerfällt, wo man sie vermeiden möchte.

Und selbstlose Liebe durchtränkt sie mit der reinen Freude des Seins, der steten inneren Erneuerung, einem Quell des Lebens, denn es ist die Kraft Gottes, die darin wirkt. Und die Kraft Gottes ist in uns durch Christus. [...] Christus ist die Mitte in uns.«

Reinhold ist in seinem 33. Lebensjahr »gesund« gestorben. Er konnte in seinen letzten fünf Lebensjahren Entwicklungen durchlaufen, die alle Freunde tief berührt haben. Er konnte ein Kraft in sich lebendig halten und immer weiter entwickeln, die ihn und seine Umgebung verwandelt hat. Er war im Dialog mit der innersten Mitte seines Wesens.

der Weg der Selbstbegegnung

Für viele Menschen beginnt dieser Weg der Selbstbegegnung, des bewussteren Dialogs oftmals, wenn ein überraschendes Ereignis stattgefunden hat. Ein Ereignis, das sie aus dem gewohnten Alltag herausfallen lässt. Die Diagnose einer Krankheit beispielsweise kann dazu führen, dass sie sich plötzlich selbst erlauben, nicht mehr funktionieren zu müssen. Dann kann – ausgelöst durch die Krankheit – bei manchen die Beziehung zu sich selbst neu entdeckt und neu gestaltet werden.

mit sich selbst ins Gespräch kommen

Vor der Erkrankung war der Alltag für viele Patienten von der Erfüllung zahlreicher Aufgaben und Verpflichtungen bestimmt. Dies oftmals in einem solchen Maß, dass manch einer, sich selbst erkennend, im Rückblick traurig sagt: »Ich habe mich selbst aus den Augen verloren.« Manche finden erst in der Klinik wieder einen Raum der erneuten liebevollen Begegnung mit sich selbst. Diese »Lebensweise«, mit mir selbst immer wieder ins Gespräch zu kommen und zu spüren, was mir in meinem Leben existenziell wichtig ist, was ich brauche, was mir Kraft gibt, ist extrem wichtig für den Heilungsprozess.

über sich selbst staunen lernen

Eine wunderbare Möglichkeit der liebevollen Selbstbegegnung ist es, wenn man über sich selbst staunen lernt. Wie soll das gehen? In meinem Kunsttherapie-Atelier kann ich fast täglich erleben, wie die meisten Patienten völlig fremd, sich selbst nichts zutrauend, hereinkommen. Dann aber ereignet sich etwas sehr Bemerkenswertes. Viele machen durch die Erfahrungen in den eigenaktiven künstlerischen Therapien die Entdeckung, dass sie nicht nur krank sind, sondern dass sie in anderer Hinsicht gleichzeitig gesund sind! Sie entdecken ihre schöpferischen Kräfte wieder. Manch einer verlässt trotz aller körperlichen Schwäche mit vor Begeisterung roten Wangen und von sich selbst überrascht das Atelier. Mir scheint, in diesem Moment ist der Mensch von seiner eigenen Schöpferkraft durchwärmt und begeistert liebevoll in sich zu Hause.

Gelingt es uns, erneut in einen Dialog mit uns selbst zu kommen, so kann es sein, dass wir dank unserer Erfahrungen neuen Mut und Vertrauen finden. Wir haben erlebt und erfahren: »Ich kann selbst aktiv werden, und das, was ich tue, stärkt mich!« Aus dem achtsamen und liebevollen Dialog mit mir selbst können die Erfahrung und die Gewissheit erwachsen: »Ich selbst kann etwas tun!« Das Vertrauen in mich selbst wächst.

Vertrauen in sich selbst

Der Dialog mit den anderen

Im Miterleben, im Mitfühlen der Schicksale anderer Patienten erwächst die Erkenntnis, dass wir nicht alleine dastehen, sondern uns in einer Schicksalsgemeinschaft befinden. Manch einer ist ganz frisch mit seiner Diagnose unterwegs, andere tun sich auch nach vielen Jahren im Umgang mit der Herausforderung ihrer Krankheit schwer. In der gegenseitigen Wahrnehmung kann man erleben, dass es viele Wege im Umgang mit der Krankheit gibt und dass viele Möglichkeiten der Unterstützung und Hilfe bestehen.

Schicksalsgemeinschaft

Die Lebenswirklichkeit dessen, was an Hilfe und Heilungsförderung möglich ist, erstreckt sich weit über das Spektrum, das in einer Klinik zur Verfügung steht, hinaus. Manch einer erlebt, dass es möglich ist, sich für Hilfe und Unterstützung zu öffnen und von der Vorstellung, alles alleine schaffen zu müssen, loszulassen. Dann kann Vertrauen wachsen, ein Vertrauen in die Mitmenschen, getragen von der Erfahrung, dass man auch dann, wenn man selbst an seine Grenzen kommt, die Hilfe und Unterstützung erhalten kann, die man braucht.

Vertrauen in die Mitmenschen

Auf Seite 81 habe ich Ihnen von einer Patientin berichtet, der nahegelegt wurde, eine Chemotherapie durchzuführen. Nach einer Bedenkzeit teilte sie ihrem Arzt mit: »Ja, ich werde die Chemotherapie machen. Ich werde sie aber nicht hier, sondern in Hamburg bei Professor Müller machen!« Warum wollte sie die Chemotherapie nur bei diesem anderen Professor durchführen? Ich gehe davon aus, dass die Chemotherapie, die sie in ihrer ursprünglichen Klinik erhalten hätte, aus exakt derselben Substanz bestanden hätte wie in Hamburg. Was hat die Patientin zu dieser Entscheidung veranlasst? Sicherlich das Vertrauen zu jenem Professor in Hamburg.

Wenn ich Patienten frage, ob das Vertrauen eine die Therapie und die Heilung fördernde Kraft sei, antworten die allermeisten unmittelbar aus einem inneren Wissen und ohne jeglichen Zweifel mit »Ja«.

vertrauenswürdiges Umfeld

Suchen Sie sich ein Umfeld, zu dem Sie Vertrauen haben. Auch auf diese Weise können Sie Ihre Selbstheilungskräfte fördern.

Wie sieht es mit Ihren »privaten« Beziehungen aus? Gibt es Beziehungen, bei denen Sie das Gefühl haben, dass sie Sie mehr Kraft kosten, als sie Ihnen geben? Leben in manchen Beziehungen vielleicht auch – mehr oder weniger unterschwellig – Groll und Verärgerung, die bearbeitet und überwunden werden wollen, damit wieder ein offener Dialog mit meinem Gegenüber möglich wird? Und wie gehe ich mit solchen negativen Gefühlen um (siehe Seite 185 ff.)?

Der Dialog mit dem Himmel

»Ich muss alles alleine entscheiden! Ich muss alles alleine schaffen! Ich habe keine Kraft mehr, ich bin verloren!« Diese Gedanken breiten sich oft wie von selbst in vielen Betroffenen aus. Manch einer sagt, er habe jeden Glauben an Gott verloren, und verweilt in einer scheinbaren Trennung von der geistigen Welt. Er fühlt sich von allen schützenden Mächten im Stich gelassen. Andere berichten mir, dass sie gerade in ihrer Not wieder begonnen haben zu beten. Sie haben in sich die Gewissheit gefunden, »dass sie immer getragen und nie verloren sind«. Eine Patientin drückte es so aus: »Ich kann nicht tiefer fallen als in Gottes Hand.«

»getragen werden«

Manchmal gelingt es uns, dass wir uns wieder mit unseren Erfahrungen verbinden, mit Erfahrungen in schwierigen Lebenssituationen, in denen wir keinen Ausweg mehr gesehen hatten, dann aber doch überraschende, unerwartete, »zugefallene« Hilfe erfahren haben. Manchmal können wir nach vielen Jahren zurückblicken und erkennen, was das Leben aus diesen Krisensituationen hervorgebracht hat. Wenn uns dies gelingt, dann kann in uns das Vertrauen in die Führung einer geistigen Welt wieder neu erstehen. Sodass wir letzten Endes wissen: Es hat seinen Sinn. Es ist gut so, wie es ist.

Das dreifache Vertrauen in uns selbst, in die Mitmenschen und in den Himmel lindert unsere Angst. Es öffnet die Türen für das Schöpferische in uns, für Entwicklung, Verwandlung und Heilung. Wenn es uns gelingt, in einer gesunden Weise in den dreifachen Dialog zu treten, öffnen sich die Türen der eigenen Handlungskompetenz, der Beziehung zum Schicksal, der Verstehbarkeit und letztlich ahnend die Tür der Sinnhaftigkeit.

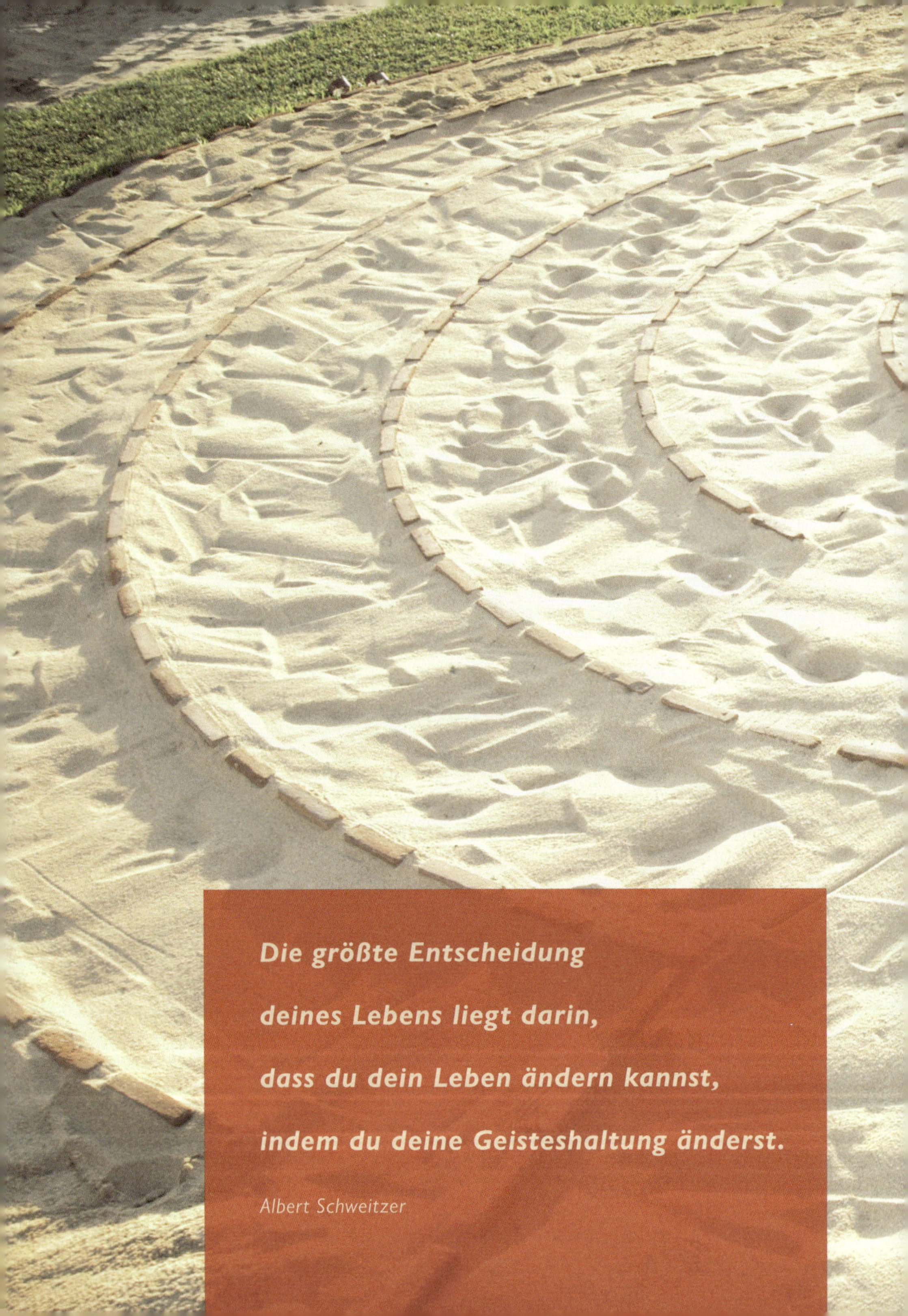
Die größte Entscheidung
deines Lebens liegt darin,
dass du dein Leben ändern kannst,
indem du deine Geisteshaltung änderst.
Albert Schweitzer

Der Vier-Schritte-Weg

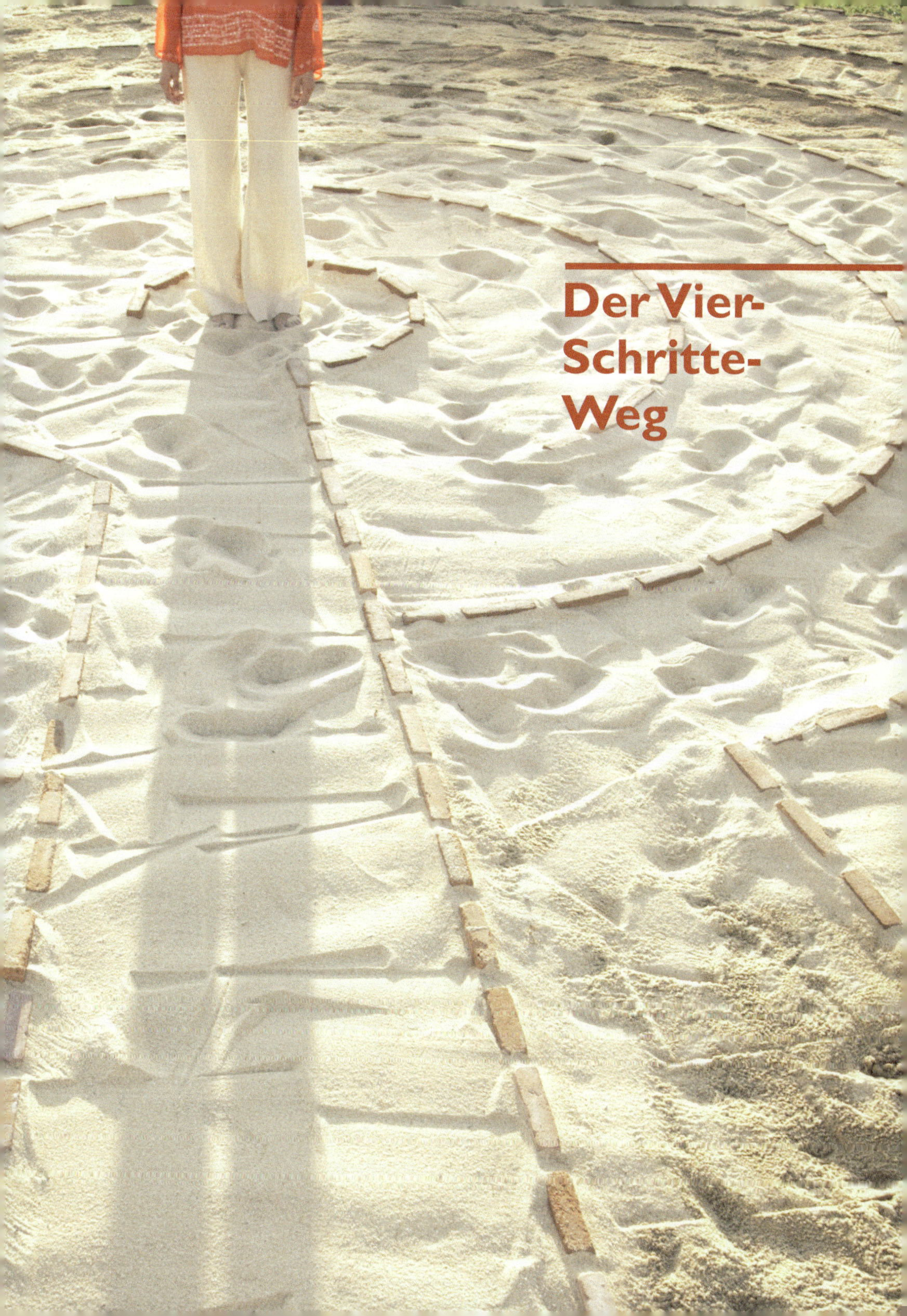

Ich hoffe, dass ich Ihnen mit all dem Gesagten schon einiges an die Hand geben konnte, das Ihnen weiterhilft. Was sind nun aber die wichtigsten Schritte, die man beachten sollte?

Versuchen Sie anzuerkennen, dass Heilungspotenziale existieren.

die wichtigsten Schritte

Hierzu haben wir schon einige Argumente betrachtet (siehe Seite 63 ff.). Interessant sind in diesem Zusammenhang auch die Erkenntnisse, welche 2015 mit dem Nobelpreis für Chemie bedacht wurden. Drei Molekularbiologen aus verschiedenen Ländern haben die Vorgänge untersucht, mit denen in unserem Körper tagtäglich Schäden an unserem Erbgut, der DNA, wieder behoben werden. Jeden Tag treten Tausende von Veränderungen an unserer Erbsubstanz auf, die schwere Folgen haben können. Auch bei den Abermillionen von Zellteilungen, die täglich in unserem Körper stattfinden, kommt es immer wieder zu Fehlern.[97] Einer der Nobelpreisträger, der Schwede Tomas Lindahl, hat hochgerechnet, dass in jeder einzelnen der an die 100 Billionen von Zellen unseres Körpers tagtäglich 200-mal defekte Teile der DNA ausgetauscht werden.[98] Ist es angesichts dieser Zahlen nicht ein Wunder, wie viel Gesundheit wir – insgesamt und über die Zeitspanne unseres Lebens hin betrachtet – erfahren dürfen? Können Sie erahnen, was für eine Heilkraft unseren Körper, jede einzelne Zelle durchströmt? Dazu möchte ich Ihnen eine Rechenaufgabe zumuten, denn diese ermöglicht es uns, die unermessliche Dimension der ständig in uns existenten Selbstheilungsprozesse noch mehr mit Staunen und Andacht wertschätzen zu lernen: Wenn Sie 100 Billionen Zellen mit 200 Schädigungen pro Zelle pro Tag multiplizieren, haben Sie die Zahl der Schädigungen am Tag. Sie übersteigt jedes Vorstellungsvermögen. Und wenn Sie diese Zahl dann durch die 86.400 Sekunden eines Tages teilen, so haben Sie die Zahl der Heilungen vor Augen, die in jeder Sekunde auf wundervolle Weise geschehen.

Wunder der Gesundheit

231 Milliarden Heilungen pro Sekunde

Auch diese Zahl übersteigt jegliches Vorstellungsvermögen. Es ergibt sich meiner Rechnung nach die Zahl von 231 Milliarden Heilungen pro Sekunde, die in jedem von uns stattfinden. Was ist das für eine Kraft, für eine Weisheit, die in jedem von uns ständig für Heilung sorgt?

Ganz nebenbei gesagt, die DNA selbst ist ein wahres Wunderwerk und von unvorstellbarer Dimension. Würde man die DNA aller Zellen des menschlichen Körpers aneinanderreihen, so ergäbe das 250-mal die Strecke von der Erde zur Sonne und zurück.[99]

Dieses Erbgut kann sich von allein reparieren. Bringen wir uns das zu Bewusstsein, dann können wir nicht mehr an der unvorstellbaren Weisheit vorbeisehen, die in uns das Leben ermöglicht. In uns existiert ein unvorstellbares Potenzial der Selbstheilung. Staunen und Andacht wachsen in uns, je mehr wir uns mit diesen Prozessen beschäftigen.

mehr als biochemische Prozesse

Joachim Müller-Jung resümiert über die Erkenntnisse der drei Nobelpreisträger: »So steht die DNA-Reparatur als elementares Prinzip ganz zentral zwischen dem Gelingen und Scheitern des Lebens. Geradezu fahrlässig reduktionistisch erscheint es deshalb, die DNA-Reparatur auf die biochemischen Prozesse zu reduzieren.«[100]

Entscheiden Sie sich für das Leben.

Das bedeutet: Klären Sie für sich selbst folgende Fragen:

- Will ich wirklich leben?
- Wofür will ich auf der Erde sein?
- Welche Menschen sind es, mit denen ich mich besonders wohl fühle?
- Was möchte ich pflegen, was möchte ich entwickeln, wie kann ich dem Leben dienen?
- Was gibt mir Freude, Sinn, Begeisterung, Erfüllung?

Verlust der inneren Bilder

Manchmal kommen uns unsere inneren Bilder, die uns mit dem Leben verbinden und unsere Lebensziele aufscheinen lassen, abhanden, und Traurigkeit, Ohnmacht und Perspektivlosigkeit machen sich breit. Wir fühlen uns müde und unfähig, etwas zum Besseren zu verändern. Was können wir dann tun, um wieder an unsere Kraftquellen zu kommen?

Wenn Ihr Leben heute zu Ende ginge, dann würden Sie, so berichten die Sterbeforscher, Ihr ganzes Leben als ein großes Panoramabild vor Ihrem inneren Auge haben. Und Sie würden vermutlich Ihr Leben so vor Augen haben, dass Sie fühlen könnten, was Ihnen im Leben besonders wichtig, erfüllend und sinngebend war.

spüren, was uns mit dem Leben verbindet

Ist diese Rückschau denn nicht auch heute schon möglich? Können wir denn nicht heute schon spüren, was uns im bisherigen Leben mit Begeisterung erfüllt hat? Können wir uns denn nicht schon heute an Abende erinnern, an denen wir voller Dankbarkeit für das, was wir an diesem Tag erlebt haben, ins Bett gefallen sind? Können Sie mithilfe einer solchen Rückschau wieder den Zielen auf die Spur kommen, die Sie in Ihrem Leben verwirklichen möchten?

Viele Teilnehmer meines Gesundheitsseminars geben mir auf die Frage nach dem, wofür sie leben möchten, folgende Antworten: »Ich will leben, weil meine Frau mich braucht, weil ich mit meinen Kindern lachen will, weil ich meine Enkelkinder aufwachsen sehen und erleben möchte, weil ich so viel Freude an meinen Mitmenschen habe, weil ich noch so viele Pläne habe mit meinen Freunden und meiner Familie, weil ich noch reisen möchte, weil ich die Welt noch mehr kennenlernen möchte, weil ich noch weitere Spuren hinterlassen will, weil ich mein Leben liebe.«

Wir kennen Berichte aus den Kriegsgefangenenlagern, aus den KZs von Menschen, die eigentlich körperlich kräftig und gesund waren und plötzlich verstorben sind. Ihnen war der Lebenswille, eine wünschenswerte Zukunftsvision abhanden gekommen. Sie haben aufgegeben und sind an einem gebrochenen Herzen gestorben. Und es gibt auch Dokumente von Menschen, die unter den schwierigsten Bedingungen überlebt haben. Sie konnten den Lebenswillen aufrechterhalten. Sie hatten den Glauben an Rettung nie verloren, und sie hatten vor ihrem inneren Auge eine Zukunftsvision, für die sie leben wollten.

den Lebenswillen aufrechterhalten

Es sind meine Vorstellungen von der Zukunft, meine Lebensziele, die Gedanken und Bilder in mir, die mir die Kraft geben können, Sorge und Angst zu überwinden, Vertrauen, Zuversicht und Hoffnung zu fassen und so eine Entscheidung für das Leben treffen zu können.

Tun Sie die Dinge, die »not-wendig« sind.

Das bedeutet, dass ich die Dinge, die ich ohne jeden Zweifel in mir als stimmig erlebe, nicht nur erkenne, sondern in mein Leben einbringe. Dazu muss ich den Widerstand erkennen und schrittweise überwinden, der mich davon abhält, der zu werden, der ich bin, der mich daran hindert, »ich« zu sein. Und es verlangt von mir, den Glauben an die Realisation meines Entwurfes, meiner Ziele nicht zu verlieren, diesen Glauben in mir bildhaft und sinnhaft lebendig zu erhalten. Die Vision, die ich in mir verlebendige, sie wird wie ein Stern sein, der mich zum Ziel führen kann. Habe ich mich entschieden und habe ich mich auf meinen Weg begeben, dann können mich viele »gute Geister« unterstützen und begleiten.

stimmige Dinge realisieren

Bereiten Sie sich trotz allem auch auf weniger wünschenswerte Entwicklungen vor.

Nicht alles liegt in unserer Hand. Die Erfahrung vieler Menschen zeigt uns, dass wir erst dann, wenn wir den Tod mit in das Leben integrieren können, wirklich »lebensfähig« sein können (siehe auch das Kapitel »Der Tod ist ein Helfer des Lebens«, Seite 97 ff.). So sind wir aufgefordert, unsere Grundüberzeugungen, Vorstellungen und Gedanken bezüglich Sterben und Tod sowie die Natur unseres Wesens zu überdenken. Auch wenn viele die Auseinandersetzung mit diesen Themen fürchten, kann sie uns Kraft und Sicherheit auf unserem Lebensweg geben.

den Tod in das Leben integrieren

Kraft und Sicherheit für den Lebensweg

Ergebenheitsgebet

Was auch kommt,
was mir auch die nächste Stunde,
der nächste Morgen bringen mag:
Ich kann es zunächst,
wenn es mir ganz unbekannt ist,
durch keine Furcht ändern.
Ich erwarte es mit vollkommenster innerer Seelenruhe,
mit vollkommener Meeresstille des Gemütes.

Durch Angst und Furcht
wird unsere Entwicklung gehemmt;
wir weisen durch die Wellen der Furcht und der Angst zurück,
was in unsere Seele aus der Zukunft herein will.

Die Hingabe an das,
was man göttliche Weisheit in den Ereignissen nennt,
die Gewissheit, dass das, was da kommen wird, sein muss
und dass es auch nach irgendeiner Richtung
seine guten Wirkungen haben müsste,
das Hervorrufen dieser Stimmung in Worten,
in Empfindungen, in Ideen,
das ist die Stimmung des Ergebenheitsgebetes.

Es gehört zu dem, was wir in unserer Zeit lernen müssen:
aus reinem Vertrauen zu leben, ohne Daseinssicherung,
aus dem Vertrauen auf die immer gegenwärtige Hilfe
der geistigen Welt. Wahrhaftig, anders geht es heute nicht,
wenn der Mut nicht sinken soll.

Nehmen wir unseren Willen gehörig in Zucht
und suchen wir die Erweckung von innen jeden Morgen
und jeden Abend.

Rudolf Steiner

Mut zum Sein, Vertrauen ins Werden

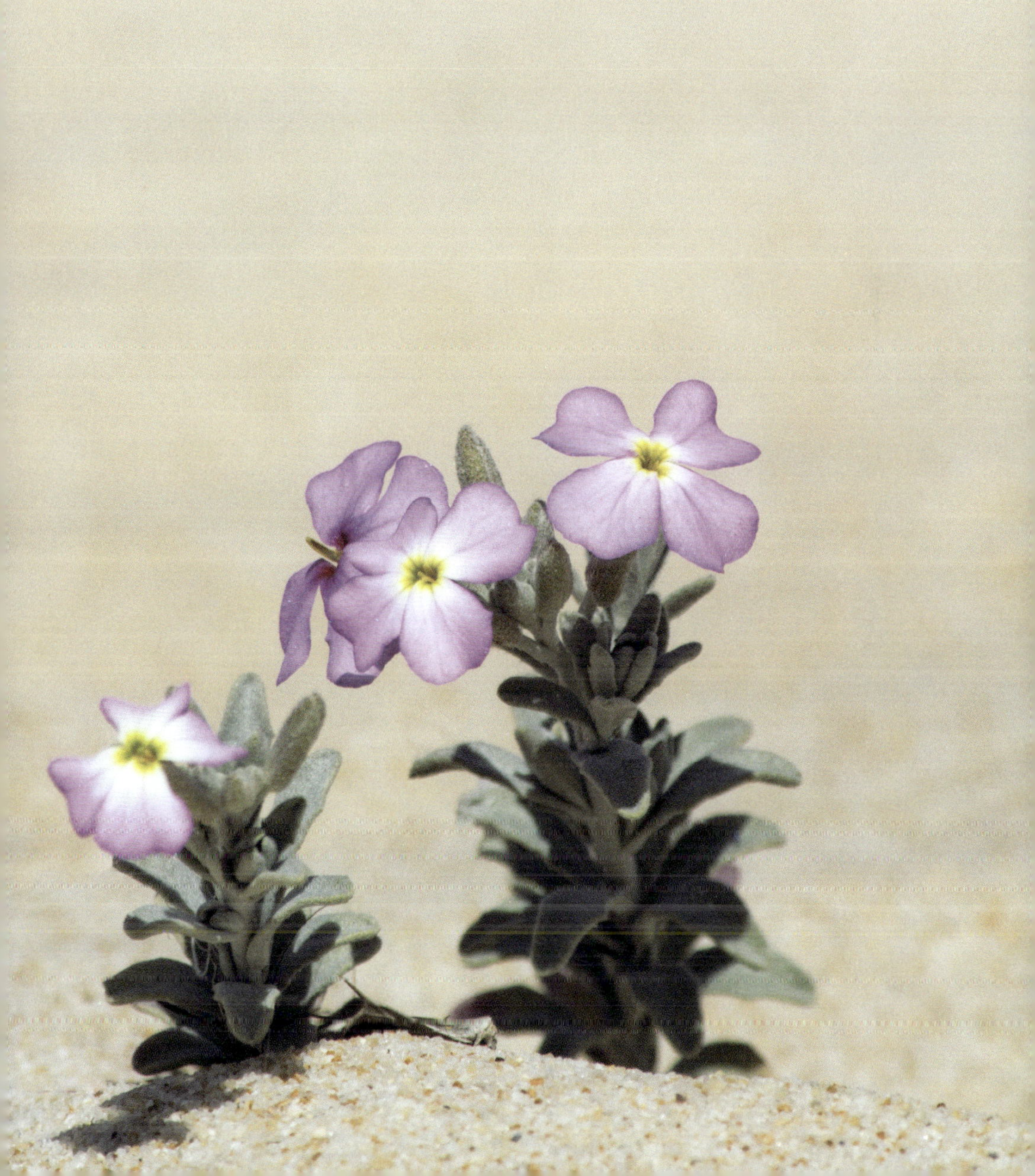

Fähigkeiten des Menschseins

Zum Abschluss möchte ich drei Menschengruppen vor Ihr inneres Auge stellen, die mich staunen lassen. Diese drei Gruppen haben ganz bestimmte Fähigkeiten des Menschseins entwickelt. Ihr Weg dorthin, die Art und Weise, wie sie dazu gekommen sind, ist verschieden. Die einen haben diese Fähigkeiten durch ein zentrales Ereignis in ihrem Leben gewonnen. Die anderen haben unter speziellen Bedingungen einen langen Weg bewältigt, und die dritte Gruppe hat diese Fähigkeiten, so scheint mir, aus einer inneren Selbstführung und Selbstgestaltung entwickelt.

Die Fähigkeiten, die allen drei Gruppen gemeinsam sind, scheinen mir eine zentrale Grundlage für die Gesundheit zu sein.

Menschen mit Nahtoderfahrung

Die erste Gruppe besteht aus Menschen, deren Leben von einem einschneidenden Ereignis geprägt ist, das ihre ganze Biografie verändert und in eine andere Richtung gelenkt hat. Es sind Menschen, die eine sogenannte Nahtoderfahrung hatten. Es ist die Erfahrung, sich außerhalb des eigenen Leibes zu befinden, bei vollem Bewusstsein geistige Zusammenhänge schauen zu können oder einem geistigen Wesen zu begegnen. Diese Menschen haben erlebt, dass sie in ihrem Wesen, in ihrem Bewusstsein unsterblich sind. Sie haben erfahren, dass der Tod das Leben nicht nimmt, sondern wandelt. Die Begegnung und Verbundenheit mit dem geistigen Wesen hat sie dazu gebracht, zu sehen und zu erkennen, was für sie, für ihr Leben das Eigentliche und Wesentliche ist.

Menschen mit schwerer Krankheit

Die zweite Gruppe von Menschen lebt seit vielen Jahren mit einer Krankheit oder ist sogar trotz der Diagnose »unheilbar« wieder gesund geworden.

Diese Menschen können auch in schwierigsten Situationen eine Sinnhaftigkeit entdecken. Sie haben erlebt, wie sie sich durch die Krankheit verändert haben. Viele berichten, dass sie dem Leben gegenüber viel dankbarer geworden sind. Das betrifft sie selbst, die Mitmenschen, die Natur und den Himmel. Sie haben mehr Zeit für sich als früher. Sie haben ganz andere Prioritäten als früher. Ihre Beziehungen sind lebendiger und liebevoller. Alle sagen: »Ich bin jetzt viel mehr ich selbst.«

Treffen wir auf einen Menschen, der körperlich schwer krank ist, aber trotzdem mit Begeisterung, Sinn und Erfüllung im Leben steht, so berührt das wohl die meisten. Wir sind berührt davon, wie es diesem Menschen gelungen ist, dass ihm seine körperliche Verfassung nicht das Sein bestimmt. Solche Menschen bewundern und bestaunen wir, weil wir sehen, dass es ihnen gelungen ist, Herr im eigenen Haus, in ihrem Körper zu sein. In ihrem Fall dominiert der Geist über den Körper.

Menschen mit erfreulichen Krankheitsverläufen

Die dritte Gruppe setzt sich aus Menschen zusammen, die ich in meinem Atelier für Kunsttherapie erleben durfte und die ganz besonders erfreuliche Krankheitsverläufe durchgemacht haben.

Das für mich Erstaunliche war, dass bei dieser Menschengruppe eine ganz besondere Qualität in ihrem schöpferischen, künstlerischen Prozess anwesend ist. Diese Menschen zeigen sich im schöpferischen Prozess offen, interessiert und neugierig. Sie staunen über das Überraschende. Sie können sehen, was ist, und nicht nur, was sie sich vorgestellt haben. Sie sind objektorientiert und nicht subjektorientiert. Sie können klare Entscheidungen treffen. Sie haben Mut und Vertrauen. Sie können Dinge loslassen, um Neues auszuprobieren. Sie haben eine Kraft des Durchtragens und einen Blick für den übergeordneten Zusammenhang, für das Ganze, und bleiben nicht an einem Detail haften. Sie sind offen, wertschätzend, liebevoll im Schöpfungsprozess anwesend.

besondere Fähigkeiten

Allen diesen drei Menschengruppen ist eine liebevolle, wertschätzende und dankbare Verbindung mit dem Leben gemeinsam. Meiner Meinung nach haben diese Menschen in den Etappen des kreativen, schöpferischen Prozesses besondere Fähigkeiten entwickelt: Offenheit, Unvoreingenommenheit, Neugierde, Dankbarkeit, Problemorientierung, Verbindungsfähigkeit, Mut, Vertrauen, Entschlusskraft, Durchtragefähigkeit sowie den Blick für das Wesentliche oder den Gesamtorganismus. Diese Menschen sind voller Mut zum Sein und voller Vertrauen in das Werden.

weisheitsvolles Schicksal

Sie haben erkannt, dass das Leben oder das Schicksal voller Weisheit ist. Menschen, die eine schwere Krankheit durchlaufen und mit der Krankheit ihre eigene Verwandlung hin zu sich selbst erfahren haben, wissen sehr oft, dass die Krankheit nicht etwas darstellt, das gegen mich ist, sondern dass sie eine Hilfe dabei sein kann, immer mehr der zu werden, der ich bin. Sie haben erkannt, dass wir seelisch-geistig gesund, erfüllt und dankbar sein können, selbst wenn unser Lebensweg an einem Ende angekommen sein sollte.

Wenn wir solche Gedanken in uns fühlen können, dann kann vielleicht auch der Gedanke von Dr. Carl Simonton nach über dreißig Jahren Arbeit mit Tumorpatienten verständlich werden: »dass die Krankheit eine Botschaft der Liebe ist, die mir helfen will, noch mehr ich selbst zu werden.«

Krankheit als Botschaft der Liebe

In den drei angeführten Gruppen hat das Leben auf verschiedene Art und Weise die Menschen dazu gebracht, ihre eigene Schöpferkraft anzuerkennen. Sie haben sie durch eine kindliche, staunende, unvoreingenommene, offene, bedingungslos liebevolle Art des Seins entfaltet.

Es fällt sicher nicht jedem leicht, sich mit solchen letztlich religiösen, spirituellen oder philosophischen Gedanken anzufreunden, zumal dann, wenn er vom Leben immer wieder in Situationen gestellt wird, die er nicht begreifen kann. Kennt doch womöglich jeder Mensch Schicksalssituationen, die er sich – so wird er sagen – nicht gewünscht hat. Schicksalssituationen, die viel Leid und Schmerz in sein Leben gebracht haben. Wie sollte er solche Situationen als weisheitsvoll oder als liebevoll begreifen können? Das ist schon ein ganzes Stück Arbeit, das dem Menschen auferlegt wird, wenn er hinter den Ereignissen des Lebens eine weisheitsvolle, fürsorgliche Kraft ahnen oder sogar anerkennen soll. Die Aufgeschlossenheit für die Wirklichkeit ist dabei eine Hilfe. Ich habe Menschen getroffen, denen dies gelungen ist. Sie hatten einen unerschütterlichen Glauben, der sich in der Aussage widerspiegeln könnte: *»Das Schicksal ist niemals gegen uns, es ist immer für uns!«*

das Schicksal ist niemals gegen uns

Diesen Satz, der von Rudolf Steiner stammen soll, hat mir 1982 der Therapeut in einer Schweizer Klinik gesagt, als ich bei ihm Praktikant war. Seither beschäftigt mich dieser Gedanke.

Gespräche mit alten Menschen, die im Leben viel durchmachen mussten, haben mich näher an diesen Gedanken herangeführt. Sie berichteten, wie sie viele Jahre nach einem Schicksalsschlag erkennen konnten, was dieses Ereignis in ihrem Leben für Veränderungen hervorgebracht hat. Und sie berichteten, wie sie viele Jahre später erkannt haben, was für eine Weisheit in dem allem lebt.

Ich denke, aus der Begegnung mit solchen Menschen oder auch im Rückblick auf das eigene Leben können wir erahnen, was für eine weisheitsvolle Führung uns umgibt.

- Wie geht es Ihnen mit diesen Gedanken?
- Können Sie in Ihrer Biografie die Signatur der Weisheit erkennen?
- Zu was für einer »Weise des Seins« hat Sie das Leben geführt? Konnten Sie Vertrauen in das Leben entwickeln und liebevoll die eigenen Grenzen anerkennen?
- Können Sie sich für Hilfe und Unterstützung öffnen?

Die Menschen in den drei Gruppen haben eine gemeinsame Weise des Seins entwickelt. Sie spiegelt sich wider in ihrer Autonomie, die sie keine Opferrolle einnehmen lässt, sondern zum Gestalter ihrer Biografie macht. Sie spiegelt sich wider in der Anerkennung ihrer Grenzen. Und sie findet sich wieder in ihrer von Entwicklung und Verbundenheit geprägten liebevollen dreifachen Beziehung.

Autonomie

Diese dreifache Beziehung, so scheint mir, ermöglicht es ihnen, in ganz individueller, gesunder Weise, in Verbundenheit mit sich, ihrer Umgebung und dem Himmel, auf der Erde in Dankbarkeit und Demut anwesend zu sein.

Zum Abschluss eine Bitte an die Onkologen

An die Mitarbeiter im Gesundheitswesen, die an einem Computertomografen arbeiten, habe ich zwei Wünsche, die aufgrund der uns heute zur Verfügung stehenden Technik, wenn wir es wollten, realisierbar sein könnten:

- Bitte geben Sie den Menschen eine Grafik mit auf ihren Weg. Eine Grafik, in der proportional sichtbar wird, wie viele Zellen in ihrem gesamten Körper gesund sind und wie viele Zellen Tumorzellen sind.
- Bitte machen Sie die Menschen darauf aufmerksam, wie oft sich in ihrem bisherigen Lebenslauf diese Orte vor Auftreten der Krankheit in gesunder Weise reorganisiert haben.

Es würde den Menschen dazu verhelfen, dass sie sich dessen bewusst sind,

- dass sie überwiegend einen gesunden Körper haben,
- dass die Auf- und Abbaukräfte, die organisierenden Kräfte in ihrem Körper zu einem überwiegenden Teil bestens in gesunder Weise die Zellen gestalten,

- dass sie das Vermögen der Natur, ihren Körper in gesunder Weise immer wieder neu aufzubauen, wertschätzen und anerkennen.
- dass sie als denkende, fühlende und handelnde Menschen mit Einfluss haben an der Ausbreitung der Gesundheit in Körper, Seele und Geist.

Schließlich möchte ich noch einmal Professor Giovanni Maio zitieren: »Die Medizin suggeriert durch ihre apparative Aufrüstung und durch ihren technischen Zugang Machbarkeit und Beherrschbarkeit. Die Patienten fühlen sich angezogen durch diese technisch induzierte Aura der Kontrolle und schlittern unversehens von einer technischen Apparatur in die nächste, ohne dass sie je von sich aus die technische Eskalation durchbrechen könnten. Es wäre Aufgabe der Ärzte, früh genug bereit zu sein, von der rein technischen Behandlung abzusehen und die Patienten stattdessen anzuhalten, die Krankheit als Aufgabe zu betrachten, die man eben nicht nur technisch angeht, sondern bei der die zentrale Herausforderung darin besteht, sie innerlich zu bewältigen. Der Machbarkeitssog hält die Menschen davon ab, sich auf ihre eigenen Kräfte zu besinnen und die Krankheit von innen her zu überwinden, indem man sie einverleibt in das eigene Leben.«[101]

Krankheit als Aufgabe

Fazit: Erkenne an, du bist ein Mensch, der Bewusstsein bildet und sich entwickelt, und keine Maschine, die repariert werden muss.

Heilung ist immer Geschenk und Gnade, sie ist nicht machbar, nicht erzwingbar, jedoch in ihrem Entwicklungsweg unterstützbar. Wie bereits berichtet, erkranken in Deutschland jährlich etwa 500.000 Menschen neu an Krebs, und etwa zwei Drittel der erkrankten Frauen und über 50% der erkrankten Männer überleben (siehe Seite 88). Es gibt Kräfte in uns, die ein Weiterleben ermöglichen.

Aufmerksamkeit für unerwartete Heilungen

1997 in Heidelberg und 2017 in Hamburg fand jeweils ein Kongress *Salutogenese bei Krebs* statt. Die Aufmerksamkeit für unerwartet gute Krankheitsverläufe sowie für nicht möglich gehaltene Heilungen hat sich in den letzten zwanzig Jahren vergrößert. Wo 1997 oftmals noch Abwertung waltete und man belächelt wurde, sind heute Achtung, Respekt und sogar Interesse gewachsen.

Die Bereitschaft, aus den existierenden Heilungen zu lernen und neue Erkenntnisse über die Fähigkeit des Immunsystems zu gewinnen, hat zu neuen Ansätzen und Heilmittelentwicklungen in der Krebstherapie geführt. Die

Fähigkeit des Körpers, Heilungsprozesse zu initiieren, auch bei Krebs, wird mehr und mehr wahrgenommen.

Veränderungen der Lebensweise und des Verhaltens hin zur gesunden Leibbildung kommen aus einer Entwicklung des Bewusstseins. Die Anerkennung der gewordenen Umstände und die Anerkennung, dass alles Gewordene aus einem Werden, einem Entstehungsprozess gebildet ist, hilft uns weiter. Spalten wir das Werden des Lebens ab und konzentrieren wir uns explizit auf das Gewordene, ohne das dahinter stehende Werden mit erspüren zu wollen, werden nachhaltige Heilungsprozesse sehr schwer hervorgebracht werden können. Der Mensch ist mehr als ein biochemischer Prozess!

Entwicklung des Bewusstseins

Manch einer mag sich schon gedacht haben: »Mein Verhalten hat meine Haltung hervorgebracht«, und »Mein Verhalten wiederum gründet sich auf viele Erfahrungen meines Lebensweges. Wie kann ich mich für neue Erfahrungen öffnen?«

Schmerzen oder der persönliche Supergau der Lebenskrise, ein Zusammenbruch oder eine lebensbedrohliche Krankheit können mich für neue Erfahrungen öffnen. Die Krise vermag mich zu einem Stopp, zu dem Ende des gewohnten Verhaltens zu führen. Die konstruierte Wirklichkeit oder mein Beschönigen der Umstände, mein Zurechtlegen und Abspalten sind dann an einer Grenze angelangt, an der ich sie nicht mehr aufrechterhalten kann. Die Wirklichkeit drängt sich mir mit einer solchen Unausweichlichkeit auf, dass sie plötzlich wahrgenommen wird. Meine konzentrierte Fokussierung auf einen Bereich ist nicht mehr möglich.

sich für neue Erfahrungen öffnen

Plötzlich wird mir eindeutig, ohne jeden Zweifel klar: Das bisherige Verhalten, meine Gewohnheiten, meine Sichtweisen, meine Muster haben keine gesunde Entwicklung hervorgebracht! Ein Umdenken, eine andere innere Haltung will erworben werden.

Ein neues Bewusstsein erwacht. Der Mut zu Neuem kann aus der absoluten Gewissheit, dass ich mit einem »Weiter so!« Selbstsabotage betreibe und mein Ende vor Augen sehe, entfacht werden. Eine Lichtkraft in mir kann die »Schein-« und »Täuschungsprogramme« auflösen.

Nachdem wir die Situation wahrgenommen, erkannt und anerkannt haben, steht eine Entscheidung an: für oder gegen das Leben. Und dann steht an, dass wir um Hilfe bitten, uns für Hilfe öffnen und loslassen von Haltungen wie: »Ich muss alles alleine schaffen, es gibt nur einen Weg und das ist der, den ich mir zurechtgelegt habe.«

um Hilfe bitten

Die Erkenntnis, bewusst Mitgestalter auf dem Weg der Heilung sein zu können, Zusammenhänge in den Lebensentwicklungen zu verstehen und in den daraus sich ergebenden inneren und äußeren Veränderungen Sinnhaftigkeit zu entdecken, all dies können wir ohne Begegnungen, ohne Entwicklungswege nur schwer erlangen und lebendig halten. Es gibt Lebensumstände, die uns auf diesem Weg unterstützen.
Eine über das Symptommanagement hinaus auf Heilungsprozesse hin orientierte Medizin wird Umstände kreieren, in der der Mensch keine Ware, kein Objekt der Wirtschaft mehr ist, die letztlich chronisch pathologisierend wirken kann. Sie wird dem mit einer Krankheit herausgeforderten Menschen ein Umfeld anbieten, in dem er sich selbst wieder in liebevoller Haltung zu begegnen lernt, sich mit Wärme erzeugender Begeisterung erfüllt, sich neu mit seinem Leib verbinden kann.
Eine Medizin, die dem Menschen, seinem Wesen und seiner Würde Respekt zollt, die ihn als eine Individualität anerkennt und nachhaltige Heilung anstrebt, benötigt ein besonderes Ambiente, geschützte Erfahrungs-, Erkenntnis- und Entwicklungsräume für die betroffenen Menschen, »Ateliers der Liebe«, wo sie sich sicher und geborgen fühlen und wo sie »sie selbst« sein dürfen. Es sind ebenso Räume der Begegnung in der Gemeinschaft, der Verbundenheit, des einander Stützens, Begleitens und Förderns auf dem individuellen Weg der Heilung.
Haben wir diese Räume zur Verfügung, kann sich etwas Wunderbares ereignen. Mitfühlende Verbundenheit unter den Betroffenen, gegenseitige Wertschätzung in allem Eigensein und im Umgang mit der Herausforderung Krankheit können das Heilungspotenzial der Gemeinschaft erblühen lassen. Sie teilen miteinander ihre Erfahrung und die Gewissheit, aktive Mitgestalter und nicht mehr ohnmächtige und ausgelieferte Opfer der Umstände zu sein. Die Erfahrung der Selbstwirksamkeit belebt den Willen zur Gesundung und den Glauben an Heilung, sie befeuert unsere Selbstheilungskräfte.

sich gegenseitig tragen

Die therapeutische Gemeinschaft aus Betroffenen und Mitarbeitern der Klinik vermag sich gegenseitig und miteinander zu tragen. Es entstehen Verbundenheit und Freundschaften, die eine solche Substanz haben, dass sich die Menschen bis an die Grenze des Lebens und sogar darüber hinaus zu begleiten vermögen.

In der Zusammenarbeit des interdisziplinären therapeutischen Teams, das den Betroffenen mit einer dem Menschen gemäßen Medizin umgibt, wird der Mensch in seiner »Vielschichtigkeit« auf seiner biochemischen, vitalen, emotionalen und personalen Ebene wahrgenommen und in individuellen Entwicklungsprozessen unterstützt. Der Heilerwille im Team vermag trotz einer limitierten medizinischen Perspektive, trotz der aus rein medizinischer Sicht vorgestellten »Unheilbarkeit« den Raum für wünschenswerte Entwicklung offenzuhalten. Der Glaube an Heilung und der Wille zur Gesundung können sich im Betroffenen und seinem Umfeld ebenso entfalten wie die Integration von Sterben und Tod in das Leben. Eine ausschließliche Fixierung auf Heilung kann dank des Wissens der Unendlichkeit des Lebens, das heißt der Unsterblichkeit von Seele und Geist, in eine Schicksalsbejahung, in ein Vertrauen in die Führung der geistigen Welt gewandelt werden.

Schicksals-bejahung

In einer Medizin mit Körper-Seele-Geist-Verständnis lebt die Würde des Menschen und eine Orientierung am Individuum und nicht nur am objektiven Befund. In einer menschengemäßen »Subjekt-Medizin« leben diejenigen Aspekte, die uns heute durch die Epigenetikforschung (die Veränderungen jenseits genetischer Festlegungen analysiert), die Psychoneuroimmunologie (die Wechselwirkungen von Psyche und Immunsystem untersucht) und die Salutogeneseforschung (welche die Entstehung von Gesundheit zum Inhalt hat) wissenschaftlich nachweislich manifest geworden sind. In ihrem Alltag hat sie durch ihr interdisziplinäres Konzept diese Erkenntnisse verlebendigt. Sie erkennt den faktischen, objektiven Augenblicksbefund an, ohne diesen temporär festzuschreiben. Sie sieht den Befund ebenso wie den individuellen Menschen in einer ständigen Entwicklung stehend.

Die Herausforderung Krankheit benötigt neben der bestmöglichen medizinischen Versorgung Entwicklungsräume für Körper, Seele und Geist. Hier erleben die Menschen die bedingungslose Annahme, die Wertschätzung ihrer Potenziale und nicht nur die Fixierung auf das Defizit. Gelingt ihnen der Blickwinkelwechsel von der alleinigen Herrschaft des Verstandes hin zur »Öffnung« ihres eigenen Herzens zu ihrem tiefsten Wesenskern, ihrer in ihrem Herzen verborgenen Gewissheit, geht das oft mit neuer Kraft und Lebensfreude in der Seele einher. Und sie wagen etwas, sie haben den Mut, das Horaz Wort »Sapere aude« zu leben, oder wie Friedrich Schiller es in seinen ästhetischen Briefen übersetzt: »Erkühne dich, weise zu sein«.[102] Sie leben ihre Stimmigkeit, ihre Melodie.

Wechsel des Blickwinkels

In der therapeutischen Gemeinschaft aus Betroffenen und Begleitern, in diesem Schutz- und Entwicklungsraum kann sich heilsame menschliche Begegnung ereignen. Das Erleben von erstaunlichen, wundersamen Entwicklungen sowie die Erfahrung von Gelassenheit und Vertrauen von Mitpatienten in die Weiterentwicklung des Lebens, selbst am Ende des Lebenslaufes, verringern die Angst und fördern Mut zum Sein und Vertrauen in das Werden.

Nachwort

In der Krebstherapie werden immer mehr Medikamente zur Immuntherapie entwickelt, die immense Summen kosten. »Fast im Monatstakt entlässt die europäische Zulassungsbehörde neue Wirkstoffe in beschleunigten Verfahren auf den Markt: Immuntherapien, aber auch Arzneimittel, die verheißen, ›zielgerichtet‹ gegen die Mutationen in den Krebszellen zu wirken. Glaubt man den Experten, kosten die neuen Therapien im Schnitt zehn- bis vierzigmal so viel wie die Chemotherapie, die sie ersetzen.« Allein 2014 sind in Deutschland 500.000 Menschen neu an Krebs erkrankt. »›Es gibt zwei Dinge, die sicher sind‹, sagt der Berliner Krebsspezialist [Professor Wolf-Dieter] Ludwig: ›Auch in den nächsten Jahren wird die Onkologie das Gebiet sein, in dem die meisten neuen Arzneimittel auf den Markt kommen. Außerdem wird die Onkologie auch in fünf Jahren, ebenso wie heute, die Indikation sein, mit der die Pharmaindustrie die mit deutlichem Abstand höchsten Umsätze erzielt – bereits im Jahr 2018 weltweit schätzungsweise 120 bis 140 Milliarden US Dollar‹.« – Das Resultat ist meistens keine Heilung, sondern eine Lebensverlängerung um Wochen oder Monate. Ein Beispiel: »Tarceva verlängert das Überleben bei Bauchspeicheldrüsenkrebs Studien zufolge um vierzehn Tage, es kostet 2.353 Euro im Monat.« Würden diese Medikamente allen Patienten mit einer Tumorerkrankung zur Verfügung gestellt werden, könnte es nach Aussagen einiger Experten im Gesundheitswesen sehr schnell dazu kommen, dass »unsere Kinder keine Krankenversorgung mehr haben, wie wir sie gewohnt sind.«[103]

Das Solidarsystem unserer Krankenkassen wird mit solchen Entwicklungen völlig überfordert sein, und die Verteilungsdiskussion wird unvermeidbar werden. Unter diesen Zukunftsperspektiven scheint es mir immer dringlicher zu sein, dass wir ein dem Menschen gemäßes Bild des Menschen in die Behandlung der industrialisierten Medizin zurückbringen. Professor Christian Schubert charakterisiert die Situation der Medizin folgendermaßen: »Das biomedizinische Paradigma ist Segen und Fluch zugleich. Die moderne Biomedizin ist als Akutmedizin in den letzten Jahrzehnten zu wahren Höhenflügen aufgestiegen. Der technische Fortschritt in der Medizin eröffnete dem Menschen zahlreiche neue Möglichkeiten, etwa in der Intensiv-, der Transplantations- und Reproduktionsmedizin, und brachte noch viele weitere Errungenschaften mit sich wie die Dialysebehandlung, die künstliche Ernährung, die Reanimation oder die antibiotische Therapie. Auf all das kann der Forscher und Arzt zu Recht stolz sein, und der Patient fühlt sich, ebenfalls mit Recht, in guten Händen. Solche Fortschritte wurden unter anderem möglich, weil die Medizin den Menschen als Maschine sehen konnte, abgekoppelt von seiner sozialen Umwelt, statisch, subjektlos und ohne Leben.

Wehe aber, wenn eben jenes biomedizinsche Paradigma, das in der Akutmedizin so erfolgreich ist, im Bereich der chronischen Erkrankungen zur Anwendung kommt. Dann wird eine Medizin, die eben noch Sensationserfolge feierte, zum Desaster. Denn chronische Krankheiten wie Autoimmunerkrankungen, Krebs, Schmerzsyndrome, Depression und viele andere entstehen in der Beziehungswelt einer Person, werden dort aufrechterhalten und können daher nur dort angemessen diagnostiziert und behandelt werden: Psychoneuroimmunologie und Psychotherapie sind daher zentrale Aspekte eines längst überfällig gewordenen Paradigmenwechsels in einer Medizin, die den Menschen wie eine Maschine und die Klinik wie eine Reparaturwerkstätte mit direkter Anbindung an die Industrie sieht.«[104]

Das Buch *Selbstheilungskräfte* ist im Erleben der beiden Felder der Medizin entstanden. Geboren von Menschen, die mit Leid und Freude den Segen und zugleich den Fluch der heutigen Medizin erfahren. Menschen, die in sich zu der absoluten Einsicht gelangt sind, nicht nur Opfer, sondern zentraler Mitgestalter auf dem Weg der individuellen Heilung zu sein. Ihnen ist das Buch zu verdanken, und ihnen will es eine Unterstützung sein.

Dank

Dank an meine Eltern und mein Bruderherz Benno für ihre Unterstützung und liebevolle Bejahung meines Wesens. Dank an Regine, Annette, Rosselke, Anne, Fritz, Maria, Therese, Reiner, Hans, Renate, Bettina, Reiner, Eckard, Renee, Carl, Michael, Matthias, Christian, Markus, Ingrid Maria, Angelika, Monika, Gerald, Evelyne, Sebastian, Pamela und alle meine Freunde und Lehrer, die mir auf meinem Weg zur Seite standen, Türen geöffnet und neue Blickwinkel und Erfahrungen ermöglicht haben. Dank an alle meine Kolleginnen und Kollegen in der Klinik, die mich mit unterstützt und ermutigt haben, die wir zusammen entdecken, lernen, scheitern, weiterentwickeln, weinen, lachen und beten. Die wir alle miteinander versuchen, ein Umfeld zu bilden, in dem der Mensch einen heilsamen Entwicklungsweg gehen kann. Ich danke meinem Literaturagenten Volker für seine Weitsichtigkeit, seinen Einsatz und der Hebamme meines Buchkindes, meiner Lektorin Christine, für ihre Begeisterung, liebevolle Fürsorge und Klarheit. Ebenso Manfred Christ für seine Empathie in der Gestaltung und das Titelbild, das für sich spricht. Dank an meine Frau Susana, die mich mit einem großen Ja, Lebensfreude, Interesse und Begeisterungsfähigkeit unterstützt und immer wieder neu inspiriert.

Mein Dank gilt ganz besonders all den vielen wunderbaren Menschen, den Patienten, die ich kennenlernen und begleiten durfte. Sie haben mich am meisten gelehrt. Dank für ihre bedingungslose Offenheit, miteinander zu teilen, was im tiefsten Innern lebt, die Angst, die Wut, die Freude, die Zuversicht, den Zweifel, die Trauer, die Verbundenheit, die Hoffnung und die Dankbarkeit. Dank für all ihren Mut, ihr Vertrauen und die Erkenntnis, die innere Gewissheit, dass sie ihren für sich stimmigen eigenen Weg finden und gehen konnten, ohne Sicherheit und Garantie. Viele gehen ihn für sich, nicht wegen des Ziels der Heilung, sondern um der Mensch zu werden, der sie sein können. Dank den Menschen, die ich begleiten und bei denen ich miterleben durfte, wie sie im Ringen mit allen Facetten ihres Wesens, letztlich eins mit sich und heil, ihren Weg auf die andere Seite des Lebens gegangen sind. All diese Erfahrungen erfüllen mich mit Demut, Staunen und Dankbarkeit für das große Geschenk des Lebens, das wir miteinander teilen.

Und dann möchte ich danken für den Freiraum, den Schutzraum, den ich über all die Jahrzehnte um mich haben durfte, um ohne vorgegebenen Denkrahmen, ohne dogmatische Vorgaben einer Ideologie oder Institution frei Gedanken empfangen und bewegen zu dürfen. Einen Raum, um wahrzunehmen, zu fühlen und zu erkennen, einen Raum, um meinen Weg in Kunsttherapie und Psychoonkologie entwickeln zu können.

Euch allen sei Dank, Ihr alle habt dieses Buch mit mir geschrieben.

Josef Ulrich *Öschelbronn im Dezember 2015*

Anmerkungen

1 Viktor E. Frankl, *Trotzdem Ja zum Leben sagen. Ein Psychologe erlebt das Konzentrationslager,* München 2014.
2 Faith Karimi, Saeed Ahmed, *Nelson Mandela: 10 surprising facts you probably didn't know,* CNN, 6. Dezember 2013, siehe http://edition.cnn.com/2013/12/06/world/africa/nelson-mandela-surprising-facts/index.html.
3 Friedrich Schiller, »Wallensteins Tod«, dritter Aufzug, dreizehnter Auftritt, in: ders., *Sämtliche Werke,* Zweiter Band: Dramen II, München [7]1985, Seite 472.
4 Albert Steffen, *Kunst als Weg zur Einweihung. Der Künstler als Sozialtherapeut,* Frankfurt am Main 1984.
5 »Stellungnahme des Wissenschaftlichen Beirats der Bundesärztekammer ›Placebo in der Medizin‹«, in: *Deutsches Ärzteblatt,* Jg. 107, Heft 28–29, 19. Juli 2010, Seite A1418.
6 Siehe hierzu beispielsweise das Info-Blatt *Spontanheilung* der Gesellschaft für biologische Krebsabwehr vom Mai 2011.
7 Elise Wolfram / Paracelsus, *Die okkulten Ursachen der Krankheiten. Volumen paramirum,* Dornach 1991.
8 Siehe das Interview mit Walter M. Gallmeier, das unter dem Titel »Phänomene, die wir nicht erklären können« im *Focus Magazin* Nr. 23 (1995) veröffentlicht wurde.
9 Ebd.
10 »Gesundheit heißt, einen kreativen Umgang mit den Grenzen des Könnens zu entwickeln«, Interview mit Professor Dr. med. Giovanni Maio M.A. phil., in: *Info 3,* Heft 1/2105, Seite 27.
11 Wolfgang Held auf einer Tagung im Jahr 2006.
12 Kostenpflichtiger Download unter www.gerald-huether.de/populaer/audio/alleaudios/?page=1.
13 »If it were not for the great variability among individuals, medicine might as well be a science and not an art.« Sir William Osler, *The principles and practice of medicine,* New York 1947.
14 »Stellungnahme des Wissenschaftlichen Beirats der Bundesärztekammer ›Placebo in der Medizin‹«, in: *Deutsches Ärzteblatt,* Jg. 107, Heft 28–29, 19. Juli 2010, Seite A1417.
15 Ebd.
16 Bruno Klopfer, »Psychological variables in human cancer«, in: *Journal of projective techniques,* Vol. 21, No. 4 (Dezember 1957), Seite 331–340.
17 Caryle Hirshberg, Marc Ian Barasch, *Gesund werden aus eigener Kraft. Spontanheilung bei Krebs,* München o. J., Seite 393 ff.
18 »Bildung ist die beste Voraussetzung für präventive Medizin«, Interview mit Detlev Ganten in der *Zeit* vom 31. Januar 2008.
19 Siehe z. B. www.focus.de/wissen/experten/stollmann/von-agelasten-und-gelotophoben-leben-sie-gesund-lachen-sie-sich-tot_id_3873583.html.

20 Vgl. Pim van Lommel, *Endloses Bewusstsein. Neue medizinische Fakten zur Nahtoderfahrung,* München 2013, Seite 308 und 318.

21 Kurt Langbein in *Gesundheit Aktiv,* Heft 1/2015.

22 Siehe www.eurogrube.de/gesundheit-fitness/regeneration-raucherlunge.htm.

23 Pim van Lommel, *Endloses Bewusstsein. Neue medizinische Fakten zur Nahtoderfahrung,* München 2013, Seite 316.

24 Siehe www.spiegel.de/politik/deutschland/stuttgart-21-schlichter-geissler-wettert-gegen-basta-politik-a-723557.html.

25 Rupert Sheldrake, Zitat aus dem Film *Das kreative Universum. Naturwissenschaft und Spiritualität im Dialog* von Rüdiger Sünner, 2010.

26 Wolfgang Hiddemann, Claus R. Bartram, *Die Onkologie. Epidemiologie, Pathogenese, Grundprinzipien der Therapie,* Berlin 2004, Seite 121.

27 Wolfgang Schad in dem Podiumsgespräch über den Film *Das Kreative Universum. Naturwissenschaft und Spiritualität im Dialog* von Rüdiger Sünner, siehe www.youtube.com/watch?v=9Sz805p8RhI.

28 Walter M. Gallmeier, »Phänomene, die wir nicht erklären können«, in: *Focus Magazin,* Nr. 23 (1995).

29 Friedrich Schiller, »Wallensteins Tod«, dritter Aufzug, dreizehnter Auftritt, in: ders., *Sämtliche Werke,* Zweiter Band: Dramen II, München [7]1985, Seite 472.

30 Peter Lahnstein, *Schillers Leben,* Frankfurt am Main 1985, Seite 457 f.

31 Es gibt inzwischen eine Vielzahl von Literatur über Nahtoderlebnisse, z. B. Raymond A. Moody, *Leben nach dem Tod. Die Erforschung einer unerklärlichen Erfahrung,* Reinbek [16]2011; George G. Ritchie, *Rückkehr von Morgen,* Marburg [37]2007; Alexander Eben, *Blick in die Ewigkeit. Die faszinierende Nahtoderfahrung eines Neurochirurgen,* München 2013; Rudolf Steiner, *Leben nach dem Tod,* Ausgewählte Texte, hrsg. von Hans Stauffer, Basel 2008; Pim van Lommel, *Endloses Bewusstsein. Neue medizinische Fakten zur Nahtoderfahrung,* München 2013; Anita Moorjani, *Heilung im Licht. Wie ich durch eine Nahtoderfahrung den Krebs besiegte und neu geboren wurde,* München [6]2014.

32 Siehe das Interview von Günter Rolling mit Elisabeth Kübler-Ross, www.youtube.com/watch?v=C_KHpHlsAM4.

33 Rudolf Steiner, »Der Krankheitswahn im Lichte der Geisteswissenschaft«, in: ders., *Die Erkenntnis der Seele und des Geistes* (GA 56), Vortrag vom 3. Dezember 1907, Dornach [2]1985, Seite 205.

34 Michael H. Schoenberg, Professor an der Ludwig-Maximilians-Universität München und Facharzt für Chirurgie in einem Interview mit Bayern alpha am 10. November 2016. Siehe z. B. auch den Artikel des Deutschen Krebsforschungszentrums unter www.krebsinformationsdienst.de/grundlagen/krebsstatistiken.php.

35 Rudolf Steiner, »Der Krankheitswahn im Lichte der Geisteswissenschaft«, in: ders., *Die Erkenntnis der Seele und des Geistes* (GA 56), Vortrag vom 3. Dezember 1907, Dornach [2]1985, Seite 191.

36 Diese Gedanken stammen von dem Anatom Josef Hyrtl. Siehe H. Christof

Müller-Busch, *Abschied braucht Zeit. Palliativmedizin und Ethik des Sterbens,* Frankfurt a.M. 2012.

37 Novalis, »Neue Fragmente: Von der geheimen Welt«, in: ders., *Werke und Briefe,* hrsg. von Alfred Kelletat, Stuttgart o. J., Seite 454.

38 Siehe die in Anmerkung 31 gegebene Auswahl an Literatur über Nahtoderfahrungen.

39 Dalai Lama, zitiert nach Vorträgen von Carl Simonton.

40 Rudolf Steiner z. B. in: *Zur Geschichte und aus den Inhalten der ersten Abteilung der Esoterischen Schule 1904 bis 1914* (GA 264), Dornach ²1996, Seite 101, vgl. auch Rudolf Steiner, *Unsere Toten. Ansprachen, Gedenkworte und Meditationssprüche 1906–1924* (GA 261), Dornach ²1984 oder ders., *Die Verbindung zwischen Lebenden und Toten* (GA 168), Dornach ⁴1995.

41 Aus einem Gedicht Dietrich Bonhoeffers, in: Ruth-Alice von Bismarck (Hrsg.), *Brautbriefe Zelle 92. Dietrich Bonhoeffer – Maria Wedemeyer 1943–1945,* München 1992, Seite 208 ff.

42 Inge Scholl, *Die weiße Rose,* Frankfurt a.M. 1983, Seite 82.

43 Siehe das Interview von Günter Rolling mit Elisabeth Kübler-Ross, www.youtube.com/watch?v=C_KHpHlsAM4.

44 Ebd.

45 Ebd.

46 Friedrich Rückert, »Pantheon I, Fünftes Bruchstück, Zahme Xenien, Angereihte Perlen«, in: *Rückerts Werke,* hrsg. v. Edgar Groß u. Elsa Hertzer, Band 7, Berlin o. J., Seite 107.

47 André Heller in seinem Vortrag vom 29. Januar 2004 in Tübingen.

48 Ein posthum von Aino Laberenz herausgegebenes autobiografisches Buch über Christoph Schlingensief erhielt genau diesen Titel: *Ich weiß, ich war's,* München 2014.

49 Viktor E. Frankl, *Trotzdem Ja zum Leben sagen. Ein Psychologe erlebt das Konzentrationslager,* München ²⁸2007, Seite 108.

50 Juan Ramón Jiménez, *Herz, stirb oder singe,* Zürich 1977.

51 Sehr ausführlich und detailliert hat sich hierzu Rudolf Steiner geäußert. Siehe z. B. Rudolf Steiner, *Das Leben nach dem Tod und sein Zusammenhang mit der Welt der Lebenden,* Dreizehn Vorträge, hrsg. von Frank Teichmann, Stuttgart ⁵2011, Rudolf Steiner, *Leben nach dem Tod,* Ausgewählte Texte, hrsg. von Hans Stauffer, Basel 2008 oder Arie Boogert, *Der Weg der Seele nach dem Tod. Unser Leben nach dem Leben,* Stuttgart ²2012.

52 Steve Jobs in seiner Stanford-Rede am 12. 6. 2005, siehe www.ifrick.ch/2011/10/steve-jobs-stanford-rede-als-deutscher-text/.

53 Siehe den Prolog des Johannes-Evangeliums (Kapitel 1).

54 Zitiert nach Lisa Puyplat, *Salvador Dalí: Facetten eines Jahrhundertkünstlers,* Würzburg 2005, Seite 172.

55 Lisa Laurenz, *Segensreiche Quelle. Über das Mysterium des Herzens,* Radiosendung des SWR vom 9. April 2012.

56 Ebd.
57 Ebd.
58 Ebd.
59 Antoine de Saint-Exupéry, *Der kleine Prinz,* Düsseldorf 2015, 21. Kapitel.
60 George G. Ritchie, *Rückkehr von Morgen,* Marburg [41]2015, Seite 44 ff.
61 Anita Moorjani, *Heilung im Licht. Wie ich durch eine Nahtoderfahrung den Krebs besiegte und neu geboren wurde,* München 2015, Seite 181 und 187.
62 Ebd., Seite 188.
63 Ebd., Seite 189 ff.
64 Ebd., Seite 191 und 203 f.
65 Stefanie Gleising in einem Telefonat mit dem Autor am 12. September 2017. Siehe auch Stefanie Gleising, *Meine wundersame Heilung. Die Geschichte einer Spontanheilung von Krebs,* Freiburg i. Br. 2016.
66 Siehe auch Jutta Richter, *An einem großen stillen See,* München 2003.
67 Fjodor Dostojewksi, *Die Brüder Karamasow,* Frankfurt am Main [2]2010.
68 Steve Jobs in seiner Stanford-Rede am 12.6.2005, siehe http://www.ifrick.ch/2011/10/steve-jobs-stanford-rede-als-deutscher-text/.
69 Siehe www.grossarth-maticek.de/seiten/frame_forschung.html.
70 Aaron Antonovsky, *Salutogenese. Zur Entmystifizierung der Gesundheit,* Tübingen 1997.
71 Aus dem Film *Die Heilkraft des inneren Arztes* von Sabine Goette.
72 Gerald Hüther in seinem Vorwort zu dem Buch *Krankheit und Sehnsucht – Zur Psychosomatik der Sucht. Hintergründe – Symptome – Heilungswege* von Otto Teischel, Heidelberg 2014, Seite VII.
73 Ebd., Seite IX.
74 Aus einer Arte-Dokumentation über Christoph Schlingensief.
75 David Servan-Schreiber, *Das Anti-Krebs-Buch. Was uns schützt: Vorbeugen und Nachsorgen mit natürlichen Mitteln,* Augsburg 2009.
76 Rudolf Steiner, *Mantrische Sprüche. Seelenübungen,* Band II, 1903–1925 (GA 268), Dornach [2]2015, Seite 179.
77 Pablo Picasso, *Wort und Bekenntnis. Die gesammelten Dichtungen und Zeugnisse,* Frankfurt am Main 1957, Seite 19.
78 Ein wunderbares Buch, um dies im Detail zu studieren, ist: Marshall B. Rosenberg, *Gewaltfreie Kommunikation. Eine Sprache des Lebens,* Paderborn [12]2010.
79 Erich Fried, »Was es ist«, in: ders., *Es ist was es ist. Liebesgedichte, Angstgedichte, Zorngedichte,* Berlin 1996.
80 George G. Ritchie, *Rückkehr von Morgen,* Marburg [37]2007, Seite 115 ff.
81 Aus einem Vortrag von Anselm Grün, 2008 in Bad Herrenalb.
82 Der Dalai Lama in seinem Vorwort zu dem Buch *Das Tibetanische Buch vom Leben und vom Sterben* von Sogyal Rinpoche, Hamburg 2012.
83 Aus einem Vortrag von Sabine Mehne, Mitbegründerin des Netzwerks Nahtoderfahrung e.V., Mühltal, den sie gemeinsam mit dem Kardiologen Pim

van Lommel, Mitbegründer der niederländischen Sektion der International Association for Near-Death Studies, am 30.1.2011 in Stuttgart hielt.

84 Novalis, Tagebucheintrag vom 9. Oktober 1800, in: ders., *Werke und Briefe,* hrsg. von Alfred Kelletat, Stuttgart o. J., Seite 700.

85 Zu den Folgen der Fieberunterdrückung auf das Immunsystem siehe beispielsweise Danielle Lemann, »Fieberkrankheiten und Tumorentstehung – ein altes Thema im Licht neuerer naturwissenschaftlicher Forschung«, in: *Der Merkurstab,* 3/1992; Hans Ulrich Albonico, »Häufigkeit fieberhafter Infektionskrankheiten im Kindesalter in der Vorgeschichte von Karzinompatienten«, in: *Der Merkurstab,* 1/1996; Georg Soldner, »Fieberzäpfchen für Säuglinge als eine Ursache für Asthma und Neurodermitis bei Kindern identifiziert«, in: *Der Merkurstab,* 5/2008; Markus Sommer, *Grippe und Erkältungskrankheiten natürlich heilen. Vorbeugen – behandeln – auskurieren,* Stuttgart [2]2009.

86 Steffen Schaal, Konrad Kunsch, Steffen Kunsch, *Der Mensch in Zahlen. Eine Datensammlung in Tabellen mit über 20.000 Einzelwerten,* Berlin [4]2015.

87 Vgl. Gerald Hüther in seinem Vortrag *Die Neurobiologie des Glücks* und in der Sendung *SWR2 Wissen: Aula* vom 4. Dezember 2011.

88 Novalis, »Blütenstaub«, in: ders., *Werke und Briefe,* hrsg. von Alfred Kelletat, Stuttgart o. J., Seite 347.

89 Antonio Machado, »Spuren«, in: ders., *Kastilische Landschaft. Gedichte 1907–1917,* Frankfurt am Main 2001.

90 Armin Himmelrath, »Pharma-nahe Forschung: Uni Köln und Bayer dürfen Vertrag geheim halten«, in: *Spiegel* online, siehe www.spiegel.de/unispiegel/studium/urteil-zum-geheimvertrag-zwischen-der-uni-koeln-und-bayer-a-1048618.html.

91 Interview mit Dr. med. Gunver Kienle in: *Gesundheit aktiv,* Heft 02/2015, Seite 34.

92 Vgl. Rudolf Steiner, *Seelenübungen,* Band I (GA 267), Dornach [2]2001, Seite 87.

93 Caryle Hirshberg, Marc Ian Barasch, *Gesund werden aus eigener Kraft. Spontanheilung bei Krebs,* München o. J.

94 Lawrence LeShan, *Diagnose Krebs, Wendepunkt und Neubeginn. Ein Handbuch für Menschen, die an Krebs leiden, für ihre Familien und ihre Ärzte und Therapeuten,* Stuttgart [10]2013.

95 Christoph Schlingensief, *Ich weiß, ich war's,* hrsg. von Aino Laberenz, München 2014.

96 Johann Wolfgang von Goethe, »Maximen und Reflexionen«, in: ders., *Werke,* Band 12, Hamburg [12]1994, Seite 443.

97 Joachim Müller-Jung, »Unser Genom ist auch nur ein Mensch«, siehe www.faz.net/aktuell/wissen/unser-genom-ist-auch-nur-mensch-13843834.html.

98 Aus der Rede des Nobel-Jurors Claes Gustafsson am 7.10.2015.

99 Siehe www.spiegel.de/wissenschaft/technik/nobelpreis-chemie-2015-fuer-tomas-lindahl-paul-modrich-und-aziz-sancar-a-1056575.html.

100 Siehe www.faz.net/aktuell/wissen/unser-genom-ist-auch-nur-mensch-13843834.html.

101 »Gesundheit heißt, einen kreativen Umgang mit den Grenzen des Könnens zu entwickeln«, Interview mit Professor Dr. med. Giovanni Maio M.A. phil., in: *Info 3*, Heft 1/2015, Seite 27.

102 Friedrich Schiller, *Über die ästhetische Erziehung des Menschen*, Stuttgart [6]2018, Achter Brief.

103 Julia Friedrichs, »Der Preis der Hoffnung«, in: *Zeitmagazin*, Nr. 2/2016, 7. Januar 2016, siehe auch www.zeit.de/zeit-magazin/2016/02/medikamente-krebs-hexavar-markt-neuheit-risiko.

104 Christian Schubert im Vorwort zur zweiten Auflage des von ihm herausgegebenen Buches *Psychoneuroimmunologie und Psychotherapie*, Stuttgart [2]2015.

Literatur

Antonovsky, Aaron, *Salutogenese. Zur Entmystifizierung der Gesundheit,* Tübingen 1997

Boogert, Arie, *Der Weg der Seele nach dem Tod. Unser Leben nach dem Leben,* Stuttgart 2005

Eben, Alexander, *Blick in die Ewigkeit. Die faszinierende Nahtoderfahrung eines Neurochirurgen,* München 2013

Frankl, Viktor E., *Trotzdem Ja zum Leben sagen. Ein Psychologe erlebt das Konzentrationslager,* München 2014

Gleising, Stefanie, *Meine wundersame Heilung. Die Geschichte einer Spontanheilung von Krebs,* Freiburg i. Br. 2016

Hirshberg, Caryle; Barasch, Marc Ian, *Gesund werden aus eigener Kraft. Spontanheilung bei Krebs,* München o. J.

LeShan, Lawrence, *Diagnose Krebs, Wendepunkt und Neubeginn. Ein Handbuch für Menschen, die an Krebs leiden, für ihre Familien und ihre Ärzte und Therapeuten,* Stuttgart [10]2013

Lommel, Pim van, *Endloses Bewusstsein. Neue medizinische Fakten zur Nahtoderfahrung,* München 2013

Moody, Raymond A., *Leben nach dem Tod. Die Erforschung einer unerklärlichen Erfahrung,* Reinbek [16]2011

Moorjani, Anita, *Heilung im Licht. Wie ich durch eine Nahtoderfahrung den Krebs besiegte und neu geboren wurde,* München [6]2014

Müller-Busch, H. Christof, *Abschied braucht Zeit. Palliativmedizin und Ethik des Sterbens,* Frankfurt a.M. 2012

Novalis, »Fragmente und Studien«, in: ders., *Werke,* München [5]2013

Rinpoche, Sogyal, *Das Tibetanische Buch vom Leben und vom Sterben,* Hamburg 2012

Ritchie, George G., *Rückkehr von Morgen,* Marburg [37]2007

Rosenberg, Marshall B., *Gewaltfreie Kommunikation. Eine Sprache des Lebens,* Paderborn [12]2010

Schaal, Steffen; Kunsch, Konrad; Kunsch, Steffen, *Der Mensch in Zahlen. Eine Datensammlung in Tabellen mit über 20.000 Einzelwerten,* Berlin [4]2015

Schlingensief, Christoph, *Ich weiß, ich war's,* hrsg. von Aino Laberenz, München 2014

– *So schön wie hier kann's im Himmel gar nicht sein,* München 2012

Servan-Schreiber, David, *Das Anti-Krebs-Buch. Was uns schützt: Vorbeugen und Nachsorgen mit natürlichen Mitteln,* Augsburg 2009

Simonton, O. Carl; Henson, Reid M.; Hampton, Brenda, *Auf dem Weg der Besserung. Schritte zur körperlichen und spirituellen Heilung,* Reinbek [9]2011

Simonton, O. Carl; Simonton, Stephanie Matthews; Creighton, James, *Wieder gesund werden. Eine Anleitung zur Aktivierung der Selbstheilungskräfte für Krebspatienten und ihre Angehörigen,* Reinbek [13]2015

Steffen, Albert, *Kunst als Weg zur Einweihung. Der Künstler als Sozialtherapeut,* Frankfurt am Main 1984

Steiner, Rudolf, *Das Leben nach dem Tod und sein Zusammenhang mit der Welt der Lebenden,* Dreizehn Vorträge, hrsg. von Frank Teichmann, Stuttgart [5]2011

– »Der Krankheitswahn im Lichte der Geisteswissenschaft«, in: ders., *Die Erkenntnis der Seele und des Geistes* (GA 56), Vortrag vom 3. Dezember 1907, Dornach [2]1985

– *Leben nach dem Tod,* Ausgewählte Texte, hrsg. von Hans Stauffer, Basel 2008

Textnachweis

Hilde Domin, »Es gibt dich«, aus: dies., *Gesammelte Gedichte,* © S. Fischer Verlag GmbH, Frankfurt am Main 1987 (Seite 28)

Erich Fried, »Was es ist«, aus: ders., *Es ist was es ist,* © Verlag Klaus Wagenbach, Berlin 1983 (Seite 202)

Dag Hammarskjöld, *Zeichen am Weg,* Verlag Urachhaus, Stuttgart 2011 (Seite 84)

Sabine Mehne, »Neu in den Füßen stehn«, aus: dies., *Licht ohne Schatten. Leben mit einer Nahtoderfahrung,* © Patmos Verlag in der Schwabenverlag AG Ostfildern, 3. Auflage 2013, www.verlagsgruppe-patmos.de (Seite 34)

Christian Morgenstern, »Was wärst du, Wind«, aus: ders., *Werke und Briefe,* Band II, Lyrik 1906–1914, hrsg. von Martin Kießig, Stuttgart 1992 (Seite 208)

Jutta Richter, »Der Neinengel«, aus: dies., *An einem großen stillen See,* illustriert von Susanne Jenssen-Mechler, © 2003 Carl Hanser Verlag, München (Seite 138)

Rudolf Steiner, »Ergebenheitsgebet«, aus: ders., *Pfade der Seelenerlebnisse* (GA 59), Vortrag vom 17. Februar 1910: *Das Wesen des Gebetes,* Dornach 2002 (Seite 244)

Rudolf Steiner, »Ich trage Ruhe in mir«, aus: ders., *Mantrische Sprüche. Seelenübungen,* Band II, 1903–1925 (GA 268), Dornach [2]2015 (Seite 92).

Wir danken den Verlagen und Inhabern der Rechte herzlich für die freundlich erteilte Abdruckgenehmigung.

Leider war es uns nicht in allen Fällen möglich, die Urheberrechtssituation zu klären. Sollte sich deshalb bei einzelnen Beiträgen nach Drucklegung noch ein Honoraranspruch ergeben, so sind wir selbstverständlich gerne bereit, diesen zu den üblichen Sätzen nachträglich zu vergüten.

Bildnachweis

Shutterstock: Titelbild (SJ Travel Photo and Video), Seite 15 (Paolo Costa), Seite 16/17 (DreamLand Media), Seite 22/23 (Dmitry Yashkin), Seite 28/29 (Skoropadska Maruna), Seite 34/35 (Petar Paunchev), Seite 38 (eAlisa), Seite 40/41 (Mliberra), Seite 50/51 (Lisa S.), Seite 84/85 (sit), Seite 90 (Mimadeo), Seite 92/93 (Jefunne), Seite 96/97 (Africa Studio), Seite 114/115 und 116/117 (Annika Olsson), Seite 120 (Khalangot Sergey L), Seite 132/133 (Dan Tautan), Seite 138/139 (Paul Aniszewski), Seite 154/155 (Mr Doomits), Seite 166/167 (shotty), Seite 173 (design36), Seite 178/179 (Delmas Lehman), Seite 184/185 (Tony Bendele), Seite 194/195 (elena moiseeva), Seite 202/203 (Ricardo Reitmeyer), Seite 208/209 (Paul Aniszewski), Seite 226/227 (Kichigin), Seite 230/231 (PK.pawaris), Seite 238/239 (Blend Images), Seite 244/245 (Mauro Rodrigues)